Heidi Bauder-Mißbach

Kinästhetik
in der Intensivpflege

Frühmobilisation von schwerstkranken Menschen

Heidi Bauder-Mißbach

Kinästhetik
in der Intensivpflege

Frühmobilisation von schwerstkranken Patienten

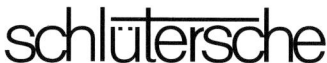

Die Deutsche Bibliothek-CIP-Einheitsaufnahme

Bauder-Mißbach, Heidi:
Kinästhetik in der Intensivpflege: Frühmobilisation von schwerstkranken
Patienten / Heidi Bauder-Mißbach. – Hannover: Schlütersche, 2000
    ISBN 3-87706-566-X

Anschrift der Autorin:

Heidi Bauder-Mißbach
Viv-Arte
Kinästhetik Bewegungsschule
Rain 34, Postfach
CH-5001 Aarau
www.viv-arte.com

© 2000 Schlütersche GmbH & Co. KG, Verlag und Druckerei,
Hans-Böckler-Allee 7, 30173 Hannover

Gestaltung: Schlütersche GmbH & Co. KG, Verlag und Druckerei, Hannover
Satz: PER Digitaler Workflow GmbH, Braunschweig
Litho: IDEEAL GbR Werbeagentur, Uhingen
Druck: Schlütersche GmbH & Co. KG, Verlag und Druckerei, Hannover
Bindung: Albert Rödiger GmbH, Langenhagen

Als Pflegende sind Sie während der Zeit,
in der die Vitalfunktionen des Patienten
maschinell kontrolliert werden,
verantwortlich für all seine
aktiven Bewegungen.

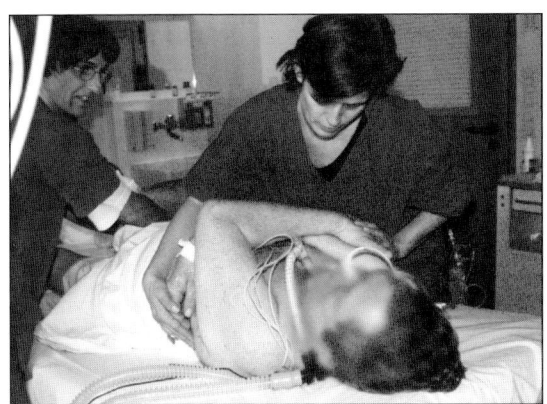

Inhalt

9. Dokumentation und Prozessgestaltung 114

Vorwort

1994 haben wir uns am Universitätsklinikum in Ulm entschlossen, konsequent kinästhetische Bewegungskonzepte zu schulen. Mitarbeiter in der Pflege sollten es anwenden. Ziele waren u. a.:

- Arbeitsergonomie für Pflegende;
- sichere und schmerzfreie Mobilisation für Patienten;
- prozessorientierte Mobilisation zur Erhaltung und Förderung von Ressourcen;
- Steigerung der Effektivität in der Pflege;
- Motivation der Mitarbeiter;
- Förderung der Interaktion zwischen Patienten und Pflegenden;
- Kommunikation über Bewegung;
- Wirtschaftlichkeit.

Heidi Bauder hat Kinästhetik in der Pflege kreativ und konsequent zu einer praxisrelevanten, anwendbaren und alltagstauglichen Methode weiterentwickelt. Die Offenheit und das Anpassen didaktischer und pädagogischer Methoden während des Lernprozesses befähigt die Pflegenden, angstfrei zu lernen, sich auf Neues einzulassen und setzt kreative Ressourcen frei. Das Pflegepersonal fühlt sich fähiger, kompetenter in seiner Arbeit, wenn es Patienten, auch Intensivpatienten, gut allein bewegt, es »geschafft« hat. Patientenerfordernisse werden überhaupt und früher wahrgenommen. Durch die zunehmenden Kenntnisse und Erfahrungen agieren die Pflegenden adäquat, sicher und schnell.

Der sichtbare Erfolg, dass es dem Patienten durch gezielte Bewegung besser geht und er sich wohler fühlt, gibt Pflegenden Sicherheit und Zutrauen zu sich selbst. Kompetente Persönlichkeiten entwickeln sich, die selbstständig kommende, unbekannte Situationen meistern können.

Krankenhäuser brauchen solche Mitarbeiter. Die Qualität der Pflege muss sich daran messen lassen, welche Veränderungen im Gesundheits- und Krankheitszustand eines Patienten durch pflegerische Interventionen eingetreten sind. Kinästhetik ist u. a. darauf ausgerichtet, die Bewegungsfähigkeiten eines Menschen zu erweitern bzw. zu erhalten. Bereits im Akutkrankenhaus muss das Bewegungsspiel beginnen, um den Übergang in die Rehabilitation oder nach Hause zu ermöglichen und zu erleichtern.

Im Akutkrankenhaus erleichtert Kinästhetik die Mobilisation jedweder Patienten. Zielgerichtete Bewegungsunterstützung hat positiven Einfluss auf sämtliche Vitalfunktionen, auf die Schlafqualität, auf Schmerzzustände und auf das Wohlbefinden.

Für die Pflege selbst ist Kinästhetik ein Lernfeld zum Erlangen von Kompetenz in der pflegerischen Alltagspraxis. Das Umsetzen von theoretischem Wissen in die Praxis und umgekehrt steigert die Lernfähigkeit und die Lernbereitschaft und befähigt zum Denken und Arbeiten in Prozessen. Die Erweiterung der Methoden, Sozial- und Fachkompetenz führt zu Lernkompetenz – also Schlüsselqualifikationen, die jede Berufsgruppe braucht, um den sich rasch ändernden Arbeitswelten gerecht zu werden.

Anna Eisenschink,
Pflegedirektorin
des Universitätsklinikums in Ulm

1. Entstehung des Programms

»Kinästhetik für die Intensivpflege« ist ein praxisrelevantes Angebot für die Frühmobilisation von schwerstkranken Patienten. Das Programm entstand in der Zeit von 1994–1998 in Zusammenarbeit mit den Pflegenden in Kinästhetik-Kursen, mit den Patienten in der praktischen Anwendung sowie mit verschiedenen Kinästhetik-Trainern auf den Intensivstationen aller Fachrichtungen des Universitätsklinikums in Ulm und der interdisziplinären Intensivstation des Kantonsspitals in Baden.

Mit diesem Buch bedanke ich mich bei beiden Projekt-Krankenhäusern für die Möglichkeit der Programmentwicklung in der direkten Pflege. Zur Realisierung meiner Vorhaben fand ich an beiden Orten eine geeignete Infrastruktur vor, was zum Gelingen des gemeinsamen Unternehmens maßgeblich beitrug. Mit einer geeigneten Infrastruktur meine ich:

- die Unterstützung durch die Pflegedienstleitungen;
- die fachkompetente Zusammenarbeit mit der Kinästhetik-Trainerin vor Ort oder dem Pflegeexperten;
- die Lernbereitschaft der Pflegenden;
- das hohe Niveau der Pflegequalität;
- die verschiedenen Fachbereiche der Intensivmedizin und
- die gute interdisziplinäre Zusammenarbeit.

Meine Ideen zur Frühmobilisation von Intensivpatienten wurden in beiden Häusern mit Offenheit, Begeisterung und konstruktiver Kritik aufgenommen und wirksam umgesetzt. Die Prozesse erforderten von den Pflegenden ein Höchstmaß an Anpassung und Bereitschaft für die Veränderung der Gewohnheiten in der täglichen Arbeit mit Patienten. Die aktive Mitarbeit aller Beteiligten, die vielen Rückmeldungen der Anwender über Probleme und Erfolge in der Umsetzung des Gelernten, die Fragen zu nicht verstandenen Aspekten ... – all dies hat mir geholfen, von einer ersten Idee zu den heutigen Programminhalten zu finden.

Mein besonderer Dank geht an Anna Eisenschink, der Pflegedirektorin des Universitätsklinikums in Ulm für ihre Unterstützung. Sie hat, als ruhender Pol, in der intensiven inhaltlichen und strukturellen Auseinandersetzung geholfen, das kreative Chaos zu ordnen. Erst ihr berufspolitisches Engagement und ihr finanzielles Geschick ermöglichten es der Pflege, die Innovationen in ihr Handeln aufzunehmen und in den Alltag zu integrieren.

Danke an Elisabeth Kirchner vom Universitätsklinikum in Ulm, die das Projekt in Ulm initiiert hat. Sie hat mit ihrer Begeisterung die Pflegeteams über die Jahre in »Schwung« gehalten und sie unermüdlich motiviert mit Kinästhetik weiter zu machen. Viele Nächte hat sie geduldig meinen Versuchen, Inhalte zu formulieren, zugehört und mich in allen Seminaren aus dem Hintergrund unterstützt. (Siehe Kapitel Projektberichte Seite 145 ff.)

Ich bedanke mich beim Kantonsspital Baden, insbesondere bei Erich Lustig als Pflegeexperten und dem gesamten Intensivpflegeteam für die professionelle Durchführung des Qualitätsförderungsprojektes mit Kinästhetik auf ihrer interdisziplinären Intensivstation. Die Beobachtungen und Messungen zum Einfluss der kinästhetischen Mobilisation auf die Vitalzeichen haben mich dazu angeregt, den Unterricht zum Thema Atmung und Bewegung für Intensivpflegende zu entwickeln. Mit dem Projektbericht und der dazugehörigen Videodokumentation hat das Kantonsspital Baden viel Öffentlichkeitsarbeit für Kinästhetik in der Intensivpflege geleistet. (Siehe Kapitel Projektberichte Seite 145 ff.)

1.1 Zu diesem Buch

Seit zehn Jahren unterrichte ich mit Begeisterung ausschließlich Bewegung. Ich beginne jeden Unterricht neu, ohne im Voraus genau festgelegte Strukturen. Die Abfolge der einzelnen Seminarinhalte entwickelt sich jedesmal spontan während des Unterrichts in einem gegenseitigen Lernprozess zwischen Lehrer und Anwender.

Ich möchte Sie mit diesem Buch als Anwender, Trainer, Lehrer und/oder Mentor von Kinästhetik in Ihrem persönlichen Lernprozess unterstützen. Mit den vielen Anleitungen für Erfahrungen, Ideen für Anwendungen und Hilfestellungen für die Reflexionen lade ich Sie als Leser zu einem gemeinsamen Bewegungsprozess ein.

1.1.1 Grundlagen

Die Grundlage dieses Buches ist die kinästhetische Lehre nach Hatch/Maietta. Die Inhalte der sechs kinästhetischen Konzepte sind in diesem Buch in die folgenden zwei Themenbereiche gegliedert:

Beziehung und Handling

- *Wahrnehmung:* Die Bedeutung der verschiedenen Sinnesysteme für das Führen und Folgen von Bewegung.
- *Bewegung:* Unterscheiden, reflektieren und optimieren von Zeit, Raum und Anstrengung in einer Bewegung.
- *Interaktion:* Führen und Folgen über die verschiedenen Sinnesysteme.
- *Anstrengung als Kommunikationsmittel:* Zug und Druck für die Kommunikation über die Bewegungsrichtung und zum Halten von stabilen Beziehungen.
- *Umgebung:* Gestaltung einer wirksamen bewegungserleichternden Beziehung zur Umgebung.

Bewegungsapparat, Bewegungskoordination und Funktionsintegration

- *Massen und Zwischenräume:* Die Beschreibung des Körperbaus in sieben Körperteilen und sechs dazwischen liegenden großen Bewegungsebenen bildet die Grundlage für das Verständnis von menschlicher Bewegung.
- *Haltungs- und Transportebenen:* Haltungs- und Transportebenen unterscheiden sich durch Bewegungsmöglichkeiten in eine bzw. in viele Richtungen. Sie bilden ein sich wiederholendes Muster von Stabilität und Beweglichkeit innerhalb und zwischen den Körperteilen.
- *Körperorientierung:* Die Funktion und Lage der Muskeln und Knochen sind Ausschlag gebend für effektive Gewichtsverlagerung in einem Bewegungsablauf.
- *Menschliche Bewegung:* Das Ergebnis von optimaler Koordination der Lageveränderung der Körperteile und der Regulierung der Beziehung zwischen den Körperteilen während der Lageveränderung bezeichnet die Kinästhetik als »Bewegungsintegration«.
- *Menschliche Funktion:* Die Funktionsgrundlagen bilden die Basis für die Entdeckung neuer Möglichkeiten für die Durchführung aller alltäglichen Verrichtungen unter veränderten Bedingungen.

Die Gliederung der kinästhetischen Konzepte in die zwei Themenbereiche Handling/Beziehung und Bewegung/Funktion hilft Ihnen, die kinästhetische Bewegungslehre bei der Umsetzung in die tägliche Arbeit leichter zu erfassen, zu beschreiben und zu reflektieren.

1.1.2 Die Lernschritte

Der Inhalt dieses Buches entspricht den vier Lernschritten, mit denen Sie sich als Intensivpflegende in Viv-Arte Kinästhetik Seminaren über einen Zeitraum von einem Jahr in ca. acht Unterrichtstagen die Methodenkompetenz für die kinästhetische Mobilisation von Intensivpatienten erarbeiten können. Mit dem Buch und dem Unterricht können Sie in einzelnen Lernschritten folgende Zielsetzungen erreichen:

1. Sie erarbeiten sich ein einfaches Bewegungsverständnis, um sich selber und den Patienten in der Mobilisation zu schonen.
2. Sie erkennen die Bedeutung der Bewegungsgrundlagen für die Pflegepraxis und integrieren diese in die tägliche Pflege.
3. Sie entwickeln Fähigkeiten zur Anpassung einer Bewegung:
   - an unterschiedliche Bedingungen,
   - zur Förderung der Ressourcen der Patienten und
   - zum Beschreiben und Dokumentieren von Bewegungsprozessen.
4. Sie erkennen die Zusammenhänge zwischen Körperbewegung und Vitalfunktionen und lernen, die eine Funktion zur Unterstützung der anderen zu nutzen.

Mit der Schulung in kinästhetischer Mobilisation erarbeiten Sie sich Sensibilität und differenzierte Bewegungs- und Handlingfähigkeiten mittels spielerischem Erfahrungslernen durch:

- die regelmäßige Durchführung von sich wiederholenden und neuen Bewegungserfahrungen;
- die Beschreibungen der wichtigsten Erfahrungen;
- die Übertragung relevanter Inhalte auf neue Erfahrungen;
- die Integration des Neugelernten in Alltag und Spiel.

Die Seminare und dieses Buch helfen Ihnen zu einem besseren Verständnis der Wechselwirkung zwischen Körperbewegung, Organbewegung und Psyche. Als Intensivpflegende brauchen Sie ein besonders gut entwickeltes Bewegungsverständnis. Sie treffen beim Mobilisieren der Patienten auf schwierige Situationen verursacht durch die hoch technisierte Umgebung, durch die extremen Bewegungseinschränkungen der Patienten und durch die starken Beeinträchtigungen der kommunikativen Möglichkeiten.

Lassen Sie sich Zeit beim Erarbeiten von Bewegungskompetenz. Das Buch allein wird nicht genügen. Suchen Sie sich immer, wenn Sie es brauchen, einen kompetenten Lehrer, der Ihnen erfahrungsbezogene Anleitung gibt und Sie gleichzeitig gemeinsam in Ihrer Bewegung und im Handling mit Patienten unterstützt. Dies wird Sie in Ihrem persönlichen Lernprozess weit bringen. Ich hoffe, mit diesem Buch dazu beizutragen, dass das kinästhetische Grundlagenwissen für die körperorientierte Gesundheitsunterstützung neben der technisch orientierten Medizin und Pflege zukünftig ein wesentlicher Bestandteil der Intensivpflegeausbildung sein wird.

1.1.3 Verbindungen zu anderen Fachgebieten

Die aufgezeigten Zusammenhänge der kinästhetischen Frühmobilisation von Intensivpatienten zur Anatomie und Physiologie, zur Verhaltenskybernetik, Ideokinese, und Feldenkraismethode sind nur angedeutet und haben keinen Anspruch auf Vollständigkeit. Sie dienen dazu, Verbindung zu den im Text beschriebenen Aktivitäten und Lerninhalten aufzuzeigen.

2. Was ist Kinästhetik?

»Kinästhetik ist eine Beschreibung menschlicher Bewegung und Funktion. Der Name Kinästhetik ist die deutsche Form des amerikanischen Eigennamens Kinaesthetics. Dr. Frank Hatch und Dr. Lenny Maietta, die Begründer dieses Handlungskonzeptes, haben diesen Eigennamen aus den Begriffen »Kinesis« (Bewegung) und »aesthetics« (Empfindung, Wahrnehmung) geprägt …« (zit. nach Juchli: Pflege, S. 154 ff).

2.1 Entstehung und Inhalt

Die Kinästhetik ist eine seit über zehn Jahren erfolgreich durchgeführte und anerkannte Bewegungslehre. Die Entstehung der verschiedenen Kinästhetik-Programme wurde von Dr. Frank Hatch und Dr. Lenny Maietta, USA, in den 80er Jahren eingeleitet und in Zusammenarbeit mit Pflegenden und Personen aus dem Bereich der Pädagogik weiterentwickelt.

Die Kinästhetik basiert auf Forschungsergebnissen der Verhaltenskybernetik, auf der Feldenkraismethode und auf Erkenntnissen aus dem modernen Tanz. Als Handlungskonzept gliedert sie sich in einzelne Konzepte, die verschiedene Blickwinkel auf Bewegungsaktivitäten ermöglichen:

- Handlings- und Beziehungsbezogen auf Interaktion, Anstrengung und Umgebung.
- Bewegungsbezogen auf funktionale Anatomie, menschliche Bewegung und menschliche Funktion.

Hinter diesen Konzepten stehen bestimmte Prinzipien oder viel mehr Betrachtungsmuster für Bewegung und Interaktion. Das Verständnis für diese Muster ermöglicht es Ihnen als Pflegende die Bewegungsinteraktionen mit Patienten zu reflektieren. Sie lernen in Kinästhetik mit Patienten gemeinsame, sichere, selbstkontrollierte, für beide Seiten fördernde, Lernprozesse durchzuführen. Durch die häufige Wiederholung von Erfahrungen zu einzelnen Themenbereichen entwickeln Sie mit der Zeit Handlungskompetenz für eine Art und Weise der schonungsvollen Mobilisation, die den Patienten zugleich in seiner Gesundheitsentwicklung unterstützt

2.2 Kinästhetik – Bewegung in Harmonie

Das Wort Kinästhetik wird in deutschsprachigen Wörterbüchern mit »Bewegungsempfindung« beschrieben. Eine andere Umschreibung für Kinästhetik ist »Bewegung in Harmonie«. Ich mag sie, weil ich Harmonie empfinde, wenn es mir gelingt, in einem Bewegungsablauf meine sieben Körperteile in einem beweglichen Gleichgewicht zu halten. Die Ausgewogenheit der Beziehung der Körperteile zueinander lässt mich einen Bewegungsablauf wie schwerelos empfinden – ein schönes Gefühl. Mich erinnert es an die Leichtigkeit von Bewegung und Beziehung in Mobiles.

»Der Zustand des Gleichgewichtes ist ein seltsamer Nullmoment: Im Augenblick der Ruhe zwischen Phasen der Bewegung, Schnittpunkt der Entspannung zwischen Zug- und Druckkräften, Sonderfall der Symmetrie inmitten der unendlichen Normalität des Unregelmäßigen. Man spricht von Lastgleichgewichten, von fließenden, entropischen Gleichgewichtszuständen, vom Gleichgewicht der Macht und der Lust, von stabiler, mobiler und labiler, von harmonischer und gestörter Balance. Nachdem die Gleichgewichtsmetapher offenbar die fernliegendsten Gebiete erreicht, erscheint es hilfreich, sich auf ihren Ursprung, den Waagebalken, zu besinnen. Denn immer noch stellt sich sein Bild ein, wenn wir

von ausgewogen sprechen: eine schaukelnde, zur Ruhe kommende Horizontale, mittig geteilt zu zwei Kragarmen gleicher Länge. Die Idealsymmetrie dieses Bildes ist ästhetisch einprägsam (und in der Kinderwippe unsterblich), aber unpraktisch. Erst in der Hebelgesetzlichen Asymmetrie wird die Waage technisch leistungsfähig und symbolisch fruchtbar: Sobald unter Gleichgewicht eine arithmetisch regulierbare Beziehung ungleicher Elemente zu verstehen ist, kann aus dem Schaukelprinzip eine Weltformel der Harmonie werden …«
(Zit. nach Gerhard Auer, Balance-Akte der Baukunst, Katalog zur Ausstellung »Equilibre« im Kunsthaus Aarau.)

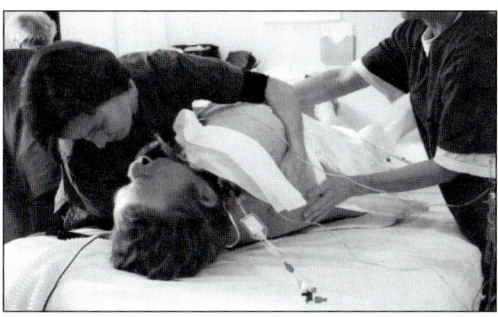

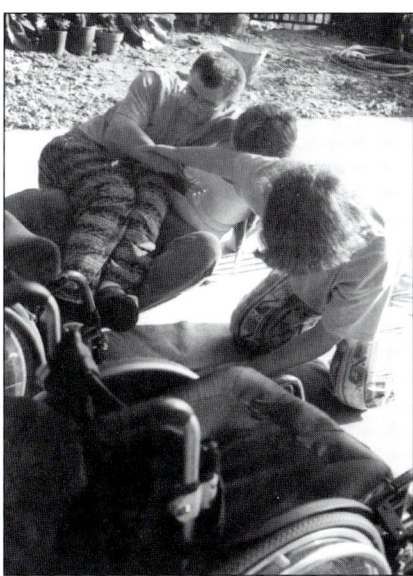

Pflegende und Patienten befinden sich während eines Lagewechsels in einem beweglichen Gleichgewicht.

2.2.1 Schulung des Körperbewusstseins

Es erfordert viel Körperbewusstsein, ein Gleichgewicht solcher Art in der eigenen Bewegung zu finden. Noch schwieriger ist es, einem anderen Menschen in seiner Bewegung so zu folgen oder ihn so zu führen, dass eine Ausgewogenheit in der Beziehung aller Körperteile zueinander in einem Bewegungsablauf entsteht. Die Fähigkeiten, die Sie dazu brauchen, können Sie sich mit diesem Buch im Selbststudium und mit entsprechenden Kinästhetik-Seminaren aneignen. Sie werden sich ähnlich langsam entwickeln, wie beim Lernen, ein Instrument zu spielen.

Der menschliche Körper ist ein sehr komplexes Instrument. Sie werden wohl nie lernen es perfekt zu spielen. Aber die Wärme und das Glücksgefühl, das Sie empfinden können, wenn Bewegung zwischen zwei Menschen oder im eigenen Körper harmonisiert bzw. im Gleichgewicht ist, wird Sie für die Geduld und die Ausdauer beim Lernen entschädigen.

Kinästhetik-Unterricht verhilft Ihnen dazu, Ihre eigenen Bewegungsgrundlagen für menschliche Funktionen zu entdecken. Damit erwerben Sie sich Widerstandskraft gegen Krankheiten und Verletzungen und bessere Handlungsfähigkeiten in allen Funktionen im Leben und im Beruf.

Lassen Sie sich überraschen. Die bewusste Auseinandersetzung mit Ihrem Körper öffnet Ihnen einen neuen Blick auf Ihre Bewegungsressourcen, die Ihre Erwartungen wahrscheinlich bei weitem übersteigen.

Erfahrung:
Beobachten und beschreiben Sie den Zustand Ihres Körpers nach den nachfolgenden Aktivitäten. Die Beschreibung Ihrer Körperempfindung in Bezug auf Ihren Körperbau und dessen Funktion soll später als Vergleichsinstrument eingesetzt werden, damit Sie ihre eigene Entwicklung verfolgen können.

1. Nach der Mobilisation eines schweren Patienten mit wenig Selbstkontrolle aus dem Bett.
2. Nach einem anstrengenden Arbeitstag.
3. Am Morgen nach dem Aufwachen.

Beschreiben Sie jetzt, wie Sie Ihren Körper nach den einzelnen Aktivitäten wahrnehmen und einschätzen in Bezug auf den Zustand:

- Ihres Bewegungsapparates
- Ihrer Haut
- Ihrer Muskeln
- Ihrer Knochen
- Ihres Nervensystems

Erinnern Sie sich an das letzte Mal, als Sie einen neuen Sport oder eine berufliche Tätigkeit neu gelernt haben. Wie geschickt empfinden Sie sich heute in der Koordination dieses bereits gelernten Bewegungsablaufes? Wie haben Sie damals neue Bewegungsabläufe koordinieren gelernt?

- Wie lange hat es gedauert, bis Sie sich sicher fühlten?
- Wie lange hat es gedauert, bis die Bewegungsabläufe harmonisch und fließend waren?
- Fallen Ihnen heute die Bewegungen mit oder ohne Training immer noch leicht?
- Steuern Sie die erforderlichen Bewegungen mit größtmöglicher Effektivität?

Wie stehen Sie heute zu Ihrem Körper? Beschreiben Sie die Zufriedenheit mit:

- der Form
- der Anpassungsfähigkeit
- der Schönheit
- der Nützlichkeit
- der Beweglichkeit
- der Belastbarkeit

Im Verlauf der Entwicklung Ihrer Fähigkeiten für kinästhetische Mobilisation werden

Sie bemerken, wie sich ihre Eigenwahrnehmung und Ihre Bewegungsfähigkeiten in allen Lebensbereichen verändern. Sie werden Ihre Ressourcen klarer einschätzen lernen und schon nach kurzer Zeit der Schulung Ihres Körperbewusstseins Fortschritte im Agieren, Reagieren und Lernen bemerken. Vergleichen Sie dazu immer wieder, wie Sie sich selber im oben stehenden Fragenkatalog eingeschätzt haben.

2.3 Die kinästhetischen Konzepte

Kinästhetik beschreibt Bewegung aus unterschiedlichen Blickwinkeln (Konzepten).

Beziehung und Handling

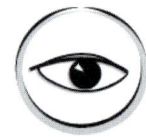 Wahrnehmung

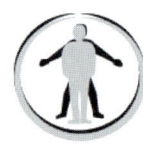 Bewegung

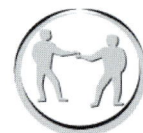 Interaktion

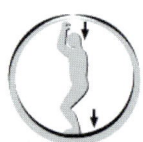 Anstrengung

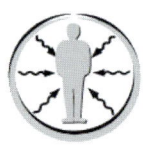 Umgebung

Anatomie, Bewegung und Funktion

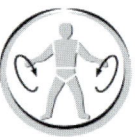 Massen und Zwischenräume

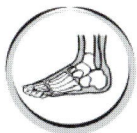 Haltungs- und Transportebenen

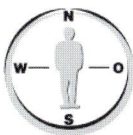 Körperorientierung

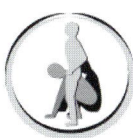 Menschliche Bewegung

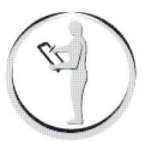 Menschliche Funktion

Die kinästhetischen Konzepte beschreiben die Komponenten, die in jeder Aktion und Interaktion erfahrbar sind. Sie helfen Bewegungsabläufe und Beziehungsmuster besser zu verstehen und damit die Wirksamkeit von Funktionen zu verbessern.

Die Konzepte sind »Werkzeuge«, um Bewegung zu analysieren. Es gibt keine definitiv beschriebenen und festgelegten Konzeptinhalte. Aussagen zu den Konzepten spiegeln ein persönliches Bewegungsverständnis wider und werden je nach den vordergründigen Erfahrungen und der Absicht der Beschreibung variieren.

Die kinästhetischen Konzepte sind demnach keine Ansammlung von Tatsachen, sondern eine Denkweise. Sie enthalten Begriffe und Begriffsmuster, die Ihnen helfen Ihre persönlichen Erfahrungen und Erkenntniswege bei der Mobilisation von Patienten zu ordnen.

Sie vollziehen mit der Aufspaltung eines Bewegungsablaufes in die einzelnen Konzepte immer eine künstliche Trennung eines so komplexen Vorgangs wie menschliche Bewegung, die Sie beim Erlernen neuer Bewegungen unterstützt. Durch das Befolgen einzelner Teilaspekte (Konzeptinhalte) wird es für Sie leichter, einen Bewegungsablauf

zu steuern, Ihre Fehler zu erkennen, zu korrigieren, neue Wege zu entdecken und selber weiter zu lernen.

Durch das Beleuchten der Bewegungsfähigkeiten eines Menschen von den verschiedenen Blickwinkeln der einzelnen Konzepte her werden Beschreibungen der Bewegungsressourcen eines Menschen aussagekräftiger. Sie können erwarten, dass Sie dadurch bei Ihren Patienten mehr und unerwartete Ressourcen entdecken.

Durch häufige kinästhetische Bewegungsanalysen unterschiedlichster Patienten- und Bewegungssituationen bauen Sie sich, wie mit kleinen Mosaiksteinen, mit der Zeit Stück für Stück ein eigenes filigranes Bild über menschliche Bewegung und ein großes Repertoire an intuitiven Handlungsfähigkeiten.

2.3.1 Die kinästhetischen Bewegungsgrundlagen

In den verschiedenen Kinästhetik-Seminaren arbeiten Sie an Ihren Bewegungsgrundlagen. Dadurch erwerben Sie sich als Pflegende das komplexe Handling für die Frühmobilisation von multimorbiden Intensivpatienten. Unter Bewegungsgrundlagen verstehen wir in der Kinästhetik die Fähigkeiten eines Menschen:

- seinen Körper bewusst in Bewegung wahrzunehmen;
- in einem Bewegungsablauf Zeit, Raum und Anstrengung zu unterscheiden;
- wirksame Beziehungen und Lernprozesse zu gestalten;
- Zug und Druck gezielt als Kommunikationsmittel einsetzen und gleichzeitig Stabilität und Beweglichkeit in Beziehungen zu erfahren;
- die Umgebung zur Erleichterung von Bewegung und Funktion zu gestalten und zu nutzen;
- den Aufbau, die Anordnung, die Form und die Funktion seiner Muskeln, Knochen und Organen zu kennen und realistisch einzuschätzen.

- seine Bewegungsfähigkeiten in allen Bewegungsebenen zu kennen;
- seine Bewegungsabläufe fein zu koordinieren;
- neue Bewegungsmuster schnell zu erlernen;
- seine Funktionen wirksam unter dem Prinzip der fortlaufenden Entlastung und Belastung zu gestalten.

Erfahrung:

Damit Sie im Verlauf der Arbeit mit diesem Buch einen Vergleich haben, schätzen Sie jetzt Ihre Bewegungsgrundlagen ein. Die Einschätzung nehmen Sie jeweils nach den einzelnen Übungen vor.

1. Übung:

- Legen Sie sich eine entspannende Musik auf. Richten Sie sich bequem in Rückenlage auf einer warme Decke ein. Schließen Sie die Augen. Spüren Sie von oben nach unten jedem Wirbel nach und probieren Sie sich die Formen der verschiedenen Wirbel genau vorzustellen.
- Stellen Sie jetzt Ihre Beine in hüftbreitem Abstand auf.
- Rollen Sie dann den Kopf ganz langsam hin und her. Während einer Drehung verfolgen Sie mit Ihrer Aufmerksamkeit die Lageveränderung vom ersten bis zum siebten Halswirbel.
- Rollen Sie Ihren Brustkorb wie vorher den Kopf und verfolgen Sie auf die gleiche Art die Bewegung vom ersten bis zum fünften Lendenwirbel.
- Rollen Sie Ihr Becken wie vorher den Brustkorb. Verfolgen Sie die Bewegung vom fünften bis zum ersten Lendenwirbel.
- Vergleichen Sie jetzt, wie Sie die einzelnen Wirbel in Ihrem Körper lokalisieren und in ihrer Form vorstellen können.

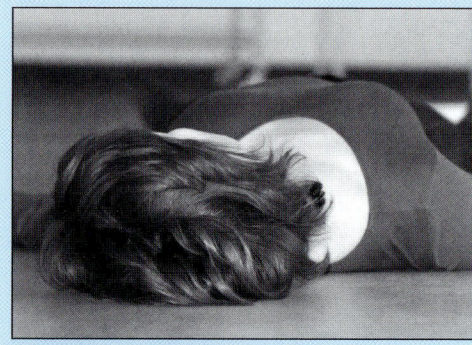

Kopf rollen

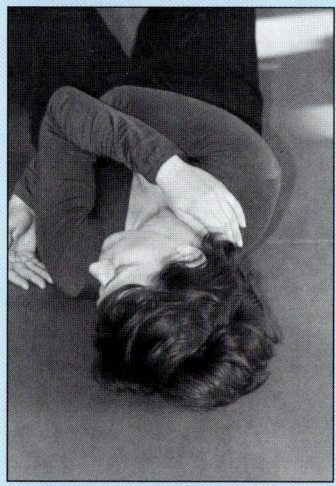

Brustkorb rollen

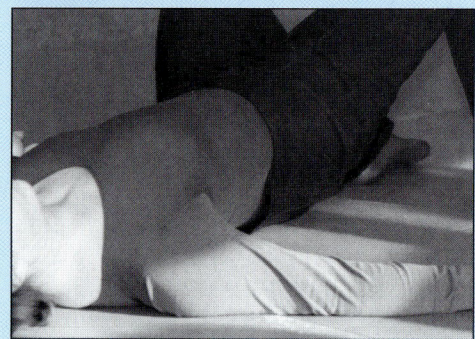

Becken rollen

Reflexion:

- Wie bewusst konnten Sie Ihren Körper in Bewegung wahrnehmen?
- Kennen Sie den Aufbau, die Anordnung, die Form und die Funktion ihrer Knochen?

- Kennen Sie Ihre Bewegungsfähigkeiten in allen Bewegungsebenen?

2. Übung

Setzen Sie sich ein paar Mal in Zeitlupe von der Rückenlage über die rechte und über die linke Seite über eine Spirale auf und folgen Sie dabei Ihrer Bewegung vom Kopf, zum Brustkorb, zu den Armen, zum Becken, zu den Beinen.

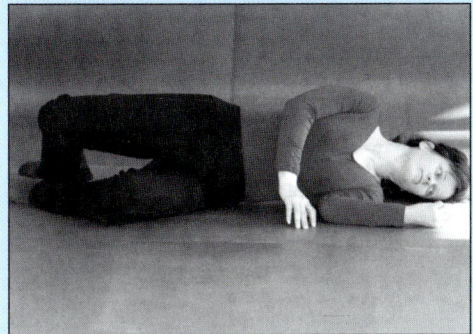

Zu einer Seite hin rollen

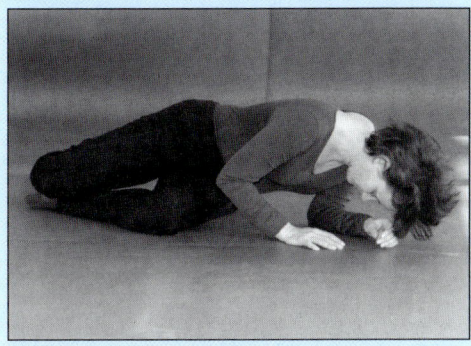

Über die Unterarme rollen

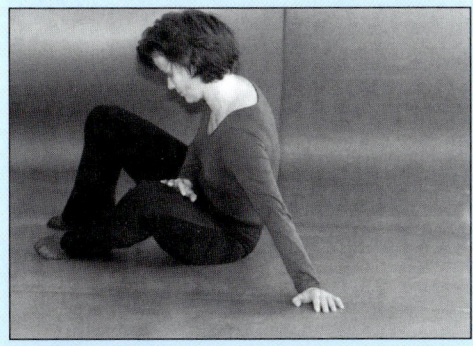

Ins Sitzen rollen

Reflexion:

- Konnten Sie die langsame Bewegung fließend und mit minimaler Anstrengung gestalten?
- Konnten Sie die Bewegungskoordination durch alle Körperteile verfolgen?

3. Übung

Umfassen Sie in Rückenlage mit ihren Händen ihre Füße. Überrollen Sie jetzt über die Seite ins Sitzen und auf der anderen Körperseite wieder ins Liegen. Wenn Ihnen die Bewegung gelingt, probieren Sie deren Ablauf so lange weiter zu verfeinern, bis Sie eine fließende Bewegung ohne viel Anstrengung in einem sehr langsamen Tempo durchführen können.

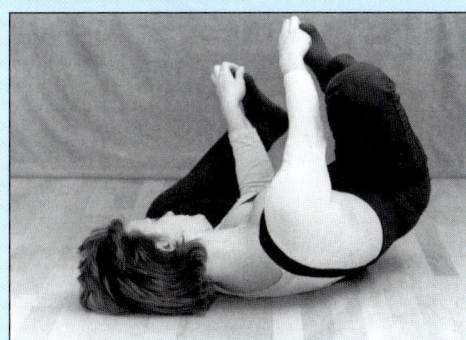

Mit den Händen die Füße umfassen

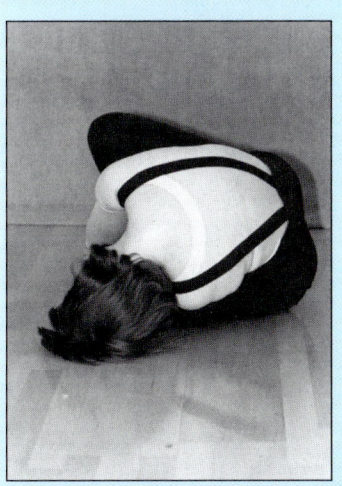

Über die Arme rollen

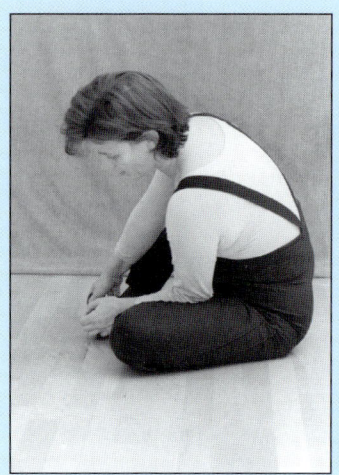

Ins Sitzen rollen

Reflexion:

- Wie lange dauert es, bis Sie diese Bewegung gelernt haben?
- Haben Sie mit Zug und Druck Stabilität und Beweglichkeit reguliert?
- Wie gut war zum Schluss der Bewegungsablauf koordiniert?
- Konnten Sie den Bewegungsablauf wirksam unter dem Prinzip der fortlaufenden Entlastung und Belastung gestalten?
- Haben Sie Veränderungen in der Umgebung vorgenommen, um den Bewegungsablauf zu lernen? Hilfsperson, Decke etc.?

3. Verhaltenskybernetik

Die Wissenschaft der Verhaltenskybernetik befasst sich mit der Feedback-Kontrolle oder der Selbstregulation von motorischen, physiologischen und psychologischen Funktionen.

3.1 Grundlagen

Im menschlichen Körper laufen ständig wechselseitige regulatorische Interaktionen ab, zwischen den Polen »*Denken – Handeln – Überleben*«.

Diese Interaktionen sind dynamisch, in sich geschlossen, selbstregulatorisch und ständig einsatzfähig. Die Muskelgruppen des Bewegungsapparates kontrollieren die Umgebung über Feedback. Gleichzeitig erzeugen sie Wirkung auf das innere Leben durch Anpassung der Bioenergieproduktion, des Organstoffwechsels, der Organfunktion und der Gehirnfunktion.

Der menschliche Körper reguliert also über ständige Rückkopplung zwischen den verschiedenen Systemen und sichert sich so sein Überleben. Regulation meint, dass die Veränderung oder Anpassung in einem System eine Wirkung auf die anderen beiden hat.

Körper: Gesunde und kranke Anteile im Bewegungsapparat und in den Organen

Umgebung: Beziehung zu Gegenständen und Lebewesen

Funktion: Bewegungkoordination, Organfunktion, Stoffwechsel

> **Erfahrung:**
> Mit Unterstützung eines Partners versuchen Sie über Bewegung Ihre Muskelspannung auszugleichen, um den Effekt auf die Bewegungssteuerung, auf das Körperbild und auf die Atmung zu erfahren.

Teil 1

- Der passive Partner legt sich bequem angezogen auf eine warme Decke.
- Schließen Sie die Augen.
- Vergleichen Sie in der Vorstellung in allen Körperteilen, wie Sie das Volumen auf der rechten und auf der linken Körperseite wahrnehmen.
- Vergleichen Sie in der Vorstellung alle Körperteile in der Stellung zueinander in Bezug auf Drehen, Beugen und Strecken.
- Vergleichen Sie in der Vorstellung die Atembewegung auf der rechten und auf der linken Körperseite.
- Vergleichen Sie während des Aufstellens des Beines mit ganz minimaler Anstrengung wie integriert Sie die Bewegungssteuerung im rechten und im linken Bein empfinden.
- Sagen Sie Ihrem Partner, welches Bein Sie schlechter wahrnehmen und weniger genau steuern können.

Teil 2

- Der aktive Partner ertastet am ausgewählten Bein des passiven Partners die verschiedenen Muskeln und vergleicht deren Anspannung und Dicke.
- Stellen Sie ein Bein Ihres Partners auf. Verschieben Sie einen Muskel, den Sie gut ertasten können und als besonders hart empfinden in vier verschiedene Richtungen, nach oben, nach unten, nach rechts und nach links.
- Wählen Sie anschließend zwei auseinander liegende Muskel und verschieben Sie diese nacheinander in die verschiedenen Richtungen.
- Legen Sie jetzt das Bein Ihres Partners wieder zurück auf den Boden.

- Bewegen Sie jetzt das liegende Bein Ihres Partners vom Knie aus in einer liegenden und in einer stehenden 8 im Hüftgelenk.
- Stellen Sie jetzt das Bein Ihres Partners wieder auf und bewegen sie es in Zeitlupe durch Drehen im Hüftgelenk zur Seite mit dem Knie Richtung Boden. Der liegende Partner führt dazu während der ganzen Bewegung nur in der Vorstellung zusätzliche Bewegungen im Hüftgelenk in Form einer liegenden 8 durch.
- Wenn Sie mit dem Knie Ihres Partners nahe beim Boden sind, streichen Sie die Muskulatur auf der Vorderseite des Beines (weiche empfindsame Seite) aus.
- Bewegen Sie das Bein ebenso langsam wieder zurück und der Partner macht mental die 8-Bewegungen dazu.
- Wenn der Fuß wieder steht, bewegen Sie das Bein Ihres Partners in Zeitlupe vom Knie aus durch Beugen im Hüftgelenk Richtung Brustkorb. Der passive Partner macht mental während der Bewegung viele 8-Bewegungen im Hüftgelenk.
- Der passive Partner umfasst jetzt sein Bein, zieht es näher zum Brustkorb.
- Jetzt bewegt der passive Partner langsam seinen Kopf durch Beugen im Hals vorwärts in Richtung Knie. Er stellt sich dazu wieder viele kleine 8-Bewegungen im Hals vor und bewegt ebenso langsam den Kopf wieder in Richtung Boden.
- Der aktive Partner übernimmt das Bein und bewegt es langsam wieder Richtung Boden, bis der Fuß steht. Der passive Partner stellt sich während der Bewegung wieder die liegenden 8-Bewegungen vor.
- Bewegen Sie das Bein des passiven Partners nochmals langsam mit dem Knie seitlich in Richtung Boden und lassen sie dann den Fuß wegrutschen, bis das Bein wieder gestreckt liegt.

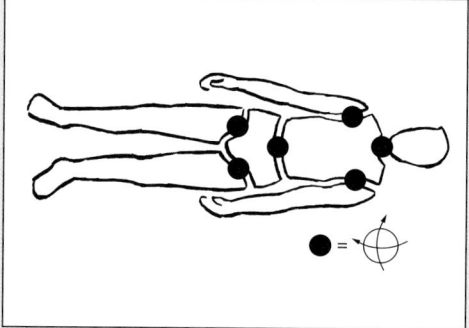

Die 8-Bewegung entsteht durch den Wechsel von Drehen und Beugen zu Drehen und Strecken auf beide Körperseiten

Reflexion:

Was hat sich nach dem Bewegen verändert?

- Wie empfinden Sie jetzt das Volumen der Körperteile auf der rechten und auf der linken Körperseite?
- Wie hat sich die Lage und die Stellung der Körperteile zueinander in Bezug auf Drehen, Beugen und Strecken verändert?
- Wie empfinden Sie die Atembewegung auf der rechten und auf der linken Körperseite?
- Vergleichen Sie mit ganz minimaler Anstrengung, wie integriert Sie die Bewegungssteuerung im rechten und im linken Bein empfinden.
- Wiederholen Sie die Erfahrung für die andere Körperseite und vergleichen Sie nochmals den Effekt auf Körperempfindung, Bewegungssteuerung und Atmung.

3.1.1 Homöokinese

Verhaltensbezogene wie auch physiologische Funktionen werden durch eine kontinuierliche, dynamische motorische Aktivität erhalten und kontrolliert. K.U. Smith und M.F. Smith prägten dazu 1966 den Begriff der »Homöokinese«. Damit bezeichnen sie das bewegliche Gleichgewicht, das durch die kontinuierliche Regulation zwischen

Verhalten, Körperbewegung und physiologischen Prozessen entsteht. Es handelt sich dabei um einen durch Bewegung vermittelten Kontrollprozess.

Motorisch mechanische Vorgänge werden über das kinästhetische Sinnessystem an Rezeptoren im Gehirn weitergeleitet, die die Aktivitäten durch motorische Reaktionen regulieren. Lebende Systeme kontrollieren mittels Bewegung über Feedback einerseits die Umgebung und andererseits die physiologischen Vorgänge wie Bioenergieproduktion, Organstoffwechsel, Organfunktion und Gehirnfunktion. Das Verhalten und die physiologischen Funktionen folgen und kontrollieren einander auf diese Weise durch Selbstregulation.

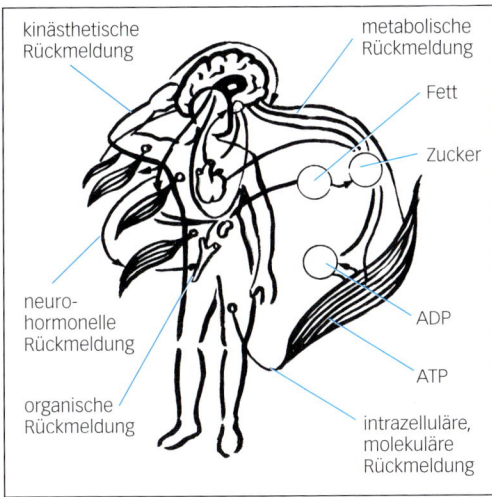

kinästhetische Rückmeldung

metabolische Rückmeldung

Fett

Zucker

neuro-hormonelle Rückmeldung

ADP

ATP

organische Rückmeldung

intrazelluläre, molekuläre Rückmeldung

Zeichnung nach K.U. Smith

3.1.2 Feedback-Kontrollmechanismen des menschlichen Verhaltens

Feedback-Kontrolle beruht auf einer positiven Anpassung durch das Aufspüren von Unterschieden und Fehlern. Sie regelt die Ordnung, Reihenfolge, Zusammenfassung, Trennung, Vervollkommnung, Multiplikation, Integration und Serieninteraktion. Soziale Verhaltensweisen sind Feedback-kontrollierte und Feedback-integrierte soziale Tracking- und Steuerungsprozesse.

Menschliches Verhalten basiert auf konstanter Bewegung, die durch das eigene oder durch ein fremdes Bewegungssystem erzeugt wird.

»Ein Lebewesen ist ein Organismus, der auf jede Störung mit kompensatorischer Aktivität reagiert, welche die Störung neutralisiert oder repariert« (zit. nach Federicq, 1877).

Die Aktivitäten eines Menschen sind mit erster Priorität darauf ausgerichtet, konstante optimale Bedingungen im inneren Milieu aufrecht zu erhalten. Ein reagierender Organismus ist so angelegt, dass er sich dynamisch verhält und neue Bedingungen integriert. Dies mit der Zielsetzung, dass die Lebensbedingungen gleich gut bleiben.

Lebewesen regulieren ihre Aktivitäten dynamisch auf die Reizquellen bezogen, um diese zu kontrollieren. Auf einen Reiz von außen erfolgt die Aktion (Antwort) von innen. Diese stimuliert die Anpassung, die wiederum kontrolliert und allenfalls korrigiert wird.

Negativ Tracking:

Reize verursachen Bewegung, die Fehler enthalten, die erkannt und korrigiert werden.

Positiv Tracking:

Eine Störung in einem System erzeugt verschiedene Reaktionen, die die Tendenz haben, das Ausmaß der Störung zu vergrößern.

Positiv und Negativ Tracking laufen oft gleichzeitig ab mit dem Ziel, eine Störung oder einen Fehler zu erkennen, korrigieren und zukünftig frühzeitig feststellen zu können.

Erfahrung:

Legen Sie sich in 90 Grad Seitenlage auf den Boden und richten Sie sich die Position möglichst bequem ein, evtl. mit Kissen im Rücken und unter dem Bein. Danach dürfen Sie ihre Position während 30 Minuten nicht mehr verändern. Beobachten Sie wie ihr System reguliert, damit der Druckschmerz am Trochanter und an der Schulter nicht zu groß wird und Sie sich nicht wund liegen.

Beobachten Sie nachher zehn Minuten lang, während derer Sie in Rückenlage liegen, die Empfindungen an den vorher mit Druck belasteten Stellen.

Reflexion während des Liegens in der Seitenlage

- Lässt die Druckwahrnehmung während der Belastung mit der Zeit nach?
- Bringen Sie über die Atmung Bewegung an die zu stark belasteten Körperstellen?
- Lenken Sie sich gedanklich vom Schmerz mit Geschichten oder mit Phantasiebildern ab?
- Spannen und Entspannen Sie einzelne Muskeln, ohne die Lage des Körpers zu verändern, um den Druck auszugleichen?
- Was für andere Regulationen bemerken Sie?

Reflexion während des Liegens in der Rückenlage:

- Welche Unterschiede in Ihrem Körperbild nehmen Sie auf der rechten und auf der linken Seite wahr?
- Wie lange dauert es, bis Sie in Rückenlage wieder die normale Empfindung haben?
- Welche Mechanismen bemerken Sie, die diese Normalität wieder herstellen?

Sie werden bemerken, dass Ihr System nicht nur Regulationen macht, damit Sie keinen Dekubitus bekommen, sondern auch Regulationen, die Ihr psychisches Wohlbefinden fördern oder überhaupt ermöglichen, dass Sie über einige Zeit dieselbe Lage aushalten.

3.2 Sozialkybernetik, Social Tracking, Lernen

Die Sozialkybernetik wurde in den 50er Jahren erstmals konzipiert. Sie beschreibt die Prinzipien von Sozialverhalten und Interaktion. Der dazugehörige Begriff des Social Tracking wurde in den 70er Jahren durch die Verhaltenskybernetiker Smith, Kao, Sauter, Arndt und Ting geprägt.

Das sozialkybernetische Modell geht davon aus, dass soziales Verhalten in all seinen Formen auf einem gegenseitigen Social Traking des sensorischen Feedbacks zwischen zwei oder mehreren Personen beruht. Verhalten hat eine biologische Grundlage und zielt darauf ab, das soziale Feedback mit dem biologischen Feedback zu verbinden.

Sozialkybernetik beschreibt die Zusammenhänge der Feedback Beziehungen zwischen:

- dem externen sozialen und dem individuellen Verhalten;
- dem Verhalten und den internen physiologisch-biologischen Funktionen.

Soziales Verhalten hat eine biologische Grundlage. Eine Untersuchung beschreibt, wie Feedback-kontrollierte Tracking-Operationen genetisch bei einer Zellreparatur von DNS-Läsionen auftreten, die zu einer Mutation führen können. Diese Tracking-Operationen bewirken, dass auf dem Niveau der Zelle eine entsprechende Regulation erfolgt. Diese hält während der Neuentwicklung die Veränderungen in Beziehung zur Umgebung unter Kontrolle.

Unter Social Tracking versteht man also soziales Verhalten nach dem Muster, wie wir sie in elementaren biologischen Prozessen finden.

Die Sozialkybernetik geht davon aus, dass Menschen in ihrem Leben jeweils gerade diejenigen Social Tracking Operationen eingehen, die ihnen als Grundlage für ihre Weiterentwicklung ein gewisses Maß an Feedback-Kontrolle über ihre physiologischen Funktionen ermöglichen.

Das soziale Verhalten von Menschen in all seinen Formen beruht auf einem gegenseitigen Social Tracking, das heißt dem sensorischen Feedback zwischen zwei oder mehreren Personen. Es beinhaltet koordinierte, verhaltensbezogene, motorische und physiologische Reaktionen, die einen Menschen in eine soziale Gruppe integrieren und seine Weiterentwicklung ermöglichen.

Der einzelne Mensch folgt dabei dem sensorischen Feedback, das durch das motorische Verhalten der anderen Gruppenmitglieder entsteht und versucht mit seinen Reaktionen dem Geschehen um ihn herum zu folgen und es in seiner Art und Weise zu kontrollieren.

Vereinfacht gesagt bewirkt die Bewegung der einen Person die Bewegung der Anderen und ergibt so wiederum neuen sensorischen Input oder neue Entwicklungen in der Gemeinschaft.

3.2.1 Taktil-kinästhetische Interaktion

Die Taktil-kinästhetische Interaktion ist in der Kinästhetik das wichtigste Instrument zum Lernen. Die Ideen dazu kommen aus Studien zum Social Tracking, durchgeführt von K.U. Smith und anderen Forschern im verhaltenskybernetischen Labor der Universität Wisconsin, Madison (Smith, 1972; Ting, M. Smith & K.U. Smith, 1972).

Die Forscher beschreiben Interaktionen von zwei oder mehreren Personen in einem geschlossenen motor-sensorischen Kreislauf. In einem solchen Kreislauf folgt jeder Einzelne den sensorischen Inputs der anderen Mitglieder.

Eines der ersten Social Tracking Experimente (K. U. Smith, S. Ansell und W. M. Smith, 1963) beschreibt, dass die Rückkopplung stark verzögert abläuft:

- wenn die Mitglieder sich über das Sehen folgen anstatt über das Berühren;
- wenn keine gegenseitige Anpassung stattfindet, mit der jede Person zur gesamten Handlungsausführung beiträgt.

Erfahrung

Teil 1

- Stehen Sie einem Partner gegenüber und berühren Sie sich gegenseitig an den Händen. Schließen Sie beide die Augen.
- Ein Partner führt jetzt die Bewegung und der Andere folgt.
- Verändern Sie nicht nur die Stellung Ihrer Arme, sondern nehmen Sie auch gemeinsame Positionswechsel vor.
- Ihre Hände müssen nicht immer an denselben Stellen Kontakt haben, aber den Kontakt an sich dürfen Sie nicht verlieren.
- Verändern Sie zwischendurch die Geschwindigkeit ihrer Bewegungen.

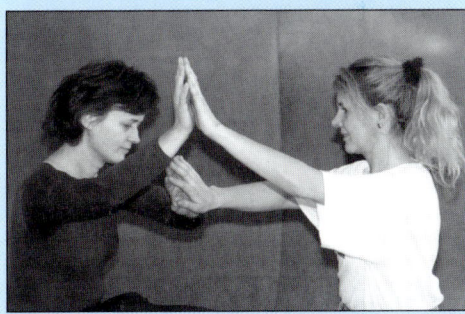

Führen und Folgen über das taktil-kinästhetische Sinnessystem

Teil 2

Vergleichen Sie dieselbe Erfahrung wie in Teil 1, wenn Sie nicht genau vereinbarte Rollen haben, sondern spontan einmal mehr der Eine oder der Andere führt.

Reflexion:

Wie empfinden Sie die Rückkopplung über Zeit, Raum und Anstrengung der Bewegung

- wenn sich nur eine Person aktiv anpasst;
- wenn beide Personen aktiv zur gesamten Handlungsausführung beitragen?
- Haben Sie in Teil 1 oder in Teil 2 reichere und interessantere Bewegungserfahrungen gemacht?

29

Teil 3

Berühren Sie jetzt die Hände Ihres Partners nicht mehr. Halten Sie Ihre Augen offen und folgen Sie den Bewegungen Ihres Partners visuell anstatt taktil-kinästhetisch.

- Beobachten Sie die Veränderung Ihres Partners in den Armen und im restlichen Körper.
- Versuchen Sie die Bewegung Ihres Partners gleichzeitig nachzumachen.

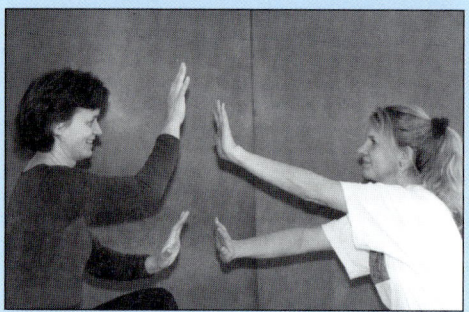

Visuelles Führen und Folgen

Teil 4

Vergleichen Sie dieselbe Erfahrung wie in Teil 3, wenn Sie nicht genau vereinbarte Rollen haben, sondern spontan einmal mehr der Eine oder der Andere führt.

- Empfinden Sie die gegenseitige Synchronisation der Bewegung über Berührung oder visuell wirksamer?

Reflexion:
Wie empfinden Sie die Rückkoppelung über Zeit, Raum und Anstrengung der Bewegung, wenn die Mitglieder sich über Sehen folgen im Vergleich zum Folgen über das Berühren,

- wenn sich nur eine Person aktiv anpasst;
- wenn beide Personen aktiv zur gesamten Handlungsausführung beitragen?
- Haben Sie in Teil 3 oder in Teil 4 reichere und interessantere Bewegungserfahrungen gemacht?
- Ist die gegenseitige Synchronisation der Bewegung über Berührung oder visuell wirksamer?

Vielleicht haben Sie über die Reflexion der obigen Erfahrungen ähnliche Rückschlüsse über das Lernverhalten erhalten wie 1972 Ting, M. Smith und K. U. Smith, die in einer Forschungsarbeit das Lerngeschehen unter drei unterschiedlichen Bedingungen untersuchten:

1. Der Lehrer beobachtet, was der Schüler macht, ohne dessen zurückkommende Informationen zu verwerten;
2. Der Lehrer erhält keinen Hinweis von dem, was der Schüler macht;
3. Der Lehrer beobachtet die Handlung des Schülers und versucht, Hilfe durch die Anpassung seiner Bewegung zu geben, um den Schüler bei der Reduzierung von Fehlern beim Folgen zu unterstützen.

Sie stellten in dieser Untersuchung fest, dass Lernen dann am effektivsten ist, wenn der Lehrer seine Bewegung im Unterricht durchgehend in der Weise anpasst, dass der Schüler genauer und leichter folgen kann. Das Folgen über Berührung und Bewegung ist dabei im Vergleich zu allen anderen sensorischen Mitteln schneller wirksam. Alle Untersuchungen dieser Reihe belegen, dass, wenn die Versuchspersonen durch Berührungskontakt miteinander verbunden sind, die Zeitfolge der Bewegung, die räumliche Veränderung und der benötigte Kraftaufwand exakter abgestimmt sind. Die Kommunikation über die Berührung und die Synchronisation der Bewegung sind in der Kinästhetik deshalb für Lernsituationen sowie für Interaktionen mit in ihrer Bewegung oder Kommunikation stark eingeschränkten Menschen von besonderer Bedeutung.

Auch Pflegende und Patienten stimmen während einer Mobilisation gegenseitig aufeinander bezogen ihre Bewegung in Zusammenhang mit dem übrigen sensorischen Input ab. Wenn die Berührung in einer Interaktion das hauptsächliche Mittel zur Kommunikation ist, werden die motorischen und sensorischen Systeme der Pflegenden und des Patienten derartig eng zusammen geschlossen, dass sich während des ganzen Bewegungsablaufs jeweils die eine Person der anderen unmittelbar anpasst. Patient und Pflegende erwerben so gegenseitig ein funktionales Verständnis über die beidseitigen Bewegungsmöglichkeiten und -fähigkeiten. Bei dieser Betrachtungsweise spielt die Bewegungsfähigkeit der Pflegenden für die Mobilisation der Patienten eine wichtige Rolle. Als Bewegungslehrer unterstützt der Pflegende die Gesundheitsentwicklung des Patienten.

3.2.2 Synchronisation des Verhaltens

Während der Interaktion synchronisieren Patienten und Pflegende ihr Verhalten.

Einige der frühesten Forschungsarbeiten über die Synchronisation von Verhalten wurde von Bateson und Mead (1942) durchgeführt. Mittels Filmanalysen stellten sie fest, dass die an einer Interaktion beteiligten Individuen ihre Bewegung miteinander ergänzten, spiegelten oder anglichen. Die Beobachtungen von Bateson und Mead verdeutlichen die logische Synchronisation von Bewegungsmustern im interpersonellen Austausch. Die Synchronisation bildet die Grundlage für das Verstehen von nonverbaler und verbaler Kommunikation. Um zu ähnlichen Ergebnissen zu kommen verwendete Birdwhistle (1970) kinetische Methoden, um Filme über Familieninteraktion zu analysieren, und Condon (1975) Analysen von Filmstudien über Synchronisation und Dissynchronisation.

Die Arbeiten von Smith zeigen verschiedene Möglichkeiten des Einverständnisses oder der Synchronisation zwischen interagierenden Individuen auf. Er kommt zu dem Schluss, dass es auch möglich ist, dass die aktive Anpassung hauptsächlich von einer Person aufgebracht wird und die Interaktion trotzdem synchronisiert ist. Dies ist eine wichtige Grundlage für die Unterscheidung von einseitiger und gleichzeitig gemeinsamer Interaktion mit beatmeten und teilweise sedierten Patienten. Durch ihren Zustand haben die Patienten nur äußerst

eingegrenzte Möglichkeiten, selber aktiv zu interagieren. Wenn der Pflegende den Patienten hebt oder bewegt, ohne seinem Bewegungssystem differenziert zu folgen, handelt es sich um eine einseitige Interaktion. Wenn er den Patienten aber so bewegt, dass er während der Interaktion seine Bewegung immer dem Körper des Patienten anpasst, handelt es sich um gleichzeitige gemeinsame Interaktion oder um Synchronisation der Bewegung.

Die Art und Weise wie Pflegende sich den Patienten während einer Mobilisation anpassen beeinflusst das Ausmaß des Lerngeschehens. Müssen die Patienten den größten Teil der Anpassung aufbringen, wird das Lerngeschehen einseitig. Tragen Pflegende und Patienten gegenseitig aufeinander bezogen zur Interaktion bei, indem sie sich durchgehend begleiten und sich gegenseitig an die Bewegungsbotschaften des andern anpassen, werden beide neue und vorher nicht erfahrene Muster der Antwort und der Anpassung erlernen. Durch derartige Prozesse verbreitern beide, Pflegende und Patienten, die eigenen Bewegungs- und Interaktionsfähigkeiten.

Erfahrung:
Sie möchten einen hemiplegischen Patienten von einer Bettseite zu einer anderen bewegen.

1. Unterstützen Sie die Handlung des Patienten einmal auf der gelähmten Seite, in der Art, dass der Patient auf der gesunden Seite selbständig handeln kann.
2. Führen Sie die Aktivität auf der gesunden Seite des Patienten nach Ihrem Gutdünken durch.

Reflexion
Vergleichen Sie jetzt Aktivität 1 und 2 in Bezug auf

- den Lerneffekt für den Patienten;
- den Lerneffekt für die Pflegende;

- und den Schwierigkeitsgrad für Patient und Pflegende.

Führen Sie die beiden Erfahrungen noch einmal zu einem späteren Zeitpunkt, nach dem Studium von Kapitel 3–9, durch und vergleichen Sie das Ergebnis.

3.2.3 Die Rolle der Schulung des eigenen Körperbewusstseins

»Wir handeln dem Bilde nach, das wir uns von uns machen …« (Feldenkrais 1978). In der Kinästhetik lernen wir nach den kybernetischen Prinzipien, die wir auch in der Feldenkraismethode und anderen Bewegungsschulen wieder finden.

Die Kybernetik und Feldenkrais beschreiben, dass unseren Handlungen immer einer Absicht zur Veränderung entspringt, die unserem inneren Bild und unserer Beziehung zur Umgebung entspricht. Der Weg des Lernens findet dabei am wirksamsten von innen nach außen statt. Handlungen nach außen verändern wir am leichtesten durch eine Veränderung unseres Innenbildes. Werden nur außen Korrekturen angebracht, sind die erreichten Veränderungen oft von kurzer Dauer. Umgekehrt können Sie erwarten, dass sich das Bewusst machen und Begreifen innerer Vorgänge sehr schnell positiv auf berufliche und private Fähigkeiten auswirkt. Aus diesem Grunde besteht Kinästhetik-Unterricht zu einem großen Teil aus Erfahrungslernen zur Schulung von Körperwahrnehmung und Bewegungsfähigkeiten.

3.2.4 Der Beziehungsaspekt einer Interaktion

Menschen verhalten sich immer in Kommunikation mit ihrer Umgebung. Kommunikation kann mit oder ohne Worte entstehen. Eine Kommunikation bedeutet eine Stellungnahme und beinhaltet nebst Worten immer auch bedeutungsvolle paralinguistische Phänomene. Zeit, Raum und Anstrengung beim Sprechen, Lachen, Seufzen, Sprechpausen, Körperhaltung und Ausdrucksbewegung geben zusätzliche Hinweise für das Begreifen von Inhalten. Die paralinguistischen Phänomene können bewusst oder unbewusst ablaufen und tragen wesentlich dazu bei, wie der Inhalt einer Kommunikation verstanden wird.

Auch wenn keine Worte ausgesprochen werden, ist es unmöglich nicht zu kommunizieren. Manchmal ist es sogar so, dass der Beziehungsaspekt einer Interaktion die Inhaltsaspekte bedeutungslos macht.

Der Kinästhetik-Lehrer unterrichtet nicht nur mit Worten und durch Anschauungsunterricht. Er will den Schüler auf allen Bewusstseinsebenen erreichen. Ein großer Teil des Lernens geschieht für den Schüler auf der körperlichen Ebene in einer nahen Beziehung zum Lehrer. Der Lehrer lässt sich immer wieder von seinen Schülern bewegen und bewegt seinerseits die Schüler. Dabei lässt er, je nach Kontext, in seiner Bewegung und in seinem Handling bestimmte Bewegungsgrundlagen besonders deutlich erscheinen. Dies verdeutlicht dem Schüler einzelne Inhalte sehr schnell und erleichtert die Integration in die Praxis wesentlich.

3.2.5 Wirksames Lernen durch das Erkennen von Unterschieden

Kinästhetik schafft für Sie Lernbedingungen, in denen Ihr Unterscheidungsvermögen über die Sensomotorik geschult wird. Über Versuch und Irrtum lernen Sie in Einzel- oder Partnererfahrungen durch das Erkennen von Unterschieden im Bewegen und Handeln. Erkannte Unterschiede bilden im Nervensystem neue sensomotorische Ressourcen oder lassen brach liegende Nervenbahnen aktiv werden. Dadurch entsteht über Wahrnehmung und Bewegungserfahrung, also auf dem sensomotorischen Weg, eine Reorganisation von Verhalten mit bedeutungsvollen Veränderungen für Beruf, Gesundheit und Leben.

In allen Fällen des Lernens steckt eine Annahme über den Kontext. Ein Organismus reagiert auf denselben Reiz in verschiedenen Kontexten unterschiedlich. Der Kontext in einem Unterricht wird immer deutlich ausgesprochen. Die gleiche Erfahrung unter einem neuen Kontext angeleitet kann wiederum einen ganz anderen Lernerfolg (Absicht) bewirken. Im Verlaufe eines prozesshaften Unterrichts muss der Kontext je nach Reaktion der Teilnehmer und Entwicklung ihrer Fähigkeiten immer wieder neu angepasst werden. Die einzelnen Lernschritte und Kontexte können nicht von Vornherein für einen Unterrichtstag festgelegt werden. Sie sind abhängig vom Erfahrungshintergrund und von der Entwicklung der Bewegungs- und Handlingfähigkeiten der Teilnehmer im Kursablauf. Guter Unterricht nach den kybernetischen Grundsätzen ist sehr effektiv. Er setzt aber einen breiten Erfahrungshintergrund des Bewegungslehrers und vielseitige Anpassungsfähigkeiten voraus. Die ständige wirksame Anpassung der Inhalte an die Reaktionen der Schüler setzt eine hohe Kompetenz und Flexibilität des Bewegungslehrers voraus.

Weil die Wahrnehmung für die einzelnen Teilnehmer in den Unterrichtserfahrungen je nach Hintergrund immer anders ausfällt, erreichen sie in den einzelnen Seminaren mit denselben Lerninhalten ganz unterschiedliche Lernerfolge.

3.3 Zusammenfassung: Kinästhetik-Kybernetik-Lernen

Kinästhetik ist ein gutes Mittel, um die Fähigkeiten eines Menschen für prozesshaftes Lernen, Handeln und Unterrichten zu fördern. Das Lernen in Kinästhetik-Seminaren entsteht in Bewegungserfahrungen, die des öfteren in verändertem Kontext wiederholt werden.

Dabei:

- erfahren Sie unterschiedliche Details der Bewegung besonders deutlich;
- entdecken Sie neue Muster und Inhalte zur Durchführung eines bestimmten Bewegungsablaufs;

- bemerken Sie Veränderungen in ihrer Muskelspannung und im Körperbewusstsein;
- formulieren Sie spürbare Unterschiede und Veränderungen
- und suchen nach möglichen Bedeutungen für Sie persönlich oder Ihren beruflichen Alltag.

Sie lernen in Kinästhetik-Seminaren Ihren Körper und Ihre persönlichen Bewegungsmuster in Arbeit, Freizeit und Verhalten besser kennen und verstehen. Damit erwerben Sie sich die notwendige Bewusstheit für Ihr eigenes Handeln. Dies ist eine erste Voraussetzung für effektives Social Tracking.

Durch die verbesserte Bewusstheit in Ihrem Körper fällt es Ihnen leichter, Wege zu entdecken, wie Sie sich in körperlicher, geistiger und seelischer Hinsicht in Beziehung zu Ihrer Umgebung weiter entwickeln können. Fehlende Bewusstheit im eigenen Bewegungsapparat und in Funktionsabläufen führen oft zu selbst auferlegten Eingrenzungen in der Bewegung und in der Entwicklung.

Menschen handeln absichtsvoll nach dem Prinzip von Versuch und Irrtum, bis sie eine ihrer inneren Intention entsprechende befriedigende Lösung gefunden haben. Die in Kinästhetik-Seminaren verbesserte Bewusstheit für Körper und Funktion vergrößert die Freiheit eine geeignete Wahl von Vorgehen zu treffen, um an einer Gewohnheit festzuhalten oder diese bei Bedarf zu verändern.

In kinästhetischen Lernprozessen entwickelt sich durch das bessere Erkennen der Vorgänge im Körper und durch die Gewohnheit zu koordinierter Rückkopplung auf Fehlermeldungen nebst der gesundheitsfördernden Wirkung die Förderung der Fähigkeit zu selbstkontrolliertem Lernen.

Ein Lernprozess meint Veränderung. Ein Prozess kann sich beschleunigen oder verlangsamen und er kann andere Typen der Veränderung durchlaufen. Die einfachste und bekannteste Form der Veränderung ist Bewegung: Wechsel der Position, Ruhe und Aktivphasen, Geschwindigkeit, Anstrengung und Kontext halten in Kinästhetik-Seminaren den Lernprozess spannend, abwechslungsreich und über die gesamte Dauer wirksam.

Die Schulung von Fähigkeiten für bewusste Social Tracking Operationen wirkt bei den Pflegenden auf die drei Bereiche Gesundheit, Geschicklichkeit und Selbstbild.

Wiederholen Sie während und nach dem Schulungsprozess in Kinästhetik die Einschätzung einmal monatlich. Welche Veränderungen können Sie feststellen?

Gesundheit

- verbesserte Leistungsfähigkeit und Vitalität durch Schulung des Körperbewusstseins;
- Prävention von Krankheiten und Abnutzungserscheinungen für den Bewegungsapparat und die Organe durch den schonungsvollen Umgang mit dem eigenen Körper;
- frühzeitiges Erkennen von Verspannungen zur rechtzeitigen Korrektur von Fehlverhalten.

Geschicklichkeit und Körperbeherrschung

- bessere Flexibilität und Anpassungsfähigkeit
- Bewegungsökonomie
- schnelles Erlernen von Handlungskompetenz
- bessere Steuerungsfähigkeiten in Beziehungen

Körperbewusstsein und Selbstbild

- Entwicklung von Selbstvertrauen und Akzeptanz
- Steigerung des Lernvermögens
- Lust, Verantwortung zu tragen

- Fähigkeit zu autonomem und vernetztem Denken und Handeln
- Nutzen von Möglichkeiten zur Selbstlenkung und Selbsterziehung
- Klarheit in der Eigenwahrnehmung
- Differenzierte kinästhetische Empfindung

Persönliche Ausgangslage:
Beschreiben Sie jetzt Ihr momentanes persönliches Befinden in Bezug zu folgenden Fragestellungen für die drei Bereiche Gesundheit, Geschicklichkeit und Selbstbild

Rückengesundheit:

- LWS

  __ / __ / __ / __ / __ / __ / __
   1   2   3   4   5   6

- HWS

  __ / __ / __ / __ / __ / __ / __
   1   2   3   4   5   6

- BWS

  __ / __ / __ / __ / __ / __ / __
   1   2   3   4   5   6

- Beweglichkeit:

  __ / __ / __ / __ / __ / __ / __
   1   2   3   4   5   6

- Geschicklichkeit:

  __ / __ / __ / __ / __ / __ / __
   1   2   3   4   5   6

- Selbstkontrolliertem Lernen:

  __ / __ / __ / __ / __ / __ / __
   1   2   3   4   5   6

4. Grundlagen der kinästhetischen Mobilisation

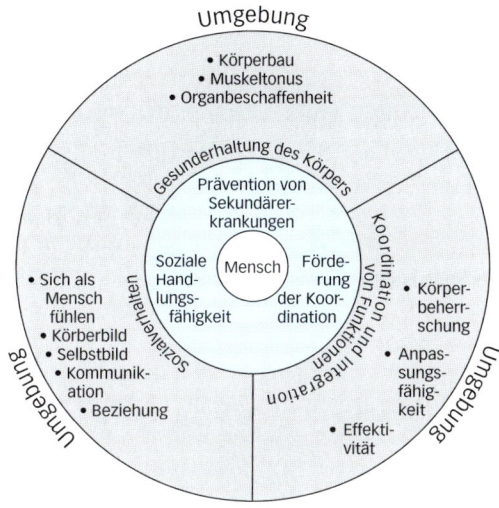

4.1 Was beinhaltet der Begriff Mobilisation?

Mit dem Wort Mobilisation umschreiben wir alle Bewegungsaktivitäten, die notwendig sind, um dem Patienten zu helfen, seinen Genesungsprozess trotz Bewegungseinschränkungen aus Krankheits- oder Verletzungsgründen schnell und wirksam einzuleiten.

Mobilisation in der Intensivpflege ist eine Maßnahme:

- zur Gesunderhaltung des Körpers;
- für das Erlernen, Verfeinern und Anpassen von Funktionen an neue Bedingungen;
- zur Förderung von Körperwahrnehmung und Sozialverhalten des Patienten.

Jede Mobilisation hat anatomische, physiologische und soziale Aspekte. Alle drei Ebenen werden von den Bewegungsmöglichkeiten des Bewegungsapparates beeinflusst. Die inneren Organe und Organsysteme sind für die Stoffwechselvorgänge auf aktive Be-

wegung der Skelettmuskulatur angewiesen. Umgekehrt hat ein gut funktionierender Stoffwechsel eine positive Wirkung auf die Körperbewegung.

Körperbewegung und Stoffwechsel stehen also in einem ständigen Austausch und befinden sich in einem Zustand stetiger gegenseitiger Beeinflussung. Ergreifen Sie mit der Mobilisation vor allem Maßnahmen auf der körperlichen Ebene, können Sie erwarten, dass Sie damit auch auf die Psyche, das Verhalten und die Geschicklichkeit Einfluss nehmen.

Die kinästhetische Mobilisation beinhaltet nicht nur den Lagewechsel. Sie ist ein Mittel, um den Bewegungsaspekt pflegerischer Intervention immer so zu vollziehen, dass der Patient in den Bereichen Gesundheit, Funktion und Sozialverhalten profitieren kann.

Zur kinästhetischen Mobilisation zählen folgende Maßnahmen, die in die drei Bereiche Gesundheit, Funktion und Sozialverhalten gegliedert sind.

Maßnahmen zur Gesunderhaltung des Körpers:

- die Mobilisation aller Gelenke;
- die wechselnde Belastung und Entlastung aller Knochen;
- die aktive Muskelarbeit im ganzen Körper;
- das Sorgen für einen ausgeglichenen Muskeltonus;
- der fließende Kontraktionsaufbau und -abbau;
- die Erhaltung der Elastizität der Haut;
- die gute Durchblutung;
- eine ausreichende Sauerstoff- und Nährstoffversorgung von Muskeln und Haut;
- die Entschlackung und Entwässerung im Gewebe.

Maßnahmen zum Erlernen und Anpassen von Funktionen:

- die fließende Gewichtsverlagerung trotz Bewegungseinschränkung über die Knochenstruktur;
- die Hilfestellung für Bewegungskontrolle: Koordination und Integration von Stabilität und Beweglichkeit in einem Bewegungsablauf;
- die Integration der gesunden und kranken Anteile des Bewegungsapparates in einem Bewegungsablauf;
- das Entdecken von neuen, an den veränderten Gesundheitszustand angepassten, Bewegungsmustern;
- das Erweitern des eigenen Bewegungsrepertoires;
- das Vereinfachen von Funktionen;
- das Verbessern der Wirksamkeit von Funktionen.

Maßnahmen zur Förderung des Sozialverhaltens:

- die Schulung des Körperbewusstseins durch gezielte taktil-kinästhetische Informationen;
- das Erlernen, einem Bewegungsablauf bewusst zu folgen;
- das Lokalisieren und Visualisieren von Muskeln, Knochen in Ruhe und in Bewegung;
- die realistische Einschätzung der eigenen Ressourcen;
- das Erlernen, sich in der Bewegung anderen Menschen anzupassen und ihren Informationen zu folgen;
- das Benennen und Beschreiben von Bewegungserfahrungen;
- das bewusste Steuern und Regulieren von Verhalten.

4.1.1 Die Wirkung der kinästhetischen Mobilisation für die Pflegende

Nicht nur der Patient, sondern auch die Pflegende erfährt eine positive Wirkung auf ihre Gesundheit bei der Durchführung kinästhetischer Mobilisationen.

Dazu ein Beispiel: Ich vergesse nie, wie ich einmal nach einem anstrengenden Tag auf die Intensivstation ging, um mit einem Patienten eine Bewegungserfahrung zum Thema Bewegung und Atmung zu machen. Nach dem Umkleiden warf ich einen kurzen Blick in den Spiegel und war entsetzt über mein schlechtes Aussehen: Graue blasse Haut, Augenringe etc. Ich bewegte eine Stunde lang einen Herzpatienten, der sich in einem sehr schlechten Allgemeinzustand befand. Er war beatmet und konnte nicht aktiv mit mir kommunizieren. Manchmal erzielte ich eine kurzfristige Verbesserung der Sättigung und eine Verbesserung der Beweglichkeit der Gelenke und Muskeln. Es war schwierig, die Toleranzgrenze der Belastbarkeit beim Bewegen nicht zu überschreiten und die Kreislaufschwankungen in einem tolerierbaren Bereich zu halten. Meine Arbeit erforderte äußerste Konzentration und ich vergaß meine Müdigkeit. Nach einem abschließenden Gespräch mit der Pflegenden empfand ich einerseits Zufriedenheit mit dem, was ich beim Bewegen über die Zusammenhänge von Atmung und Bewegung gelernt hatte und Unzufriedenheit über die Aussichtslosigkeit der Patientensituation. Wir hatten diskutiert, ohne zu einer Antwort zu kommen, ob Interventionen dieser Art bei terminalen Patienten sinnvolle Maßnahmen sind. Beim Verlassen der Intensivstation bemerkte ich, dass sich meine Gesichtsfarbe total verändert hatte. Irgendwie fühlte ich mich auch frischer und erholter.

4.2 Mobilisation während des Heilungsprozesses

Anhand des nachfolgenden Beispiels möchte ich die Bedeutung der anatomischen, funktionellen und interaktiven Aspekte einer Mobilisation deutlich machen.

Als gesunder Mensch brauchen Sie, um Ihren Alltag zu meistern, ein durchschnittliches Körperbewusstsein. Im Normalfall müssen Sie weder besonders beweglich noch ausdauernd und kräftig sein. Auch ohne ein besonderes Geschick für ästhetische, fließende und sichere Bewegung und ohne ein kognitives Verständnis über Ihre Funktions- und Bewegungsabläufe kommen Sie gut durch Ihr Leben.

4.2.1 Das Ereignis

Nehmen wir an, durch einen Verkehrsunfall erleidet Ihr System plötzlich eine Störung. Sie liegen für längere Zeit mit inneren Verletzungen und einer Querschnittlähmung auf der Intensivstation und können damit rechnen, dass Sie im Anschluss ein halbes Jahr für die Erstrehabilitation brauchen und ungefähr fünf Jahre für die Anpassung an ein Leben mit bleibender Behinderung.

4.2.2 Auf der Intensivstation

In der Zeit, in der Ihr System ums Überleben kämpft und nur minimal belastbar ist, sind Sie darauf angewiesen, dass die Pflege regelmäßig Ihre Gelenke, Muskeln und die Haut mobilisiert, damit die gesunden Anteile in Ihrem Bewegungsapparat erhalten bleiben und die inneren Organe in ihrer Arbeit unterstützt werden. In der Frühphase muss alles Mögliche dafür getan werden, Ihre restlichen Ressourcen gut zu erhalten und Ihren Aufenthalt nicht durch zusätzliche Komplikationen zu verlängern. Sie werden noch nicht genau merken, was mit Ihnen getan wird und Sie haben wenig Möglichkeiten sich verständlich zu machen. In der Aufwachphase werden Sie oft gegen Schmerzen, Entzugserscheinungen und Gefühle von Angst, Hilflosigkeit und Ausgeliefert sein ankämpfen müssen. Sie werden realisieren, dass sich Ihre Körperwahrnehmung nur noch auf einen Teil beschränkt und dass ein großer Anteil ihres Körpers bewegungsunfähig ist. Sie werden zum Beispiel nicht mehr fühlen, ob Ihr Bein beim Waschen trocken oder nass ist. Sie merken die Bewegung Ihrer Beine nicht und können diese auch nicht selber steuern. Vielleicht können Sie sich gar nicht vorstellen, wie Sie

sich trotzdem noch an die Bettkante oder aus dem Bett bewegen können. Die Art und Weise, wie die Pflegenden erste Positionswechsel mit Ihnen durchführen, wird ihr Wohlbefinden und Ihr Selbstwertgefühl direkt beeinflussen. Damit Sie nicht kollabieren, wenig Schmerzen empfinden, sich trotz Behinderung sicher fühlen und Bewegung kontrolliert erfahren brauchen Sie bei jedem Lagewechsel:

- zusätzlich zur verbalen Information klare Kommunikation über Berührung und Bewegung, um genau zu verstehen, in welche Richtung Sie sich gerade bewegen sollen und können;
- eine Vorbereitung der gelähmten Anteile vor dem Positionswechsel durch Mobilisation aller Gelenke und das Aufwärmen der Muskeln, damit diese in der Bewegung trotz Lähmung besser folgen können;
- Anleitung und Hilfestellung für die Vorbereitung der nicht gelähmten Körperteile, um Ihr Körperbewusstsein für die schwierige Bewegungssteuerung zu schärfen;
- Unterstützung zur Integration der gelähmten Anteile in den Bewegungsablauf der gesunden Körperteile, damit die Bewegung sicher und kontrolliert abläuft.

4.2.3 In der Rehabilitation

Die Bewegungsintegration und alle Funktionen sind durch den Unfall um ein Vielfaches komplexer geworden und alle müssen mit den neuen Voraussetzungen und dem neuen Körpergefühl erneut eingeübt werden. Von Pflege und Therapie erwarten Sie jetzt kompetente Hilfestellung, um ein Bild davon zu bekommen, wie die Alltagsfunktionen unter den neuen Bedingungen aussehen könnten. Während der Gesundheitsentwicklung wird es für Sie von großem Nutzen sein, wenn Sie Ihr Körperbewusstsein in den Bereichen intensiv schulen, in denen Sie keine Einschränkung haben. In Bezug auf Bewegungskoordination und

Funktionsintegration sind Sie vor allem damit beschäftigt, in der Bewegung Ihr Gleichgewicht zu finden und die Koordination zwischen gelähmten und nicht gelähmten Teilen zu entdecken, um die neuen Bewegungsmuster kontrolliert durchzuführen. Die wichtigste Zielsetzung in dieser zweiten Phase ist die Erlangung von Selbständigkeit für alltägliche Verrichtungen. Ihre Motivation wird besser, wenn Sie sich in diesem Lernprozess schnell als fähig erfahren, Fortschritte bemerken und Ihre eigenen Ideen mit einbringen dürfen. Dies vereinfacht es Ihnen, sich auf ein neues Leben einzulassen und Ihre Reserven zu mobilisieren.

4.2.4 Zu Hause

Im »normalen Leben« zu Hause beginnt der Integrationsprozess von alltäglichen Funktionen verbunden mit Krafttraining, Beweglichkeitstraining, Kreislauftraining etc. mit der Zielsetzung Routine und Effektivität im Alltag zu erlangen. Erst wenn die grundlegenden Funktionen integriert sind, liegt das Hauptgewicht im dritten Aspekt, dem Sozialverhalten. Jetzt werden Sie lernen müssen, mit Ihrer Behinderung ein sinnvolles und interessantes Leben zu gestalten, d. h. Sie müssen sich ein neues Sozialverhalten aneignen, um ein lebenswertes, interessantes, ausgefülltes Leben mit Behinderung zu führen.

4.2.5 Schwerpunkte der Mobilisation im Genesungsprozess

Während des ganzen Genesungsprozesses liegt der therapeutische und pflegerische Schwerpunkt also jeweils schwerpunktmäßig in einem anderen Aspekt:
1. in der Intensivpflege sind es die Prävention von Sekundärerkrankungen und die Stabilisierung der Vitalfunktionen;
2. in der Rehabilitation ist es die Selbstkontrolle für alle Alltagsfunktionen;
3. zu Hause ist es das Umlernen im Sozialverhalten.

In jeder Phase sind aber auch die beiden anderen Bereiche wichtig. So wie Störungen im einen Bereich Einfluss auf die anderen beiden haben, ist dies auch mit der Entwicklung von Ressourcen der Fall. Die Störungen im System werden in einem ständigen Feedbackprozess zwischen Körper, Umgebung und Funktion reguliert:

- durch die Entwicklung der Bewegungsressourcen in den gesunden Körperteilen;
- durch die Akzeptanz, Pflege und Erhaltung der gelähmten Teile und
- durch das »sich im Leben gut, fähig und akzeptiert« fühlen.

4.3 Die drei Phasen einer Mobilisation

Gute Bewegungskoordination sowie Interaktions- und Funktionsfähigkeiten sind für die Pflegenden und für die Patienten besonders wichtig, um in den lebensbedrohlichen Situationen auf der Intensivstation die Orientierung zu behalten und die Selbstkontrolle über das Geschehen nicht zu verlieren. Mit einer fachkompetenten Mobilisation unterstützen Sie den Genesungsprozess des Patienten. Sie verhelfen ihm dazu, seine Ressourcen zu erfahren, seine verschiedenen körpereigenen Funktionen zu koordinieren, Veränderungen wahrzunehmen und mit sich selbst und mit seiner Umgebung in Beziehung zu treten. Dies erleichtert es ihm, all den neuen, ungewohnten Erfahrungen auf der Intensivstation eine realistische Bedeutung zu geben.

Patienten werden in schwierigen gesundheitlichen Zuständen oft mit der Art und Weise der Mobilisation überfordert. Sie erfahren Schmerzen, Bewegungsunfähigkeit und Kreislaufprobleme. Wenn Sie jede Mobilisation mit kleinen Bewegungen beginnen, können Sie diesen Symptomen vorbeugen. Aus den anfänglich kleinen Bewegungen entstehen später gezielte Lage- und Ortswechsel, die wiederum in einer Entspannungsphase enden, damit sich der Patient erholen kann. Mit der Bewegungsunterstützung in der Entspannungsphase sorgen Sie nicht nur für das Wohlbefinden des Patienten. Sie beugen damit auch wirksam Dekubiti und Kontrakturen vor.

Die drei Phasen der Mobilisation beinhalten folgende Aktivitäten:

1. Das Körperbewusstsein wecken, die Ressourcen erfassen, das Aufwärmen von Muskeln und Gelenken.
2. Die Bewegungsabläufe integrieren und die Ortswechsel koordinieren.
3. Das Ankommen am neuen Ort, das gleichmäßige Verteilen des Gewichts, das Einrichten einer bequemen Position, das Entspannen in der Ruheposition.

Erfahrung:

Führen Sie bei einem Patienten mit teilweiser Selbstkontrolle für Bewegung zwei Mobilisationen durch, je einmal ohne und einmal mit Bewegungsvorbereitung (Aufwärmphase). Für die Mobilisation gehen Sie in folgenden Schritten vor: Je nach Zustand des Patienten machen Sie für ihn die Bewegungen oder lassen ihn diese selber unter Anleitung durchführen. Für die Mobilisation gehen Sie in folgenden Schritten vor:

1. Wecken Sie das Körperbewusstsein des Patienten und erfassen Sie dessen Ressourcen für Bewegung beim Aufwärmen von Muskeln und Gelenken.

- Der Patient führt mit jedem Körperteil einige Bewegungen durch, die Drehen von einer Seite zur anderen enthalten sowie Beugen und Strecken.
- Er spannt einige Male die Muskeln in einem Körperteil kurz an und entspannt sie wieder.
- Der Patient atmet ein paar Mal bewusst tief ein und langsam aus.

2. Koordinieren und integrieren Sie die notwendigen Bewegungsabläufe für den vorgesehenen Ortswechsel:

- Leiten Sie den Patienten wie gewohnt zu einem leichten Lagewechsel an, ohne einzelne Körperteile anzuheben.

3. Lassen Sie dem Patienten Zeit, am neuen Ort anzukommen. Helfen Sie ihm sein Gewicht gleichmäßig zu verteilen, sich zu entspannen und zur Ruhe zu kommen.

- Helfen Sie dem Patienten sein Gewicht gleichmäßig und großflächig auf der Unterstützungsfläche zu verteilen und stützen Sie ihn in der neuen Position so ab, dass er bequem so bleiben kann.

4. Führen Sie zu einem späteren Zeitpunkt nochmals dieselbe Mobilisation ohne Aufwärmphase durch.

Reflexion:
Haben Sie zwischen den beiden Mobilisationen Unterschiede bemerkt? Wie beurteilen Sie die beiden Mobilisationen in Bezug auf:

- Schmerzen für Sie und den Patienten?
- Körperliche Belastung für Sie und den Patienten?
- Wachheitszustand des Patienten?
- Koordinationsfähigkeiten von Ihnen und vom Patienten?
- Gleichgewicht des Patienten?

Es ist nicht wichtig, dass der Patient während einer Mobilisation unter allen Umständen das Bett verlässt. Wie weit seine Position in der Umgebung verändert wird ist abhängig von seinem Gesundheitszustand. Die Erfahrungen der letzten Jahre haben gezeigt: Je mehr konsequente Mobilisation mit kleinen Bewegungsaktivitäten während der Liegezeit im Bett gemacht wird, um so leichter wird nachher die Mobilisation aus dem Bett.

5. Der Bewegungsapparat

5.1 Knochen

Die Art und Weise wie ein Mensch seine Bewegung organisiert und in seinem Leben integriert ist u. a. abhängig von seinem Knochenbau.

5.1.1 Der Aufbau und die Aufgaben der Knochen

Das Skelett ist das Gerüst eines Menschen und die Knochen sind die Bauteile des Skeletts. Die Knochen stützen den Körper und wirken mit Hilfe von Muskeln als Hebelarme bei allen Bewegungen. Ohne die belebte Kraft der Muskeln weist das Skelett wenig Stabilität auf. Die Länge und die Form sowie die Belastbarkeit der Knochen spielen für die Bewegung eine wichtige Rolle.

Obwohl Knochen primär hart und inaktiv erscheinen, handelt es sich doch um aktives Gewebe mit Nerven- und Gefäßversorgung. Neben der Stützfunktion sind die Knochen verantwortlich für die Bildung von roten Blutkörperchen und auch für den Schutz von Organen wie Gehirn, Lunge, Herz etc. Knochen sind lebendige, in stetiger Umbildung begriffene Organe. Der lufthaltige und enorm belastungsfähige Aufbau des Knochens aus zarten »Knochenbälkchen« ist in hohem Maße wandelbar. An einem Skelett kann festgestellt werden, ob der entsprechende Mensch eine Arbeit im Sitzen oder körperliche Schwerstarbeit verrichtet hat. Knochen sind im Verlauf eines Lebens unter dem Einfluss von Bewegung in ständiger Anpassung an die Lebensumstände begriffen. Das Längenwachstum der Knochen ist im Erwachsenenalter zwar beendet, aber Formveränderungen und Frakturheilungen bleiben weiterhin möglich. Die Knochen sind also nicht leblose Stützbalken. Die Knochenzellen bauen auch beim Erwachsenen ständig Substanz auf und ab, um je nach Druckbelastung oder Entlastung die Knochen zu reparieren und ihrer Funktion entsprechend zu formen. Durch diese Umbildung in Länge und Derbheit passen sich die Knochen an die Art der Benutzung und an die Einflüsse aus der Umgebung an.

5.1.2 Die Gelenke

Der Mensch hat verschiedene Gelenkformen, die unterschiedliche Arten von Bewegung zulassen. Die Form des Gelenks ist bei der gleichen Art von Gelenk von Mensch zu Mensch verschieden und weist von der Größe her einen individuellen Spielraum auf. Gelenkkapseln, Schleimbeutel und Bänder sind für ihre Gesunderhaltung auf regelmäßige Bewegung angewiesen, damit die Durchblutung, Ernährung und Entschlackung stattfindet. Still liegende Gelenke verkümmern, es fehlt bald schon die Gelenksschmiere, die Kapsel schrumpft, die Beweglichkeit nimmt ab bis hin zur Versteifung der Gelenke.

5.1.3 Die Erhaltung der Knochen

Um der Deformierung von Knochen und der Verkümmerung von Gelenken vorzubeugen, bedarf es der regelmäßigen Entlastung und Belastung aller Bereiche sowie der Ausschöpfung der Gelenkressourcen mehrmals täglich. Besonders gefährdet für negative Knochenveränderung sowie Gelenkversteifungen sind Patienten mit langwieriger Bewegungseinschränkung, verbunden mit dem Verlust der Selbstkontrolle unterschiedlichster Genese.

Erfahrung:
Testen Sie in dieser Erfahrung den Effekt von klarer Gewichtsverlagerung über die Knochenstruktur für die Fähigkeit in einer Position zu bleiben oder um die Lage des Körpers zu verändern.

- Ihr Partner liegt in der Rückenlage am Boden.
- Stellen Sie eines seiner beiden Beine auf.
- Tasten Sie einige Male mit Druck den Knochen des Beines entlang, vom Trochanter über das Knie, Schienbein und Wadenbein zu den Fußwurzelknochen, Mittelfußknochen bis zu den Zehen.
- Probieren Sie dabei, Klarheit über die Form und die Lage der einzelnen Knochen sowie der Verbindungen von einem Knochen zum nächsten zu bekommen.
- Ziehen Sie einige Male das Gewicht vom Becken über das Bein und schieben Sie es dann wieder zurück zum Becken.
- Streichen Sie dann nochmals über das Bein von oben nach unten zum Fuß.
- Stellen Sie jetzt auch das zweite Bein ihres Partners auf.

Reflexion:
- Vergleichen Sie als passiver Partner wie Ihre beiden Beine stehen bleiben können. Spüren sie einen Unterschied in der Standfestigkeit?
- Legen Sie dann beide Beine wieder hin.
- Bewegen Sie das rechte Bein und nachher das linke Bein mit wenig Anstrengung und ganz langsam ins Stehen. Spüren sie einen Unterschied in der Fähigkeit für die Steuerung dieser Bewegung?

5.2 Muskulatur

Skelettmuskeln sind in der Bewegung der aktive, anpassende Teil. In einem Bewegungsablauf sind sie in ständiger Veränderung.

5.2.1 Der Muskeltonus

Die Beschaffenheit der Knochen und der Gelenke begrenzt unsere Beweglichkeit. Die meisten Menschen sind jedoch bei weitem nicht so beweglich, wie es der Bau ihrer Gelenke erlauben würde. Verkürzte oder verkrampfte Muskeln verhindern oft die optimale Beweglichkeit. Umgekehrt fehlen bei schlaffen Muskeln die notwendige Stabilität in einer Bewegung und das Gleichgewicht.

Tonus:
Der Tonus ist die Ruhespannung eines Muskels (in Arbeitsbereitschaft). Alle Kräfte sind im Gleichgewicht, wie das Standgas eines Autos.

Hypertonus:
Der Hypertonus beschreibt eine permanent übergroße Anpannung der Muskeln.

Hypotonus:
Der Hypotonus beschreibt eine übertriebene Schlappheit der Muskeln.

Im Ruhezustand ist ein gesunder Muskel weich, aber nicht schlaff. Er weist eine gewisse vitale Spannung, Tonus, auf. Der Tonus ist die Ruhespannung eines Muskels, in der alle Kräfte im Gleichgewicht sind. Er hält die Muskeln in Arbeitsbereitschaft ohne feststellbare Arbeit zu leisten.
Der Muskeltonus ist abhängig vom Nervensystem und variiert von Person zu Person. Er ist individuell sehr verschieden und weist auch Tagesschwankungen auf. Hypertonus und Hypotonus sind für ein wirksames Funktionieren des Muskelapparates ungünstig.

Erfahrung:

Oft empfinden wir unsere beiden Körperseiten ganz unterschiedlich, wenn wir uns gerade hingelegt haben und unseren Körper von »Innen« betrachten. Wir können z. B. Unterschiede in der Verteilung des Gewichtes in unserem Körper entdecken. Es gibt Stellen die stärker aufliegen und andere, an denen wir ganz geringe oder gar keine Auflagefläche am Boden spüren. Wieder andere Bereiche haben die Tendenz vom Boden wegzuziehen. Manchmal empfinden wir ein Bein oder einen Arm länger als der andere, breiter, voluminöser etc. Diese unterschiedlichen Wahrnehmungen entstehen durch eine unausgeglichene Muskelspannung in unserem Körper.

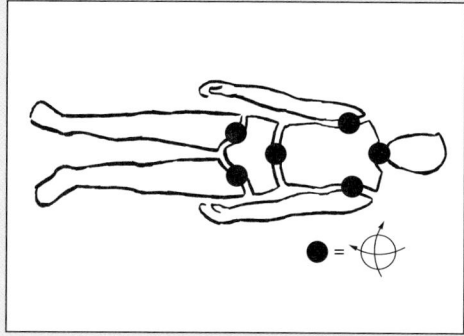

Mit der ersten Übung regulieren Sie Ihren Muskeltonus:

- Legen Sie sich in Rückenlage auf den Boden und schließen Sie die Augen. Vergleichen Sie Ihre beiden Körperseiten wie oben beschrieben.
- Rollen Sie ein Körperteil nach dem anderen 3 bis 4 Mal von einer Seite zur anderen hin und her.
- Beugen und Strecken Sie jedes Körperteil 3 bis 4 Mal, ohne es von der Unterstützungsfläche weg zu bewegen.

Reflexion:

- Vergleichen Sie jedesmal bevor Sie zum nächsten Körperteil gehen, ob

sich die Auflagefläche und die Gewichtsverteilung im bewegten Körperteil im Vergleich zu den anderen verändert hat.
- Ist ihre Körperspannung zum Schluss der Aktivität ganz ausgeglichen oder empfinden Sie an ein paar Stellen noch zuviel Anspannung?

Mit der zweiten Übung vergleichen Sie die Bewegung zum Hinsetzen an die Bettkante mit unterschiedlichem Muskeltonus.

Ihr individueller Muskeltonus und der Ihrer Kollegen oder Freunde weist, egal wie er ist, einen extremen Unterschied zu demjenigen eines beatmeten und sedierten Patienten auf. Der Muskeltonus hat eine große Bedeutung für die Bewegungskoordination.

Vergleichen Sie jetzt die Bewegung zum Hinsetzen an die Bettkante:

1. wenn Sie von Ihrem Kollegen bewegt werden;
2. wenn Sie einen Kollegen bewegen, der nicht aktiv mithilft;
3. wenn Sie einen sedierten Patienten bewegen.

Wählen Sie dazu eine Art und Weise, mit der Sie normalerweise Ihre Patienten zum Sitzen an die Bettkante bewegen.

Reflexion:

Vergleichen Sie Ihren persönlichen Tonus mit demjenigen Ihres Partners und demjenigen Ihres Patienten nach der Erfahrung in den drei Aktivitäten:

selber	Hypotonus	Vitaler Tonus	Hypertonus
Partner	Hypotonus	Vitaler Tonus	Hypertonus
Patient	Hypotonus	Vitaler Tonus	Hypertonus

Welche Wirkung hat der unterschiedliche Muskeltonus auf die Steuerung und Ausführung der Lageveränderung?

In der dritten Übung führen Sie die Aktivität mit dem Patienten nach der Bearbeitung des Kapitels »Körperteile« nochmals durch. Benutzen Sie dann als Fokus für die drei Aktivitäten: Körperteile bewegen, nacheinander und in viele Richtungen.

1. Handlung:

Verschieben Sie ein Körperteil des Patienten nach dem anderen in die gewünschte Richtung. Sie brauchen dazu die Körperteile nicht von der Unterstützungsfläche weg zu heben. Verlagern Sie vor dem Verschieben einen Teil des Gewichts zu den umliegenden Körperteilen. Für besonders gute Entlastung vor dem Bewegen müssen Sie bei verletzten Körperteilen oder bei erschwerten Umgebungsbedingungen (Weichlagerung, Drainagen) sorgen.

2. Handlung:

Stellen Sie beide Beine des Patienten auf und drehen Sie den Patienten von den Beinen her in die Seitenlage, sodass ein Körperteil das Rollen des nächsten bewirkt. Kontrollieren Sie die Dynamik der Körperteile und bremsen Sie wenn nötig bei extrem wenig Muskeltonus den »Fall« der Körperteile zur Unterstützungsfläche hin. Damit der Kopf während der Drehung gut entlastet ist, ziehen Sie das Körpergewicht des Patienten leicht Richtung Füße. Dies bewirkt, dass das Beatmungssystem in der Bewegung leichter folgen kann.

3. Handlung:

Legen Sie eine Hand unter den Brustkorb des Patienten und beginnen Sie dann vom Kopf her ein Körperteil über das andere zu rollen.

- Kopf Richtung Arme
- Brustkorb über die Arme
- Arme Richtung Becken
- Becken über die Beine
- Kopf Brustkorb über das Becken
- Hände auf das Bett, Füße zum Boden

Reflexion:
Welche Wirkung hat das spezifische und differenzierte Bewegen auf den Muskeltonus Ihres Patienten:

- wird er erhöht?
- wird er herabgesetzt?
- wird er je nach Situation reguliert, damit die Bewegung leichter wird?
- Wie können Sie ihr Handling verändern, sodass der Muskeltonus nach Bedarf während einer Bewegung erhöht oder herabgesetzt wird?

Bewegungsschritte in Seitenlage zum Sitzen:

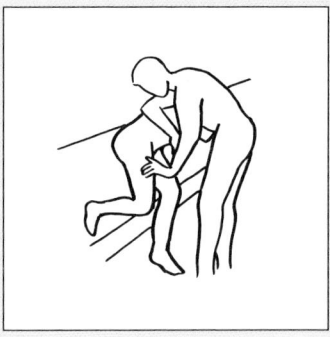

Gewicht vom Becken in Richtung der beiden Beine verlagern

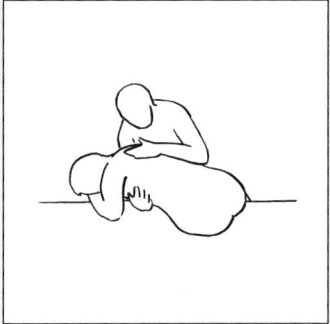

Gewicht von Kopf und Brustkorb über die Arme verlagern

4. Handlung:

In der vierten Übung bewegen Sie noch einmal einen sedierten Patienten ins Sitzen und versuchen Sie während des Bewegens durch leichten Zug ein Spannungsnetz zwischen den Körperteilen als Ersatz für den fehlenden Muskeltonus aufzubauen.

43

Reflexion:
Welche Unterschiede entdecken Sie in
der Bewegung in Bezug auf

- Zeit
- Raum
- Anstrengung

5.2.2 Die Muskelkontraktion als fortlaufender Gleitprozess

Die einzelnen Muskelfasern sind querge-
streift, d. h. sie setzen sich abwechslnd aus
einem Band, das die Form verändern kann
und einem nicht veränderbaren Band zusammen.
Bei einer Kontraktion heften sich die Myo-
sinköpfe an Aktinfilamente und entwickeln
so Muskelkraft. Kontraktionen in einem
Muskel entstehen dadurch, dass die Proteine
im Muskel aneinander vorbeigleiten. Mit
Hilfe der Energiequelle ATP finden fortlaufende Zyklen von *Anlagerung, Kippbewegung
und Ablagerung* statt.
Während der Kontraktion vergrößert sich
die Überlappungszone und bei einer Dehnung verkleinert sie sich. Die relative Länge
der Filamente ändert sich also nicht durch
ein Zusammenziehen, sondern durch ein
Vorbeigleiten.
Ein aktiver Muskel reagiert auf Einzelreize
oder einzelne Aktionspotentiale durch:

- eine Latenzphase von einigen Millise-
kunden bis Kontraktionsbeginn;
- eine Kontraktionsphase;
- eine Erschlaffungsphase.

Die Arbeitszyklen der verschiedenen Querbrücken laufen nicht synchron ab, d. h. einige lagern sich gerade an, während andere
sich schon ablösen. Dadurch wird sicherge-
stellt, dass es keine ruckartigen Bewegungen
gibt. Die Einzelkontraktionen der Muskelzellen folgen der Alles-oder-Nichts-Regel.
Dies ist bei Körperbewegungen nicht der
Fall, da an einer Körperbewegung ganze
Muskeln und nicht nur einzelne Zellen be-

teiligt sind. Die Muskelkraft steigt entsprechend der am Arbeitsprozess beteiligten
Zellen.
Von außen wird die Kontraktion dadurch
ersichtlich, dass sich der kontrahierte Muskel im Vergleich zum ruhenden Muskel kür-
zer, dicker und fester anfühlt. Er bleibt aber
elastisch, fühlt sich straff und prall, aber
nicht hart an. Eiserne oder drahtige Muskeln sind verspannt.
Gesamtbewegungen entstehen durch Veränderung. Eine Muskeleinheit beginnt sich
zu entspannen, während sich eine andere
verkürzt. Nur der verkürzte Muskel ist aktiv.
Die Lösung und Dehnung des Muskels sind
passive Zustände. Wird ein Muskel über
seine Ruhelänge hinaus gedehnt, so fühlt er
sich auch gespannt an. Die Kraft, die eine
Muskelzelle entwickeln kann, hängt von ihrer Ausgangslänge ab. Für jede Muskelzelle
existiert ein optimaler Längenbereich, in
dem sich bei Kontraktion eine maximale
Anzahl von Querbrücken anheften können.
Ist der Muskel zu lang, können sich nur we-
nige anlagern und die Kontraktion ist
schwach. Bei zu kurzem Muskel können
zwar alle Querbrücken hergestellt werden,
die Filamente blockieren sich aber gegenseitig, sodass auch hier die Kontraktion
schwach ist. Maximale Kraft kann nur in einem kleinen Längenbereich entwickelt werden. Die Kontraktionskraft hängt also von
der Zahl der Querbrücken ab, die Kontakt
mit den Aktinfilamenten haben können.
Grundsätzlich werden zwei Arten von Kontraktionen unterschieden:

Isotonische Kontraktion:
Beim Heben eines leichten Gewichts ver-
kürzt sich der Muskel und bewegt Teile des
Skeletts.

Isometrische Kontraktion:
Beim Heben eines großen Gewichts kontrahiert der Muskel ohne sich zu verlängern,
d. h. der kontraktile Apparat verkürzt sich
und die Sehnen und Bänder verlängern sich.

5.2.3 Die Energiequellen der Muskelkontraktion

Jede Bewegung braucht Energie. Diese Energie beziehen wir aus der Nahrung, der sie entzogen und gespeichert wird. Die Speicherform ist das Molekül ATP (Adenosintriphosphat). Bei Abspaltung der endständigen Phosphatgruppe entsteht das ADP (Adenosindiphosphat). Dabei wird eine beträchtliche Energiemenge freigesetzt. Ein großer Teil dieser Energie kann aufgefangen und für die Muskelarbeit verwendet werden. Das ADP ist kein Abfallprodukt. Es wird für die Synthese von neuem ATP verwendet. ATP kann anaerob, d. h. ohne Sauerstoff, erzeugt werden. Die Reaktionen können aber mit Sauerstoff um ein Vielfaches gesteigert werden.

Der Vorrat von ATP im Muskel ist relativ klein. Ohne Nachschub wäre eine intensive Aktivität nur fünf bis sechs Sekunden lang möglich. Aus einem Kreatinphosphatspeicher kann noch einmal vier bis fünf Mal solange ATP erzeugt werden. Sehr schnell kann ATP auch durch anaerobe Spaltung von Glucose erzeugt werden. Dieser Stoffwechsel ist weniger schnell wie beim Kreatinphosphat, aber drei Mal so schnell wie der aerobe Stoffwechsel. Aber auch die ATP Versorgung über anaerobe Glykolyse ist beschränkt, weil Milchsäure gebildet wird. Diese limitiert wiederum die Energieversorgung und führt zur Muskelermüdung. Beim aeroben Stoffwechsel werden neben Glucose auch Fett und Aminosäuren verbrannt. Er ist zwar langsam, hat aber einen hohen Wirkungsgrad. Solange Ausgangsprodukte vorhanden sind, kann er für einen praktisch unbegrenzten Zeitraum Energie zur Verfügung stellen. Er benötigt ein bis zwei Minuten, um sich höheren Leistungsanforderungen anpassen zu können.

5.2.4 Die Leistungsfähigkeit der Muskeln

Die Vorteile eines aufgewärmten Muskels sind:

- bessere Durchblutung und somit bessere Sauerstoffversorgung;
- schnellere Reaktionsfähigkeit, effektivere Kontraktion und Entspannung;
- geringere Verletzungsgefahr in den weichen, dehnbaren und elastischen Muskeln.
- Optimierung der Steuerung und Herabsetzung der Verletzungsgefahr.

Ein Bewegungsablauf ist dann sicher, wenn die Muskeln nicht mit zu viel Stütz-, Halte- oder Tragarbeit belastet werden. Durch Tragen von Gewicht verlieren sie ihre optimale Anpassungsfähigkeit und die Bewegungen können nicht mehr jederzeit angehalten, korrigiert und umgestaltet werden. (Beispiele siehe Seite 46)

Nach längeren Ruhepausen ist es unbedingt notwendig, die Muskeln vor einer anstrengenden Aktivität (z. B. Erstmobilisation) aufzuwärmen. Damit können Sie Schmerzen beim Bewegen mindern, die Steuerung optimieren und somit die Verletzungsgefahr herabsetzen. Ich vergleiche eine Erstmobilisation aus dem Bett nach einer längeren Liegezeit als gleichwertige Belastung für den Körper wie eine große sportliche Leistung für einen gesunden Menschen.

5.2.5 Die Koordination der Muskelarbeit

- Die Kraftentwicklung der einzelnen Muskeln steht in enger Beziehung zur Ausgangsdauer und Frequenz der Nervenimpulse.
- Die Kraft kann durch die Aktivierung einer größeren Anzahl von Muskelzellen oder durch die Erhöhung der Frequenz der Zuckungen gesteigert werden.
- Die Kraftentwicklung kann durch eine wechselnde Zahl der Rekrutierung motorischer Einheiten reguliert werden.

»Wir können Muskeln nicht einzeln bewegen. Das Zusammenspiel der einzelnen Muskeln, die eine Bewegung ausführen, geschieht auf der unbewußten Ebene. Wenn wir den Wunsch haben uns zu bewegen, schickt das Nervensystem Signale zum Muskel, der den eigentlichen Kraftaufwand leistet, um das Skelett in Bewegung zu bringen. Bewegung beginnt also mit dem Denken, d. h. mit einem Bild oder einer Vorstellung. Bewegung mental, wie in der Ideokinese, zu trainieren, ist ein gutes Mittel um die Bewegungskoordination zu verbessern. Das Maximum an Beweglichkeit, vor allem wenn Sie nicht mehr so jung sind, können Sie nur mit Hilfe ihres Nervensystems erreichen ...« (Eric Franklin: Hundert Ideen für Beweglichkeit).

Jede Bewegung geht aus einem höchst komplizierten Muskelzusammenspiel von Kontraktion und Entspannung hervor. Wenn sich ein Muskel verkürzt, dann wird der Gegenspieler automatisch verlängert, damit eine Bewegung stattfinden kann. Um eine einzige Bewegung zustande zu bringen lösen viele verschiedene Muskeln einander ab. In einer Bewegung wirken eine große Zahl von Muskeln zusammen, die man je nach ihrer Wirkungsweise Beweger und Gegenspieler der Bewegung nennt. Neben der eigentlichen Bewegung für eine Lageveränderung sind andere Muskeln für die Haltungsfunktion und die Regulation des Gleichgewichts verantwortlich. Auch Haltungsfunktionen beruhen auf dem Prinzip von Wirkung und Gegenwirkung. Unter kleinen Schwankungen helfen sie das Gleichgewicht in einer Bewegung zu halten. Alle größeren Lageveränderungen einzelner Körperteile gefährden das Gleichgewicht und erfordern Regulationsbewegungen am ganzen Körper.

Erfahrung: fließende Kontraktion im Vergleich zu Heben
Vergleichen Sie in der nachfolgenden Übung während der Bewegung von der Rückenlage ins Sitzen, welche Wirkung die fließende Muskelkontraktion im Vergleich zum Heben auf Ihre Körperempfindung hat.

Übung 1

- Bewegen Sie sich aus der Rückenlage ins Sitzen.
- Legen Sie die Arme über Ihren Brustkorb.
- Heben Sie jetzt nacheinander Kopf, Brustkorb und Arme weg vom Boden, um sie über das Becken zu bewegen.

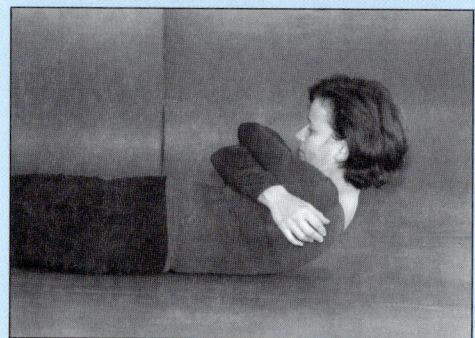

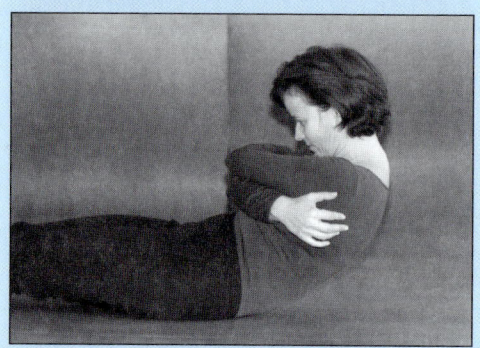

Reflexion:

- Spüren Sie in einzelnen Muskeln maximale Kontraktion?
- Welche Muskeln sind maximal kontrahiert?
- Wechselt die Kontraktion von Vorderseite zu Rückseite?
- Ist die Kontraktion auf der Vorderseite und auf der Rückseite jeweils gleich stark?
- Können Sie die Bewegung jederzeit anhalten und anpassen?

Übung 2

- Bewegen Sie sich aus der Rückenlage über die Seitenlage ins Sitzen.
- Verlagern Sie ihr Gewicht von Kopf und Brustkorb über die Arme und dann auf das Becken.
- Stützen Sie sich beim Hinsetzen abwechslnd mehr auf den rechten oder linken Arm.
- Wiederholen Sie den Bewegungsablauf, bis Sie eine fließende Kontraktion der Muskulatur erreichen.

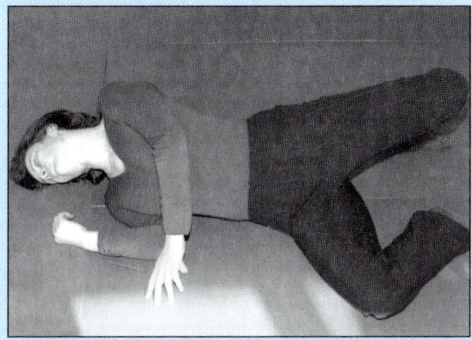

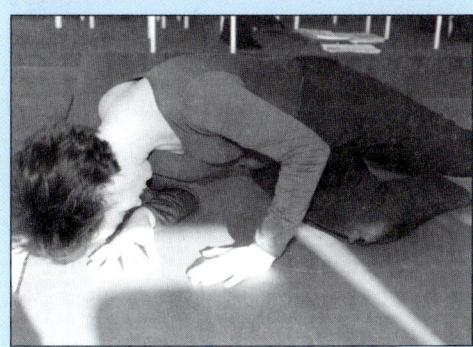

Reflexion:

- Spüren Sie immer noch in einzelnen Muskeln maximale Kontraktion?
- Wechselt die Kontraktion von der Vorderseite zur Rückseite?
- Ist die Kontraktion auf der Vorderseite und auf der Rückseite jeweils gleich stark?
- Können Sie die Bewegung jederzeit anhalten und anpassen?

5.2.6 Glatte Muskulatur

Glatte Muskeln sind für die Motorik der inneren Organe verantwortlich. Sie sind nicht willkürlich aktivierbar. Die Kontraktionen werden über das vegetative Nervensystem gesteuert und können zusätzlich durch Dehnung oder durch Hormone ausgelöst bzw. modifiziert werden. Die Reaktion der glatten Muskulatur auf Dehnung ist variabel. Es kann sein, dass sie zu nach lassender Spannung oder zu einer Kontraktion führt. Mit dem Wechsel von Dehnung und Zusammenziehen in Bewegungsabläufen unterstützen wir Kontraktion und Entspannung der glatten Muskulatur und somit den Ablauf aller Stoffwechselvorgänge.

5.3 Haut

Die Haut ist die Grenze zwischen uns selber und unserer Umgebung. Sie definiert unsere Oberfläche, d.h. Größe, Gestalt, Farbe, Geruch, alles was der erste Blick erschließt.

5.3.1 Die Aufgaben

Die Haut ist ständig auf Rohstoffzufuhr für organisch chemische Prozesse angewiesen und pausenlos fallen dabei schädliche Nebenprodukte ab. Die Haut kann Nährstoffe aufnehmen und Giftstoffen den Weg versperren, Stoffwechselabfallprodukte fortschaffen und alles behalten, was dem inneren Milieu dienlich ist.

Die Haut ist das oberflächengrößte Organ des menschlichen Körpers. Sie bedeckt durchschnittlich 1,5 Quadratmeter und wiegt etwa drei Kilogramm, d.h. sechs bis acht Prozent des Körpergewichts. Eine Pfennig große Hautfläche enthält etwa drei Millionen Zellen, 100 Schweißdrüsen, 50 Nervenendigungen, 90 Zentimeter Blutgefäße und fast ebenso viele Lymphgefäße.

Die Haut bildet eine wasserdichte und reißfeste Schutzschicht für alle tieferliegenden Strukturen. Sie steuert die Temperatur durch Zusammenziehen oder Erweitern der Kapillargefäße. Schweißdrüsen befeuchten die Haut zum Kühlen durch Verdunsten. Durch ein dichtes Netzwerk von Lymphgefäßen bildet die Haut einen Teil des Immunsystems. Sie dient als Stoffwechselorgan und speichert Nahrung und Wasser. Sie ist verantwortlich für die Vitamin-D-Synthese, für Gasaustausch und Blutdrucksteuerung. Als Sinnesorgan stellt sie die direkte Verbindung von der Umgebung zu unserem Innenleben dar.

Die Haut kann ihre Beschaffenheit je nach Beanspruchung anpassen. Von zart zu empfindlich, verhornt, gefühllos etc. kann sie die verschiedensten Qualitäten annehmen. Sie erneuert sich pausenlos. Ein 70-jähriger Mensch hat etwa 850 Hautschichten getragen.

Mit zunehmendem Alter verdichtet sich das Bindegewebe und die Elastizität nimmt dadurch ab. Zusätzlich spielen für die Hautalterung auch erbliche Faktoren sowie Ernährungsweise, Krankheit, Verletzung, körperlicher oder emotionaler Stress eine wichtige Rolle.

5.3.2 Haut und Wahrnehmung

Die gesamte Haut enthält 64.000 Sinnesrezeptoren, die über eine halbe Million Nervenfasern mit dem Rückenmark verbunden sind. In der Evolution der Sinneswahrnehmung bildet der Tastsinn den Anfangspunkt. Stärker als jede andere Sinneswahrnehmung definiert Berühren unser Gefühl für Realität. Die gesamte Vorstellung von dem, was außerhalb unseres Körpers passiert, beruht auf dem Tastsinn. Die Fernsinne bringen uns die Umgebung näher; der Tastsinn stellt die Beziehung zu uns selbst her und der Bewegungssinn gibt den Informationen Bedeutung für unser Sein. Beeinträchtigungen von Fernsinnen können relativ gut kompensiert werden. Eine Blockade aller Tastempfindungen löst schnell eine tiefe und beständige Desorientierung aus, die rasch in eine Psychose münden kann.

Die Haut liefert Informationen, um unsere Umwelt zu beurteilen und um angemessen auf sie reagieren zu können. Der Tastsinn registriert Hitze und Kälte, Nässe und Trockenheit, Jucken, Kitzeln, Druck und Vibration, Oberflächenbeschaffenheit und eine Vielfalt von Schmerz- und Lustgefühlen. Die Nervenendigungen in der Haut sind unterschiedlich sensibel für Berührungen. Sie passen sich schnell an konstante Reize an. Ein leichtes Objekt, das die Haut berührt ohne sich zu bewegen, wird schnell nicht mehr wahrgenommen. Im Gegensatz dazu kann ein Objekt, das sich auf der Haut bewegt, mit sehr großer Genauigkeit verfolgt werden.

Tasterfahrungen sind für einen Menschen unbedingt erforderlich, um den eigenen Körper zu definieren. Sie informieren uns ebenso sehr über uns selber, wie auch über das, womit wir in Kontakt treten. Ohne Berührung bleibt unser Körpergefühl und die Abgrenzung zur Umgebung verschwommen. Regelmäßige Tastempfindungen ermöglichen uns ein besseres Selbstgefühl. Dementsprechend führen sensorische Mangelerscheinungen der Haut zu gestörtem Knochenwachstum, mangelnder Gewichtszunahme, schlechter Muskelkoordination, Immunschwäche und Teilnahmslosigkeit. Ohne Hautstimulierung von außen kann kein Organismus längere Zeit überleben. Die Entbehrung von Körperberührung, Körperkontakt und Bewegung ist eine grundlegende Ursache einer Reihe emotionaler Störungen wie Depression und Autistischem Verhalten, Hyperaktivität, sexuelle Perversion, Drogenmissbrauch, Gewalt und Aggression.

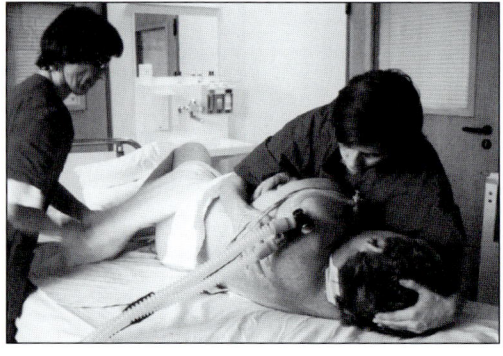

5.3.3 Die Drucksensoren

Die Drucksensoren sitzen in tieferen Hautschichten. Sie stellen sich langsam auf einen Reiz ein. Sie sind wichtig als Signalgeber für ständigen Druck auf tiefliegende Gewebe. Viele Drucksensoren sitzen in Gelenkskapseln, in denen die verschiedenen Winkelstellungen der Knochen für wechselnde Druckverhältnisse sorgen.

Sie informieren uns über Lage und Bewegung der Knochen. Eine andere Sorte Drucksensoren in der Haut und im tieferen Geweben registriert sehr schnell Verbiegungen, flüchtige Druckveränderungen und Vibrationen.

6. Kinästhetik für die Intensivpatienten

6.1 Allgemeines

Der beatmete Intensivpatient ist in der Frühphase nicht fähig, Körperbewegung selbst kontrolliert durchzuführen. Kompetente Bewegungsunterstützung zählt auf der Intensivstation deshalb zu den wichtigsten Grundpflegemaßnahmen, weil sie die Gesundheitsentwicklung auf allen Ebenen unterstützt und die Rehabilitation frühzeitig einleitet.

Bewegung ist die Basis für alle Körperfunktionen wie:

- Vital- und Organfunktion;
- Tägliche Aktivitäten;
- Sinneswahrnehmung, Bewusstsein, Orientierung.

Frühmobilisation beugt Sekundärerkrankungen vor und beschleunigt den Heilungsprozess. Damit verkürzt sich für die Patienten die Aufenthaltsdauer auf der Intensivstation. Aus diesen Gründen wird die Frühmobilisation von beatmeten Intensivpatienten in den letzten Jahren von ärztlicher Seite immer stärker gefordert.

6.1.1 Kinästhetik reduziert die Belastung

Für die Pflegenden ist die Frühmobilisation von nur begrenzt ansprechbaren Patienten mit wenig Bewegungskontrolle eine große, körperliche und psychische Belastung. Dies kann zu gesundheitlichen Problemen bei den Pflegenden sowie zu Schmerzen und hohen Kreislaufbelastungen bei den Patienten führen.

Die Mobilisation nach kinästhetischen Gesichtspunkten bietet die Möglichkeit, die Belastungen für alle Beteiligten zu reduzieren. Sie geschieht beim Lagewechsel, bei der Körperpflege und bei der Durchführung sämtlicher Prophylaxen. Die kinästhetische Mobilisation wirkt sich positiv auf die Gesunderhaltung des Körpers, die Bewegungskoordination und die zwischenmenschliche Beziehung aus.

6.1.2 Die Wirkung auf die Gesundheitsentwicklung

Die Kinästhetische Mobilisation beruht auf dem Prinzip, dass die drei Systeme Bewegungsapparat, Organbewegung und Sensorik einander direkt über Bewegungsrückkopplung folgen. Intensivpflegende haben bei der Anwendung von Kinästhetik immer wieder bemerkt, dass sich unter der Mobilisation der Kreislauf, die Atmung, die Verdauung, die Ausscheidung sowie der Wachheitszustand des Patienten verbessern können. Am Kantonsspital in Baden wurde bei der Kontrolle der klinischen Stressparameter festgestellt, dass, bei insgesamt 86 ausgewerteten Messungen (vor, während und nach der kinästhetischen Mobilisation) nur vereinzelt Überschreitungen der im Standart festgelegten Grenzwerte auftraten. Demgegenüber konnten immer wieder (nicht orthostasebedingte) Unterschreitungen der Basiswerte beobachtet werden. Möglicherweise ist dies sogar auf eine relaxierende Wirkung einer sorgfältigen Mobilisation zurückzuführen. (vergl. Seite 159)

Auch die Patienten haben uns wiederholt bestätigt, dass eine angepasste kinästhetische Fortbewegung ihren Bewegungsapparat fit hält, ihre Atmung, ihre Verdauung und ihre Ausscheidung anregt, ihre Körperwahrnehmung verbessert und sie sich fähiger und gesünder fühlen.

6.1.3 Die Wirkung von Heben und Tragen auf Körpergefühl und Selbstbild

Die Erleichterung für die Pflegenden durch das Vermeiden von Heben und Tragen ist

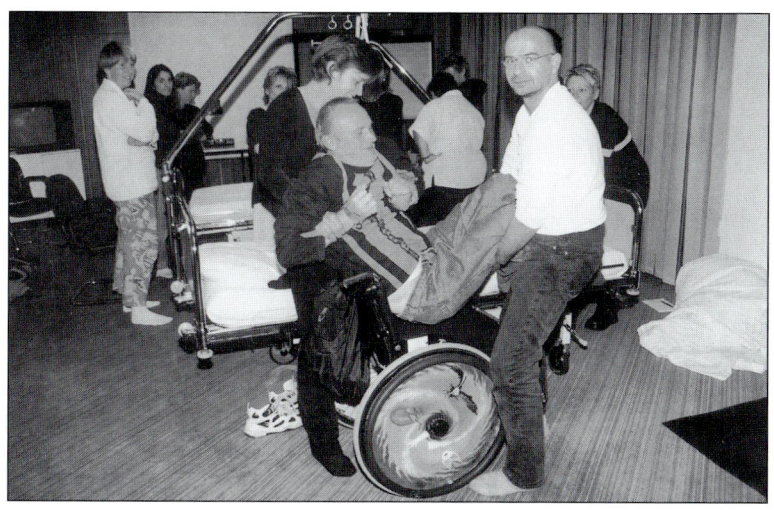

Heben eines tetraplegischen Patienten für den Transfer vom Rollstuhl ins Bett.

zwar bedeutungsvoll, kann aber nicht das einzige Thema für Kinästhetik in der Intensivpflege sein. Die Schonung des Patienten und die gesundheitsunterstützende Wirkung sollten immer im Vordergrund stehen. Führen Sie die nachfolgende Erfahrung mit Kollegen durch, um sich die Wirkung von Heben und Tragen auf einen Intensivpatienten deutlich zu machen.

Erfahrung:
Sie brauchen für die Erfahrung zwei Kollegen, die bereit sind, Sie von einem Stuhl zu einem anderen zu tragen.

- Setzen Sie sich bequem auf einen Stuhl und lehnen Sie sich zurück.
- Schließen Sie die Augen.
- Stellen Sie sich die monotonen Geräusche der Apparate vor, die Sie in pflegerischen Ruhepausen als beatmeter Patient hören können.
- Bleiben Sie so vier Minuten lang ruhig sitzen.

- Versuchen Sie, sich in keiner Weise zu bewegen oder ihre Position zu verändern.
- Zwei Kollegen packen Sie nach Ablauf der Zeit unter den Armen und den Beinen und heben Sie plötzlich hoch, um Sie zu einem anderen Stuhl zu tragen.

Reflexion:
Spüren Sie mit geschlossenen Augen nach, wie sich Ihr Körper jetzt anfühlt.

- Wie empfinden Sie die Kontaktstellen, an denen die Kollegen Sie festgehalten haben?
- Wie hat Ihr Kreislauf auf die Aktivität reagiert?
- Wie hat Ihre Atmung auf die Aktivität reagiert?
- Sitzen Sie so bequem wie vorher?
- Wie spüren Sie den Zusammenhang Ihrer Körperteile?
- Was für ein Körperbild haben Sie jetzt?
- Fühlen Sie sich gesund?

7. Beziehung und Handling

»… Körperliche Erscheinung ist Grundlage jeglicher menschlichen Begegnung, sie ist die Voraussetzung für alle Interaktionen. Über Bewegung mit anderen und der Lebenswelt, entwickeln sich Körper- und Selbstwahrnehmung.« … (Annemarie Kesselring: Unser Körper, der große Unbekannte, in: Pflege – die wissenschaftliche Zeitschrift für Pflegeberufe – Jahrgang 3/1990)

Die Kommunikation mit dem Intensivpatienten ist häufig durch Sprechunfähigkeit, Wahrnehmungseinschränkungen verschiedenster Genese und Angst erschwert. Bewegung und Berührung sind deshalb in der Intensivpflege ein besonders wichtiges Mittel, um mit dem Patienten in Kontakt zu treten und zu kommunizieren.

Die Art und Weise, wie Pflegende ihre Beziehung zum Patienten während der Pflege gestalten, hat einen wichtigen Einfluss auf seine Orientierung, seine Gesundheitsentwicklung und sein Wohlbefinden.

Für die Mobilisation der Intensivpatienten ist die Kommunikation über Bewegung und Berührung ein besonders wichtiges Mittel, um die notwendigen Informationen für einen Bewegungsablauf schnell und direkt auszutauschen. Sie ermöglicht während der Mobilisation die sofortige Wahrnehmung von Bewegungsfehlern, das Innehalten in der Bewegung und das Vornehmen notwendiger Korrekturen.

Wegen der unmittelbaren Rückkoppelung ist eine Beziehung über das taktil kinästhetische Sinnesystem die wirksamste Möglichkeit um Schmerzen, Unfällen und Überbelastungen für Pflegende und Patienten während der Mobilisation vorzubeugen.

Sie lernen als Pflegende im ersten Teil »Beziehung und Handling« den Patienten mit klaren Informationen über Bewegung und Berührung während aller Pflegehandlungen darin zu unterstützen:

- sich selbst wahrzunehmen und zu äußern;
- sich zu orientieren;
- sich an seiner Gesundheitsentwicklung aktiv zu beteiligen;
- die Umgebung wahrzunehmen und zu verstehen;
- selber mit der Umgebung in Beziehung zu treten;
- sich wohl und geborgen zu fühlen.

7.1 Wahrnehmung

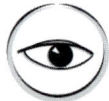 Bewegungssituationen mit beatmeten Patienten sind nicht einfach zu steuern und zu regulieren. Die Pflegenden stimmen ihre Handlungsweise über alle Sinnesysteme mit dem Patienten und mit zusätzlichen Hilfspersonen ab. Sie folgen als Pflegende der Bewegung der anderen Menschen mit Ihren verschiedenen Sinnessystemen. Dabei versuchen Sie während der Interaktion die Wirksamkeit Ihrer Handlungsweise zu überprüfen und zu optimieren.

Dem Bewegungsablauf folgen Sie:

- über Berührungskontakt taktil-kinästhetisch,
- über Beobachtung visuell
- und im Gespräch auditiv.

Ihre Eindrücke verwerten Sie schon in der Bewegung selbst, damit der Patient seinen neuen Platz oder die neue Position in geeigneter Frist, schmerzlos und ohne Gefahr erreicht. Die Menge Ihrer Hilfestellung richtet sich nach der vorhandenen Selbstkontrolle des Patienten.

7.1.1 Wahrnehmung im Krankenhaus

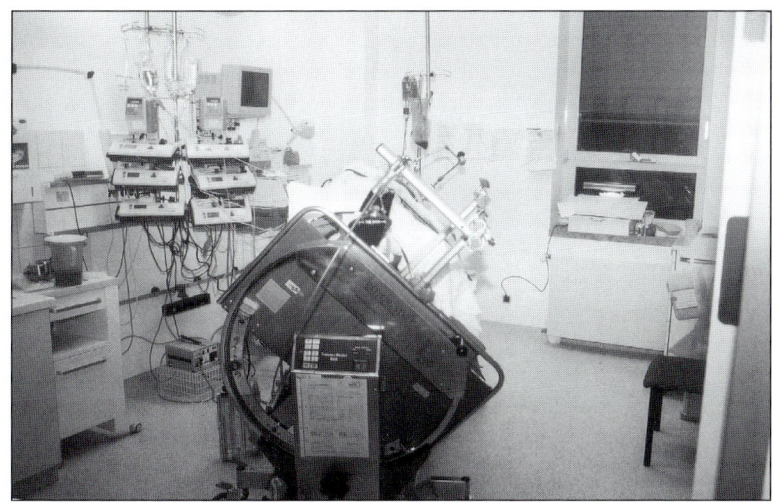

Auf der Intensivstation stürzen viele neue und ungewohnte Sinneseindrücke auf den Patienten ein.

»Der Mensch in der Maschine« – die Isolation in der Intensivstation erschwert dem Patienten die Wahrnehmung und Übernahme von Selbstkontrolle.

Für die Pflegenden und für die Angehörigen »verschwindet« der kranke Mensch oft in der Fülle von Apparaten und Schläuchen. Beatmung, Medikamente, Apparate, Tagesrhythmus und Stress verändern neben dem eigentlichen Krankheitsgeschehen die Wahrnehmung des Patienten.

Die ungewohnte Umgebung und Lebenssituation erschwert dem Patienten die Entwicklung von Eigenaktivitäten und die Übernahme von Selbstkontrolle für seine Genesung.

Während einer Beatmung oder in Folge anderer gravierender neurologischer Bewusstseinseinschränkungen ist die Kommunikation mit dem Patienten über Sehen und Hören beim Mobilisieren stark eingeschränkt. Vertraute Berührungskontakte zu nahe stehenden Personen, zu den eigenen Kleidern und zu persönlichen Gegenständen als wichtiges Mittel zur Eigenwahrnehmung fehlen.

7.1.2 Führen und Folgen über die verschiedenen Sinnesysteme

Über das taktil kinästhetische Sinnesystem ist es am einfachsten Bewegungsinformationen zu übermitteln. Es ist übrigens auch die direkteste und genaueste Art. Die Verständigung über Bewegung ist mittels Sprache oder visuell weniger genau und dauert länger.

Als Voraussetzung für die Übermittlung von leicht verständlichen und klaren Bewegungsinformationen brauchen Sie ein differenziertes Körperbewusstsein und eine feine Bewegungssteuerung. Sie müssen lernen, Ihren Bewegungssinn bewusst zur Regulation von Bewegung und Beziehung einzusetzen.

Körperbewusstsein und Bewegungskoordination sind auch die wichtigsten Voraussetzungen, um Bewegung mit den anderen Sinnesystemen (visuell oder sprachlich) zu übermitteln. Inhalte der Bewegung können nur dann sprachlich formuliert und über Körpersprache deutlich vorgezeigt werden, wenn das eigene Bewegungsverständnis dafür da ist.

Welches Sinnessystem in der Informationsübermittlung für eine Mobilisation überwiegt, hängt von den Bewegungs- und Wahrnehmungsfähigkeiten des Patienten ab. Als einfache Grundregel gilt, je weniger Selbstkontrolle ein Patient hat oder um so weniger er versteht, wie er sich bewegen kann, um so mehr ist er auf direkte taktil kinästhetische Informationsübermittlung angewiesen.

7.1.3 Bedeutung der verschiedenen Sinnessysteme für das Führen und Folgen von Bewegung

Menschen erhalten Informationen über sich selbst, über ihre Umgebung und über die Wirkung ihres Handelns mittels ihrer verschiedenen Sinnessysteme. Ihren Körper und ihre Persönlichkeit erfahren sie am deutlichsten über Bewegung und im Berührungskontakt zur Außenwelt. Spiegelbilder und Worte als Rückmeldung aus der Umgebung sind weniger eindeutig, unscharf und dadurch manchmal missverständlich: Augen, Ohren und Nase (Sehen, Hören, Riechen) sind Sinnessysteme, die Informationen aus der Distanz aufnehmen können; Haut und Zunge (Tasten und Schmecken) sind Sinnessysteme am direkten Übergang von unserer Umgebung zu uns selbst; Das kinästhetische Sinnsystem (Körperbewusstsein) ist in unserem Körper drin und hat keinen direkten Zugang von außen. Mit dem kinästhetischen Sinnessystem spüren wir ganz direkt die Wirkung von Bewegung in unserem Körper.

Die verschiedenen Sinnessysteme ergänzen sich in der Wahrnehmung von einer Bewegung und von der Umgebung, in der die Bewegung stattfindet. Das kinästhetische

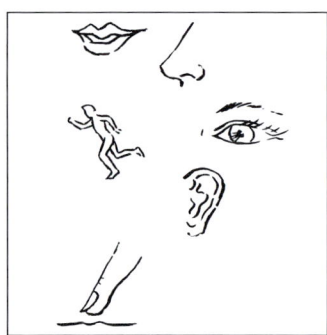

Wahrnehmung

Sinnessystem bildet dabei die Grundlage für die Funktion aller anderen Sinnessysteme. Es reguliert und integriert Tiefensensibilität, Gleichgewicht, Orientierung, Eigenwahrnehmung und alle vegetativen Prozesse wie Kreislauf, Atmung, Verdauung etc.

Zur Aufnahme und Einordnung von Informationen bevorzugt jeder Mensch ein dominantes Sinnessystem, über das er am leichtesten ansprechbar ist. Für viele Personen ist es Sehen; für andere ist es wichtiger zu hören; wieder andere müssen »Dinge« berühren können, um sie zu begreifen. Aus Krankheitsgründen können vorübergehende oder bleibende Sinneseinschränkungen eintreten und der Patient wird gezwungen, seine gewohnte Art und Weise zu kommunizieren, zu verändern.

Die erste Möglichkeit, sich nach einer Sedation verständlich zu machen sind für den Patienten Muskelkontraktionen. Um diese deuten zu können braucht er Pflegepersonen mit einem ausgeprägten Sinn für taktil kinästhetischen Austausch.

Hinzu kommt, dass jeder Patient individuelle sensorische Gewohnheiten und Bedürfnisse wie auch krankheitsbedingte Wahrnehmungseinschränkungen hat, die Sie in Mobilisationen berücksichtigen müssen. Der Patient muss lernen sich mit seinen eingeschränkten Kommunikationsmöglichkeiten mitzuteilen und Sie als Pflegende müssen lernen diese Mitteilungen zu bemerken und ihnen Bedeutung zu geben.

7.1.4 Einsatz der verschiedenen Sinnessysteme zum Führen und Folgen der Bewegung

Für die Ausübung Ihres Berufes ist es wichtig, breite sensorische Fähigkeiten zu entwickeln. Die Umgebung auf der Intensivstation mit den vielen Apparaten, Zu- und Ableitungen kommen zusätzlich zu den starken Funktionseinschränkungen der Patienten hinzu und fordern von Ihnen als Pflegende während einer Mobilisation ein extremes »Wach sein« mit allen Sinnessystemen.

Erfahrung:

Sie mobilisieren einen beatmeten Intensivpatienten zum Sitzen an die Bettkante. Dabei folgen Sie der Bewegung des Patienten mittels all ihrer Sinnessysteme, um zu erfahren:

- Bleiben die Vitalzeichen des Patients stabil?
- Laufen die Körperbewegungen des Patienten koordiniert ab?
- Ist die eigene Körperbewegung mit wenig Anstrengung verbunden?
- Folgen die mit dem Patienten verbundenen Leitungen und Apparate dem Bewegungsablauf?
- Erreichen Sie die gewünschte Standortveränderung des Patienten in der Umgebung?

Mit welchem Sinnessystem können Sie den oben aufgezählten Aspekten jeweils am leichtesten folgen?

a) Augen
b) Haut
c) Ohren
d) Propriozeption

7.1.5 Training der verschiedenen Sinnessysteme

Die nachfolgende Auflistung will Ihnen ein paar Ideen vermitteln, wie Sie sich trainieren können, einzelnen Aspekten der Bewegung mit verschiedenen Sinnessystemen leicht zu folgen. Wählen Sie jeweils einen Bewegungsaspekt aus den unten genannten Beispielen aus und versuchen Sie diesem bewusst auf drei verschiedenen Ebenen a–c zu folgen:

a) der eigenen Bewegung;
b) der Bewegung einer anderen gesunden Person;
c) der Bewegung eines beatmeten Intensivpatienten.

Bewegungsaspekte:

1. taktil-kinästhetisch nehmen Sie wahr:

- mehr oder weniger Widerstand gegen Ihre eigene Bewegung durch die Bewegung der anderen Person;
- die Koordination und Integration aller Körperteile in einer Bewegung;
- die Möglichkeiten der Anpassung um einen Bewegungsablauf intuitiv zu korrigieren;
- wie Sie durch Zug und Druck ihre Beziehung zur Umgebung und zum Bewegungspartner regulieren können;
- die Harmonie oder den Fluss einer Bewegung.

2. taktil und visuell nehmen Sie wahr:

- wie die Körperteile nacheinander bewegen;
- in welche Richtung Körperteile bewegen;
- ob in den Zwischenräumen Bewegung stattfindet;
- ob sich das Gewicht entlang der Knochenstruktur verlagert;
- ob alle Körperteile in einem Bewegungsablauf integriert sind;
- ob sich das Gewicht zwischen Extremitäten und Zentralmassen hin und her verlagert;
- das Wechselspiel von Zug und Druck Impulsen;
- den Bewegungsfluss.

3. auditiv und visuell:

- klären Sie die Absicht der Handlung;
- holen Sie sich das Einverständnis für die Interaktion;
- signalisieren Sie den Beginn der Bewegung;
- klären Sie die Bereitschaft für die Bewegung ab;
- überprüfen Sie die Umgebung;
- kontrollieren Sie den Standort von Zu- und Ableitungen und Apparaten.

7.1.6 Der taktil kinästhetische Informationsaustausch

Oft haben Pflegende wenig Übung darin, der Bewegung eines anderen Menschen über das taktil kinästhetische Sinnessystem zu folgen.

In der Interaktion zwischen zwei Menschen ist der Austausch über Bewegung und Berührung die direkteste und schnellste Form der Informationsübermittlung. (Siehe Seite 29, 3.2.1 Kybernetik.)

Klare Informationen über Bewegung und Berührung unterstützen den Patienten darin:

- sich selbst wahrzunehmen,
- den Kontakt zur Umgebung aufrechtzuerhalten und
- sich wohl und geborgen zu fühlen.

Wenn Sie mit einem anderen Menschen verbunden sind, können Sie nicht die genau gleiche Bewegung machen, als wenn Sie sich allein bewegen. Sie müssen sich in Zeit, Raum und Anstrengung an den anderen Menschen anpassen, damit die Bewegung zu zweit wenig anstrengend, gut kontrollierbar, harmonisch und sicher bleibt.

Der taktil-kinästhetische Informationsaustausch ist bei bewusstseinseingeschränkten Patienten häufig die einzige Möglichkeit in eine Beziehung zu treten, um die Bewegung und die Orientierung des Patienten wirksam zu unterstützen. Der Patient spürt während der Mobilisation, wie er seinen Körper in kleinen Schritten leicht und schmerzarm bewegen kann. Die dazu von der Pflegenden klar geführten Bewegungserfahrungen vermitteln dem Patienten über sein kinästhetisches Sinnessystem Orientierung in seinem Körper und über seine Bewegungs- und Funktionsmöglichkeiten. Durch die vielen unterschiedlichen Reize für das kinästhetische Sinnessystem resultiert für den Patienten aus der Mobilisation eine klare Körperwahrnehmung. Sie regt ihn zur Mitarbeit an, was seine Gesundheitsentwicklung fördert.

7.1.7 Förderung der Körperwahrnehmung zur Verbesserung einer Funktion

Ein Patient soll wieder lernen, selbstständig zu atmen. Als Pflegende unterstützen Sie seinen Lernprozess zum Übernehmen der Atmung taktil-kinästhetisch. Das Ziel dieser Maßnahmen ist es, durch die Verbesserung der Körperwahrnehmung des Patienten seine Funktionsmöglichkeiten zu optimieren.

Erfahrung:
Anhand des nachfolgenden Beispiels können Sie die Wirksamkeit der bewussten taktil- kinästhetischen Anleitung auf die Vitalfunktion Atmung überprüfen.

Übung 1 mit einem Kollegen:
Ihr Partner liegt in bequemer Rückenlage auf einer warmen Unterstützungsfläche. Lassen Sie ihm eine Weile Zeit, den eigenen Körper wahrzunehmen, Anspannung und Entspannung im Körper zu differenzieren und der Atembewegung bewusst zu folgen.

- Verändern Sie dann die Wahrnehmung des Partners, indem Sie immer wieder an anderen Orten am Brustkorb für eine kurze Zeit Ihre Hand locker auflegen und sie anschließend entfernen. Beobachten Sie dabei, wie Ihr Partner seine Atembewegung verändert.
- Verstärken Sie eine Weile während der Ausatmung zuerst die Bewegung des Brustbeines und anschließend die Bewegung der unteren Rippen. Beobachten Sie dann die Veränderungen bei der Einatmung.
- Verringern Sie während einiger Einatmungen die Veränderung der Stellung einzelner Rippen mit Gegendruck.
- Beobachten Sie danach, ob sich die Rippenbewegung bei Ein- und Ausatmung an der Stelle verändert hat.

- Massieren und lockern Sie mit leichten Bewegungen und feinen Gewichtsverlagerungen den Nacken und Schulterbereich Ihres Partners.
- Beobachten Sie wieder ob dies einen Einfluss auf die Atembewegung Ihres Partners hat.
- Tauschen Sie sich nach der Erfahrung kurz mit ihrem Partner aus und wechseln Sie dann die Rollen.

Reflexion der Erfahrung

- Wie haben Sie Ihre Fähigkeit erfahren, der Atembewegung einer anderen Person und den dadurch verursachten Veränderungen im Bewegungsapparat Ihres Partners zu folgen?
- Welche Aspekte über die Zusammenhänge von Atmung und Bewegung waren in dieser Erfahrung für Sie persönlich als passiver Partner wichtig?
- Welche Bedeutung messen Sie Ihren Erfahrungen bei – für Ihre Arbeit mit atmungseingeschränkten Patienten auf der Intensivstationen oder für Sie persönlich?

Übung 2 mit einem Patienten:
Jetzt überprüfen Sie die Wirksamkeit der taktil-kinästhetischen Anleitung auf die Atmungsfunktion des Patienten. Messen Sie die wichtigsten Parameter vor und nach der Behandlung sowie nach einer halben Stunde Ruhe nach Abschluss der Behandlung.

- Messen Sie O_2 und CO_2 anhand der BGA. Notieren Sie Blutdruck, Puls, Mitteldruck und Sättigung.
- Führen Sie den vorher beschriebenen Handlungsablauf bei einem Patienten durch.
- Messen Sie erneut direkt nach Behandlungsende O_2 und CO_2 anhand der BGA. Notieren Sie Blutdruck, Puls, Mitteldruck und Sättigung.

- Messen Sie 30 Minuten nach Behandlungsende O_2 und CO_2 anhand der BGA. Notieren Sie Blutdruck, Puls, Mitteldruck und Sättigung.

Reflexion der Erfahrung:

- Hat sich durch die Behandlung die Rippenbewegung verbessert (überprüfen Sie visuell und taktil)?
- Konnten Sie nach der Behandlung die Bewegung für Ein- und Ausatmung besser erkennen?
- Liegt der Patient nach der Behandlung ruhiger und entspannter da?
- Welche Parameter haben sich durch die Behandlung verändert?
- Können Sie einen Zusammenhang zu Krankheitsbild, Medikamentation und Belastung erkennen?

Das Körperbewusstsein ist eine wichtige Grundlage zur effektiven Steuerung der Bewegungsabläufe in einer Funktion. Es kann durch taktile Informationen, durch Vorstellung sowie durch das wirkliche bewusste Durchführen der Funktion trainiert werden. Das verbesserte Körperbewusstsein vermittelt Klarheit über Form, Größe und Beweglichkeit einzelner Körperteile und über das Zusammenspiel von Körperbewegung und Organbewegung.

7.1.8 Wie entwickeln Sie Ihre Handlingfähigkeiten weiter?

Als Pflegende müssen Sie besonders gute Fähigkeiten entwickeln, um anderen Menschen über Tast- und Bewegungssinn differenziert zu folgen. Dazu brauchen Sie eine hohe Sensibilität in ihrem eigenen Körper und gute persönliche Wahrnehmungsfähigkeiten. Sie werden im nächsten Kapitel lernen, über Körperkontakt

- Zeit, Raum und Anstrengung in einem Bewegungsablauf zu registrieren, zu differenzieren und die einzelnen Aspekte zu korrigieren oder optimieren;

57

- Fehler und Unsicherheiten in einem Bewegungsablauf frühzeitig zu bemerken;
- Mit dem eigenen Körper Anpassungsbewegungen vorzunehmen, um Bewegungsfehler unmittelbar zu korrigieren.

7.2 Bewegung

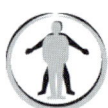 *Laban* schuf 1950 mit den drei Kategorien Raum, Zeit und Kraftaufwand eine Möglichkeit zur Beobachtung und Klassifizierung von Körperbewegung. Bewegung ist nicht fassbar. Sie bedeutet immer Veränderung auf den drei Ebenen Zeit, Raum und Anstrengung. Die räumlichen und zeitlichen Aspekte des Kraftaufwandes sind für jeden Bewegungsablauf anders und können je nach Bedarf und Absicht gewählt werden. Die Veränderung eines der Bewegungselemente hat dabei immer die Veränderung der beiden anderen zur Folge.

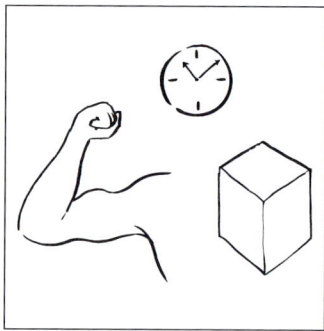

Bewegung besteht aus den drei Elementen »Zeit-Raum-Anstrengung«, die jede Aktion oder Interaktion zu einem einmaligen Erlebnis machen.

7.2.1 Unterscheiden von Zeit, Raum und Anstrengung in einer Bewegung

Eine menschliche Bewegung unterscheidet sich immer von einer anderen. Sie wird nie

- mit der genau gleichen Raumveränderung,
- mit dem gleichen Kraftaufwand und
- mit der gleichen Geschwindigkeit ausgeführt.

Erfahrung:
Jede Veränderung eines Bewegungselementes verursacht eine Veränderung der beiden anderen. Sie bewegen einen kleinen und runden Patienten mit viel Gewicht und einen schmalen, langen Patienten mit wenig Gewicht wie gewohnt von einer Bettseite zur anderen.

Reflexion:
Was erfahren Sie bezüglich Ihrer Anstrengung:

a) wenn Sie die einzelnen Bewegungen schnell oder langsam ausführen;
b) wenn Sie abrupt oder fließend die Lage eines Körperteiles verändern;
c) wenn Sie die Bewegungen geradlinig oder wellenförmig ausführen?

Wiederholen Sie diese Aktivität nochmals nach dem Studium des Kapitels 8.5.6 und vergleichen Sie ihre Erfahrungen.

Die Bewegungselemente »*Zeit, Raum und Anstrengung*« machen jede Interaktion einmalig. Die fortlaufende Anpassung der drei Bewegungselemente in einem Informationsaustausch über Berührung und Bewegung ermöglichen es, diesen direkt in der Handlung zu optimieren.
Ich setze voraus, dass Sie mit Ihren Patienten Lagewechsel

- mit wenig Anstrengung,
- in angemessener Zeit,
- mit einem guten Effekt für die Gesundheit des Patienten durchführen möchten.

Die fortlaufende Anpassung von Zeit, Raum und Anstrengung im Informationsaustausch zwischen Pflegenden und Patienten während einer Mobilisation trägt wesentlich zum guten Gelingen dieser Absicht bei. Die Art und Weise der Bewegungsgestaltung ist nie im voraus bestimmt. Sie wird jedesmal an die individuellen Ressourcen des betroffenen Menschen und an die momentane Situation angepasst.

7.2.2 Überprüfung der Wirksamkeit einer Bewegung

Die Wirksamkeit einer Bewegung können Sie anhand der Empfindung von mehr oder weniger Anstrengung in Ihrem eigenen Muskelsystem nachvollziehen. Sie können jederzeit in einer Bewegung spüren, wie viel Muskelkraft Sie gerade einsetzen. Wenn Sie sich mit anderen Menschen gemeinsam bewegen, verursacht die Bewegung des anderen Menschen mehr oder weniger Wiederstand gegen Ihre eigene Bewegung. Diese Erfahrung können Sie benutzen, um in einem Bewegungsablauf mit Richtungsveränderung, Anpassung der Geschwindigkeit oder der Anstrengung sofort korrigierend einzugreifen. Für die Abstimmung von Zeit, Raum und Anstrengung können Sie:

- intuitiv Ihrer eigenen Bewegung folgen;
- der Bewegung ihres Patienten folgen;
- dem Widerstand, den die Bewegung des Patienten auf Ihre Bewegung macht, folgen.

7.2.3 Sich wohl fühlen in einer Bewegung, Vermeiden von zu starker Belastung und Schmerzen

Wenn Sie Patienten bewegen, verfolgen Sie damit eine bestimmte Absicht. Stellen Sie jedes Mal die Absicht der Handlung dar und handeln Sie je nach Bedürfnis des Patienten mit einem bestimmten Fokus, unter dem Sie die Handlung im Nachhinein reflektieren können. Gliedern Sie die Handlung in genug kleine Schritte. Halten Sie erforderliche Ruhepausen für den Kreislauf oder die Stabilität des Patienten ein. Passen Sie wenn nötig die Umgebung an, damit die Bewegung leichter wird.

Sie benötigen diese Struktur in Ihrer Handlung, um während der Aktivität und im Nachhinein Ihr Tun reflektieren und korrigieren zu können. Dies ist das wirksamste Mittel, um erfolgreiche, schmerzarme Mobilisationen durchzuführen und den eigenen Lernprozess zu fördern.

Durch die Anpassung von Zeit und Raum an die Erfahrung von Widerstand gegen Ihre eigene Bewegung können Sie während der Mobilisation die Belastung für Ihren Patienten und für Sie persönlich reduzieren

Erfahrung:
Sie üben jetzt, dem Widerstand der Bewegung des anderen Menschen gegen Ihre eigene Bewegung zu folgen. Den Erfolg einer Bewegung können Sie daran messen, dass Sie einen gleichbleibend geringen Widerstand während eines ganzen Bewegungsablaufs gegen Ihre eigene Bewegung merken.

1. Übung
Absicht: Den Partner in die Bauchlage überrollen.
Fokus: Wenn sich der Widerstand erhöht, korrigieren Sie jedesmal die Bewegungsrichtung.

- Bewegen Sie Ihren Partner in Rückenlage zur einen Bettseite hin.
- Stellen Sie ein Bein des Partners auf.
- Beginnen Sie vom Bein her ein Körperteil nach dem anderen in die Seitenlage zu überrollen.
- Steuern Sie nach der Seitenlage die Bewegung in die Bauchlage so, dass kein Körperteil unkontrolliert zur Unterstützungsfläche fällt.
- Folgen Sie für die Abstimmung von Zeit, Raum und Anstrengung in der gemeinsamen Bewegung abwechselnd Ihrer eigenen Bewegung, der Lageveränderung der Körperteile Ihres Partners und dem Widerstand, der die Bewegung des Partners auf Ihre Bewegung macht.

Reflexion:
Welchem der drei Aspekte konnten Sie am leichtesten folgen?

1. intuitiv Ihrer eigenen Bewegung;
2. der Lageveränderung der Körperteile ihres Partners;
3. dem Widerstand, den die Bewegung des Partners auf Ihre Bewegung ausübt.

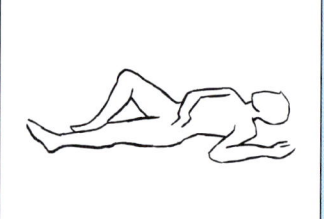

Phase 1: rechtes Bein aufstellen und gegen das zweite Bein rollen.

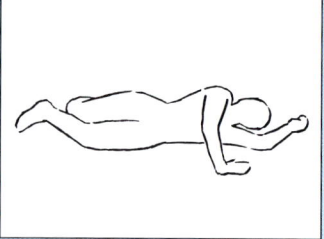

Phase 2: linkes Bein rollen

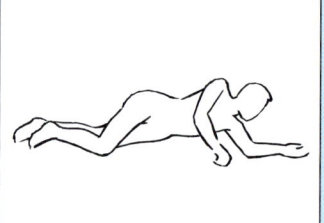

Phase 3: nacheinander Becken und Brustkorb rollen

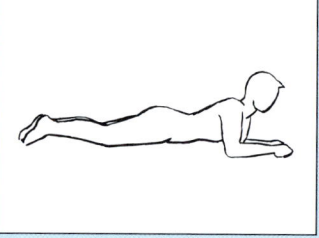

Phase 4: linker und rechter Arm drehen, Kopf rollen

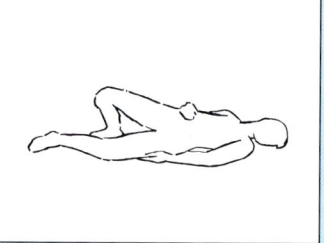

Phase 1: Linker Arm in Drehrichtung unters Becken legen, rechtes Bein aufstellen; in Richtung Füße gegen das linke rollen

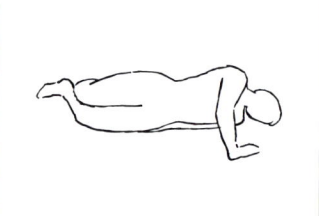

Phase 2: linkes Bein rollen

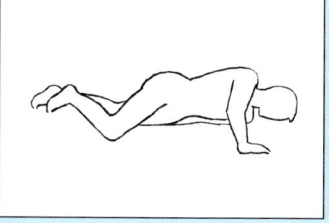

Phase 3: Becken mit Zug Richtung Beine rollen

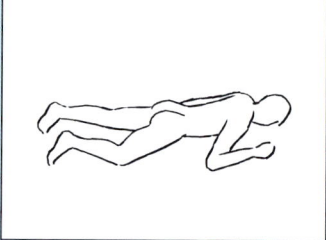

Phase 4: rechter Arm und Kopf rollen

2. Übung

Führen Sie dieselbe Aktivität mit einem beatmeten Patienten durch.

Absicht: Den Patienten in die Bauchlage überrollen.

Fokus: Wenn sich der Widerstand erhöht, korrigieren Sie jedes Mal die Bewegungsrichtung.

- Bewegen Sie ihren Patienten in Rückenlage zur einer Bettseite hin.
- Stellen Sie ein Bein des Patienten auf.
- Beginnen Sie vom Bein her ein Körperteil nach dem anderen in die Seitenlage zu überrollen.

- Steuern Sie nach der Seitenlage die Bewegung in die Bauchlage so, dass kein Körperteil unkontrolliert zur Unterstützungsfläche fällt.

Folgen Sie für die Abstimmung von Zeit, Raum und Anstrengung in der gemeinsamen Bewegung:

- dem Körper des Patienten,
- den Zu- und Ableitungen sowie der Beatmung,
- den Aktivitäten der assistierenden Pflegenden

Reflexion:
Vergleichen Sie die Erfahrungen in der 1. und in der 2. Übung in Bezug auf:

- Zeit: Bewegungsfluss und Geschwindigkeit
- Raum: Bewegungsspielraum zwischen den Körperteilen
- Anstrengung: Widerstand gegen die eigene Bewegung

7.2.4 Abstimmung von Zeit-Raum-Anstrengung zwischen verschiedenen Funktionen

Neben einer einfachen Fortbewegung steht bei der Mobilisation von wenig belastbaren Patienten auch die Stabilität der Vitalzeichen im Vordergrund. Als Pflegende müssen Sie öfter den Aufbau von Muskelspannung, die Größe und die Richtung der Bewegung und die Geschwindigkeit des Vorgehens an den Gesundheitszustand des Patienten anpassen. Mit einer fortlaufenden Abstimmung von Zeit, Raum und Anstrengung auf die Vitalzeichen können Sie beim Patienten starken Schmerzen, Atemnot und großen Kreislaufbelastungen während der Mobilisation vorbeugen.

Andererseits gibt die Überprüfung der Stressparameter gerade auf der Intensivstation bei erschwerter Kommunikation mit beatmeten Patienten auch Hinweise darauf, ob die Mobilisation für den Patienten schmerzarm und erfolgreich verläuft.

7.2.5 Wie entwickeln Sie Ihre Handlingfähigkeiten weiter?

Im nächsten Schritt zum Thema Interaktion lernen Sie:

- das Maß ihrer Hilfestellung auf die Eigenbewegung des Patienten abzustimmen;
- den Patienten in der Entwicklung von Selbstkontrolle für die Bewegung zu fördern.

7.3 Interaktionsformen

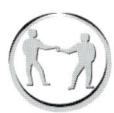

Die Teilnehmer einer Interaktion Führen und Folgen der Bewegung der anderen Gruppenmitglieder und den Veränderungen in ihrer Umgebung, um ein bestimmtes Ziel zu erreichen. Die Handlungsweise ist dabei stark abhängig von den physischen, psychischen und sozialen Möglichkeiten der Teilnehmer.

Mit dem Wort Interaktion beschreiben wir die Übereinstimmung, Abstimmung oder Synchronisation der Bewegung zwischen:

- einem Menschen und seiner Umgebung;
- zwischen zwei Menschen;
- oder zwischen den Mitgliedern einer Gruppe.

Die Synchronisation erfolgt über alle Sinnessysteme durch die Anpassung beziehungsweise Harmonisierung von Zeit, Raum und Anstrengung.

7.3.1 Die drei Interaktionsformen

Die Kinästhetik definiert die Wechselwirkung von Wahrnehmung und Bewegung in einer Interaktion auf drei unterschiedliche Arten oder Formen.

1. In der **einseitigen Interaktion** bestimmt jeder für sich allein. Eine Person gibt an die andere Person Informationen ab, wobei der Empfänger nach seinem Gutdünken die erhaltenen Informationen selbstständig verwertet. Einseitige Anleitung als Hauptinteraktionsfom ist bei der Mo-

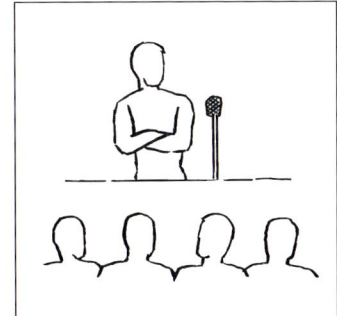

Einseitige Interaktion: Bsp. Vortrag

bilisation von Patienten nur in Notsituationen oder bei vollständig wiedererlangter Selbstkontrolle geeignet.

2. In der **schrittweisen Interaktion** stimmen die beteiligten Personen nacheinander und wechselseitig in einzelnen Schritten die Handlungsweise aufeinander ab. Diese Form der Anleitung ist angezeigt, wenn der Patient beginnt, Teile seiner Bewegung selbstständig durchzuführen und die Verantwortung für das Gelingen teilweise selber zu tragen.

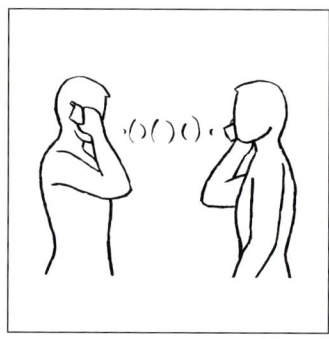

Schrittweise Interaktion: Bsp. Telefongespräch

3. In der **gleichzeitig gemeinsamen Interaktion** synchronisieren die Beteiligten ihre Handlungsweise und Bewegung während der ganzen Aktivität kontinuierlich. Der Informationsaustausch ist unmittelbar, d. h. Bewegungsinformationen werden direkt und körperlich erfahrbar übermittelt. Diese Interaktionsform ist für Patienten mit stark eingeschränkter Selbstkontrolle in Bewegung und/oder Kognition angezeigt wie auch in neuen Lernsituationen.

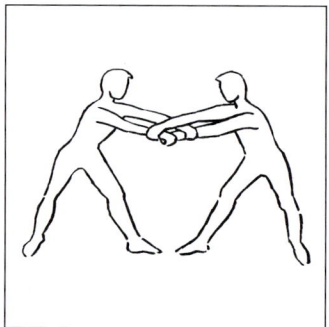

Gleichzeitig gemeinsame Interaktion: Bsp. Tanzen

Die Interaktionsform beschreibt die Art und Weise der Wechselwirkung in der Kommunikation oder Beziehung zwischen den Teilnehmern in einer Aktivität. Welche Interaktionsform Sie als Pflegende für die Kommunikation mit dem Patienten während einer Mobilisation wählen, ist abhängig von:

a) der Selbstkontrolle des Patienten und
b) von seinen körperlichen und psychosozialen Funktionsfähigkeiten.

In der Realität werden Sie oft während einer Aktivität von einer Interaktionsform zur anderen wechseln müssen, wobei je nach Zielsetzung und vorhandenen Fähigkeiten vom Patienten und von der Pflegenden die eine Form überwiegen wird. Eine Bewegungsanleitung ist dann für einen Patienten bezüglich der Entwicklung von mehr Selbstkontrolle für alle Aktivitäten besonders erfolgreich, wenn Sie genau überprüfen, welche Art der Anleitung (Interaktionsform) er in der jeweiligen Situation braucht.

7.3.2 Gleichzeitige gemeinsame Interaktion zu zweit

In der gleichzeitigen gemeinsamen Interaktion benutzen Sie vor allem Ihre Bewegungsempfindung und den taktilen Kontakt für die Bewegungssteuerung.

Erfahrung zum Thema der gleichzeitigen gemeinsamen Interaktion:
Steuern Sie die Bewegung eines anderen Menschen mit ihrer eigenen Bewegung. Probieren Sie aus, wie fähig Sie sind, mit ihrer eigenen Bewegung die Bewegung eines anderen Menschen anzuleiten.

- Stehen Sie einmal selber von der Bettkante auf.
- Setzen Sie sich dann mit jemandem gemeinsam auf die Bettkante und halten Sie einen Arm um den anderen Menschen. Versuchen Sie durch seitliches Abstützen Ihres Partners mit der gleichzeitigen eigenen Aufstehbewegung Ihren Partner mitzuführen.

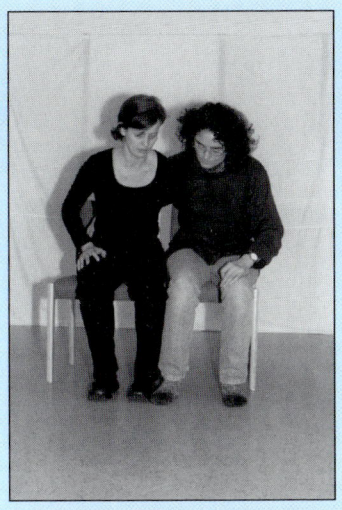

Phase 1:
Kopf und
Brustkorb
leicht
vor-
beugen.

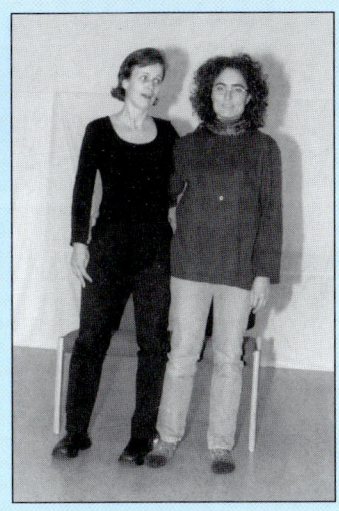

Phase 4:
Aufrichten

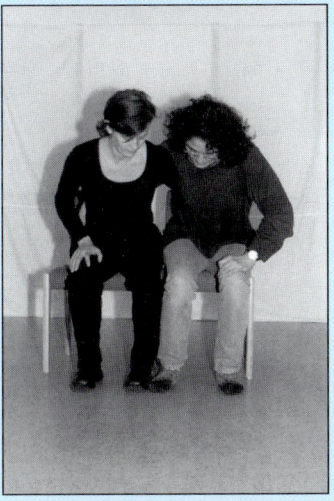

Phase 2:
Becken
vorwärts
kippen
und
Arme
nachein-
ander
auf-
stützen.

Reflexion:
Wahrscheinlich haben Sie bemerken können, dass Sie, wenn Sie mit einem anderen Menschen verbunden sind, nicht die genau gleiche Bewegung machen können, als wenn Sie allein aufstehen. Sie müssen sich in Zeit, Raum und Anstrengung an den anderen Menschen anpassen, damit die Bewegung zu zweit wenig anstrengend, gut kontrollierbar harmonisch und sicher bleibt.

Welche Unterschiede können Sie zwischen dem Selber Bewegen und der gemeinsamen Aufstehbewegung in Bezug auf:

- Zeit,
- Raum und
- Anstrengung in der Bewegung feststellen?

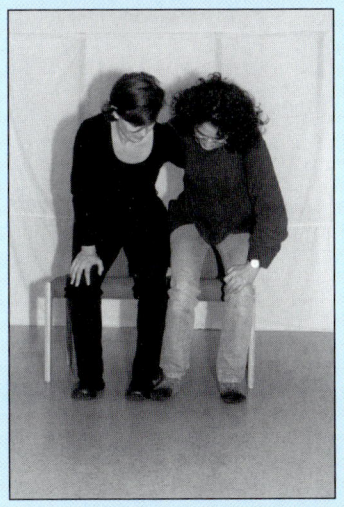

Phase 3:
Beine
nachein-
ander
belasten.

7.3.3 Gleichzeitig gemeinsame Interaktion zu dritt

Interaktionen zu dritt sind immer komplexer als zu zweit. Besonders schwere oder schlecht zu bewegende Patienten wie auch Transfersituationen mit Patienten mit wenig Bewegungskontrolle machen dies in der Intensivpflege trotzdem oft erforderlich.

Erfahrung:

Ein beatmeter und sedierter Patient wird von zwei Pflegepersonen in einer gleichzeitig gemeinsamen Interaktion im Bett nach oben bewegt:

Eine Pflegeperson ist für Kopf, Brustkorb und Arme zuständig. Die zweite Pflegeperson für Becken und Beine. Vorbereitend werden die Arme über den Brustkorb gelegt und die Beine aufgestellt.

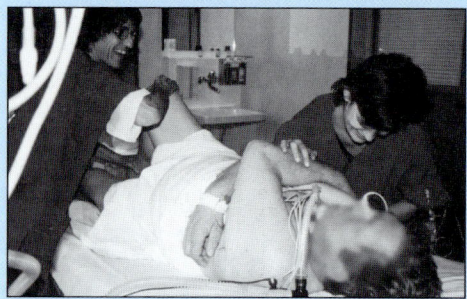

Phase 1: Vorbereitend werden die Arme über den Brustkorb gelegt und die Beine aufgestellt.

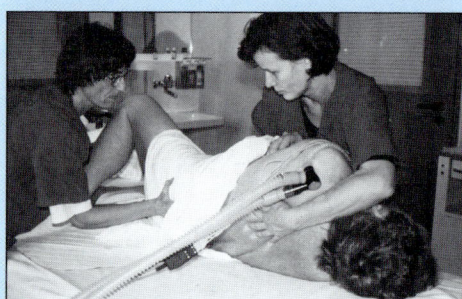

Phase 2: Eine Pflegeperson leitet die Bewegung in Richtung Seitenlage an den Beinen ein; die zweite übernimmt am Brustkorb.

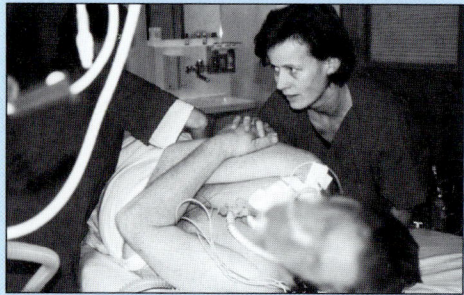

Phase 3: Zurückdrehen in die Rückenlage und gleiches Vorgehen auf der anderen Körperseite einleiten.

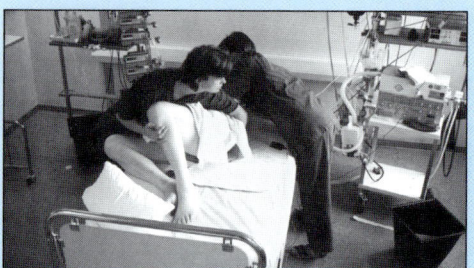

Phase 4: Wiederholen Sie das Vorgehen so lange bis Sie am gewünschten Standort angekommen sind.

Reflexion:

- Wie beurteilen Sie die Bewegungsqualität in Bezug auf Zeit, Raum und Anstrengung?
- War der Übergang der Bewegung von der einen Pflegenden zur zweiten fließend?
- Hat sich die Bewegung zu dritt während der Aktivität immer mehr harmonisiert?

7.3.4 Schritt für Schritt-Interaktion zur Förderung der Selbstkontrolle

Je früher Sie dem Patienten die Möglichkeiten zur aktiven Mitarbeit geben, um so schneller kann er wieder Selbstständigkeit in seinen Alltagsfunktionen erlangen. In der Intensivpflege geht es darum, erste aktive Muskelkontraktionen beim Patienten bei den täglichen Lageveränderung zu erspüren und zu lernen die Mitarbeit des Patienten sofort in die Mobilisation zu integrieren. Eine frühzeitige Schritt für Schritt-Interaktion meint, den Patienten nicht erst dann mit ein zu beziehen, wenn er z. B. seinen Arm ganz von A nach B bewegen kann. Gerade bei neurologischen Patienten ist es besonders wichtig, in den beeinträchtigten Körperteilen regelmäßig ein paar Übungen zur Gelenksmobilisation und zur Bewegungskoordination (siehe Seite 88–90) zu machen, um dann den Patienten mit kleinen Impulsen zur Mitarbeit anzuleiten. Stellen Sie dazu für den Patienten und für Sie selber den Kontext für die Bewegung ganz klar.

Erfahrung:

Neurologie:
Führen Sie bei einem neurologischen Patienten eine Schritt nach Schritt Interaktion zur Wahrnehmung und Förderung der Selbstkontrolle durch. Bsp: Junger Patient nach Status Epilepticus, Hirnödem und anschließender Schädeloperation.
Absicht der Bewegung: Förderung gezielter Armbewegung (Bsp. Hand zur Stirn bewegen).
Fokus für die Steuerung: Mit Schritt für Schritt-Interaktion zur Mitarbeit anregen.
Handlungsabfolge:

- Fordern Sie den Patienten auf Ihre Hand zu drücken und auf Ihren Arm zu ziehen.
- Führen Sie seine Hand langsam Richtung Kopf.
- Sobald Sie Widerstand gegen Ihre Bewegung merken, ergänzen Sie die Beugebewegung des Armes mit kleinen Hin- und Herdrehimpulsen.
- Erst wenn Sie den Arm des Patienten locker zur Stirn bewegen können, fordern Sie den Patienten auf dies selber zu tun.
- Erspüren Sie dabei genau die Muskelaktivitäten des Patienten und stützen Sie den Arm genau so viel wie nötig ab.

Reflexion:

- War die Steuerung des Patienten zielgerichtet?
- Wie beurteilen Sie die Kontraktionsfähigkeit der Muskulatur?
- Wie beurteilen Sie die Koordinationsfähigkeiten des Patienten?

Wenn Sie während der Mobilisation Schwierigkeiten hatten, spielen Sie die schwierigen Bewegungsmomente nochmals mit einem gesunden Partner nach:

- Rühren die Schmerzen des Patienten aus Ihrer Bewegungsanleitung her?

- Wie können Sie Ihr Vorgehen ein nächstes Mal besser anpassen?

Kardiologische Überwachungsstation:
Bsp: Wacher Patient nach ACVB.
Absicht: Zweitmobilisation an die Bettkante unter Berücksichtigung der Schonung im Operationsbereich (Sternumeröffnung).
Fokus für die Steuerung: Mit Schritt für Schritt-Interaktion zur Mitarbeit anregen.
Handlungsabfolge:

- Zur Vorbereitung lassen Sie Ihn kurz jedes Körperteil unter Anleitung bewegen und die Muskeln an- und entspannen. Übernehmen Sie Verantwortung für das Bein mit der Venenentnahme und überwachen Sie die Bewegung des Brustkorbes.

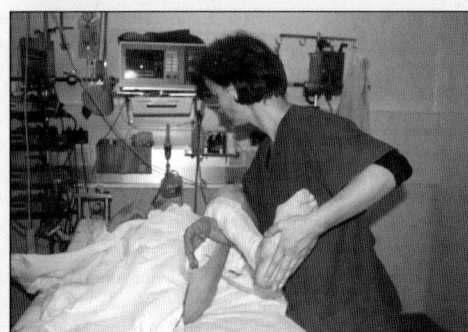

Phase 1

- Helfen Sie dem Patienten soweit nötig, langsam ein Körperteil nach dem anderen zu einer Bettseite hin zu bewegen.
- Helfen Sie dem Patienten seine Beine aufzustellen und das Gewicht von den oberen Körperteilen Richtung Füße und Becken zu verlagern.
- Zum Drehen auf eine Körperseite lassen Sie den Patienten die Arme über dem Brustkorb verschränken, um diesen zu stabilisieren.
- Der Patient dreht den Kopf und Sie überrollen den Rest seines Körpers, in-

dem Sie mit kleinen wechselseitigen Bewegungsimpulsen am Brustkorb und am Becken die Körperspannung während der Drehung auf ein Minimum beschränken.

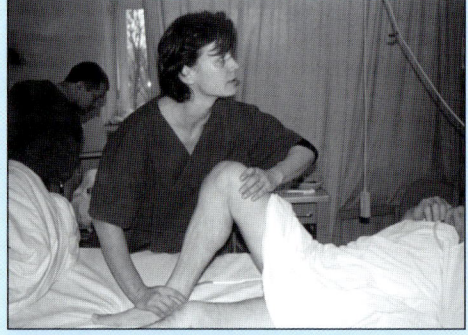

Phase 2

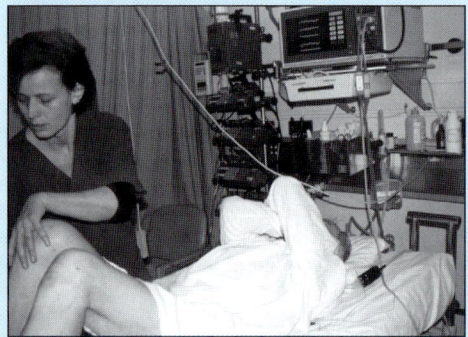

Phase 3

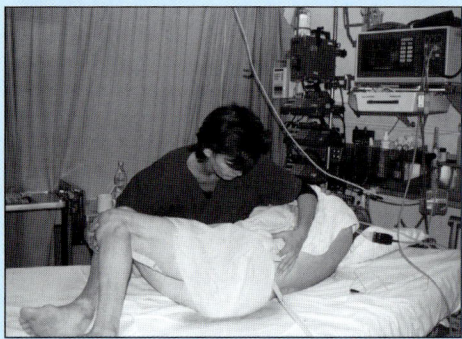

Phase 4

- Verlagern Sie in Seitenlage das Gewicht des Patienten gut auf Becken und Beine. Helfen Sie ihm beim Hinsetzen mittels kleiner Impulse zwischen Becken und Brustkorb.

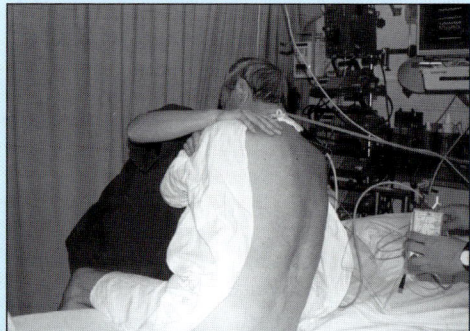

Phase 5

- Geben Sie dem Patienten in der Sitzposition die nötige Unterstützung, bis er stabil bleiben kann, ohne sich mit den Armen aufzustützen.

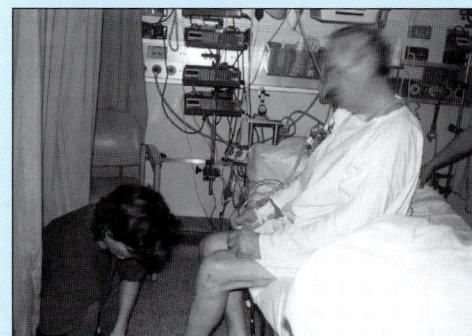

Phase 6

Reflexion:

- Hatte der Patient Schmerzen während der Mobilisation und wenn ja, in welchen Bewegungssequenzen?
- Wie hat der Kreislauf des Patienten die Mobilisation toleriert?

Wenn Sie während der Mobilisation Schwierigkeiten hatten, spielen Sie die schwierigen Bewegungsmomente nochmals mit einem gesunden Partner nach:

- Rühren die Schmerzen des Patienten aus Ihrer Bewegungsanleitung her?
- Wie können Sie Ihr Vorgehen ein nächstes Mal besser anpassen?

7.3.5 Zusammenfassung zum Thema Interaktion

Wenn Sie Patienten nach kinästhetischen Gesichtspunkten pflegen:

1. Informieren Sie diese taktil-kinästhetisch über ihre Bewegungsressourcen und ihren Gesundheitszustand bei jeder Mobilisation während der Zeit, in der die Vitalfunktionen teilweise maschinell kontrolliert werden und die Wahrnehmung durch Medikamente und/oder Krankheit stark eingeschränkt ist.
2. Passen Sie bei jeder Mobilisation den Einsatz von Zeit, Raum und Anstrengung dem Körper des Patienten, seinem Gesundheitszustand sowie seinen Bewegungsmöglichkeiten neu an, um zu erfahren, wie weit der Patient in seiner Gesundheitsentwicklung bereits fortgeschritten ist.
3. Wählen Sie diejenige Interaktionsform für die Kommunikation während der Mobilisation, die zur Selbstkontrolle des Patienten passt. Sie werden während einer Aktivität von einer Form zur anderen hin und her wechseln müssen. Dabei wird je nach Zielsetzung und vorhandenen Fähigkeiten eine der drei Interaktionsformen überwiegen.

7.3.6 Wie entwickeln Sie ihre Handlingfähigkeiten weiter?

Im nächsten Schritt zum Thema Anstrengung lernen Sie:

- Ihren Körper zur Unterstützung der Bewegung gezielt einzusetzen;
- stabile Beziehungen während einer Interaktion zu halten.

7.4 Anstrengung als Kommunikationsmittel

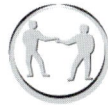 Die Empfindung von Zug und Druck ist das Kommunikationsmittel, das von den Teilnehmern in einer Interaktion ausgetauscht

wird. Sobald Zug und/oder Druck nicht wahrnehmbar sind oder ganz fehlen, kann keiner der Beteiligten die Beziehung zueinander aufrecht erhalten.

Zug ist das Kommunikationsmittel in hängenden Beziehungen:

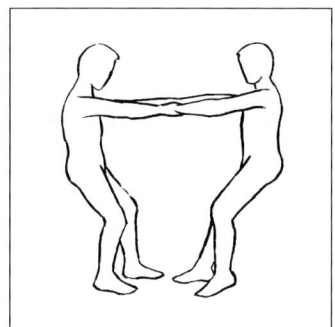

Zug:
Das Körpergewicht zieht vom Kontaktpunkt weg.

Druck ist das Kommunikationsmittel in verstrebten Beziehungen:

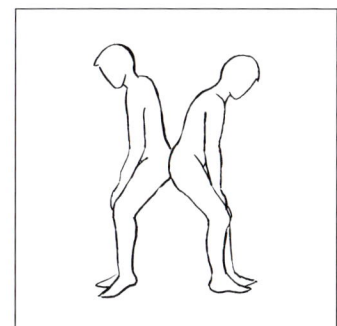

Druck:
Das Körpergewicht drückt zum Kontaktpunkt hin.

7.4.1 Zug und Druck in Beziehung und Bewegung

Pflegende führen die Bewegung der Patienten mittels gezieltem Zug oder Druck an unterschiedlichen Stellen des Körpers. Dadurch bleiben die Pflegenden während der ganzen Interaktion mit dem Patienten in einer Beziehung, in der der unmittelbare Informationsaustausch über Bewegung möglich ist. Dies schützt beide Seiten vor Verletzungen, da erforderliche Korrekturen jederzeit in der Bewegung vorgenommen werden können.

Durch Hängen und Verstreben können Pflegende während einer Interaktion mit einem Patienten in Beziehung bleiben. Hängen und Verstreben ist eine Beschreibung, wie wir durch eigenen Körpereinsatzes jemanden leichter in Bewegung bringen oder an einem Ort stabilisieren können. In einer hängenden Beziehung ist Zug im Spiel (die Richtung der Anstrengung geht vom Kontaktpunkt weg), in einer verstrebten Beziehung empfinden wir Druck (die Richtung der Anstrengung geht zum Kontaktpunkt hin).

7.4.2 Die Wirkung von Zug und Druck auf unsere Gesundheit

Wir koordinieren unsere Fortbewegungs- und Bewegung-an-Ort-Aktivitäten durch gezielten Zug und Druck. Dieser hilft uns, unseren Körper in Bewegung zu bringen und uns selber als bewegliches und anpassungsfähiges System wahrzunehmen. Regelmäßiger Zug und Druck auf Muskeln und Knochen verhindert die Entstehung von Kontrakturen, trägt zur Erhaltung der Muskelkraft bei und unterstützt das Körperbewusstsein und die Orientierung des Patienten.

Während einer Mobilisation passt die Pflegende das Maß der Anstrengung dem körperlichen Befinden des Patienten an.

Das bedeutet, dass Sie bei jedem Bewegungsimpuls genau den Anteil an Anstrengung für den Patienten übernehmen müssen, den dieser nicht selber aufbringen kann. Damit fördern Sie die Selbstständigkeit und den Genesungsprozess des Patienten. (Vergleiche die Erfahrung Seite 65.)

Erfahrung:
Mittels Zug- und Druckimpulsen bewegen Sie zwei unterschiedliche Patienten im Bett nach oben.
Der eine Patient ist beatmet und sediert und der andere Patient ist nach einer Operation extubiert und bei Bewusstsein.

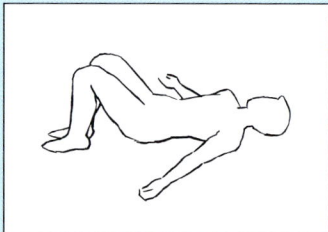

Phase 1:
Beine aufstellen

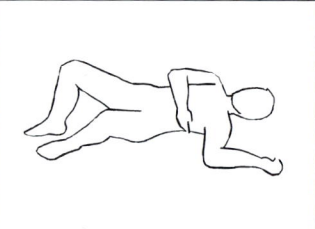

Phase 2:
Beim Drehen Gewicht vom Becken zu den Füßen verlagern; Gewicht von Brustkorb, Kopf auf Arme verlagern

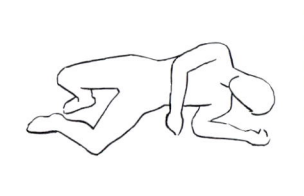

Phase 3:
Nacheinander Kopf, Brustkorb und Becken nach oben verschieben

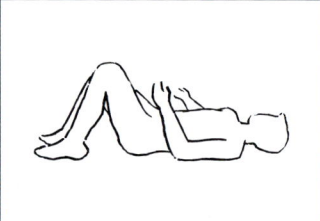

Phase 4:
in die Rückenlage zurückrollen

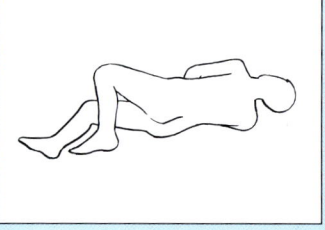

Phase 5:
Wie Phase 2 auf der anderen Körperseite

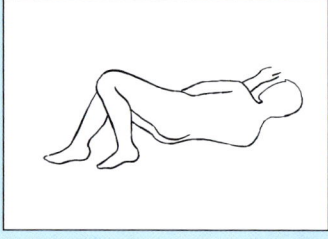

Phase 6:
Wie Phase 3 auf der anderen Körperseite

Reflexion:

- Beschreiben Sie die Bewegungsunterschiede.
- Nach welchen Kriterien haben Sie die Interaktion an die Patientensituation angepasst?
- Welche Wirkung hatte dies auf den von Ihnen und vom Patienten ausgeübten Zug und Druck?

Welche Bedeutung messen Sie der regelmäßigen Empfindung von Zug und Druck für die beiden Patienten bei in Bezug auf:

- die Körperwahrnehmung dieser Patienten?
- die Bewegungskoordination dieser Patienten?
- die Entwicklung von Fähigkeiten zur selbstkontrollierten Fortbewegung und anderer Funktionen?

Mittels Steigerung der Dynamik in einer gemeinsamen Bewegung und der Kommunikation über verstärkten Zug und Druck können wir die Belastungsgrenze des Patienten erfahren. Wenn Sie mit der Mobilisation die Belastbarkeit des Patienten fördern möchten, bewegen Sie sich nicht immer am untersten Limit der Anstrengung, sondern vielmehr gegen die Belastungsgrenze. Dazu beobachten Sie genau die Reaktion des Patienten und dessen Vitalzeichen und versuchen trotz kontinuierlicher Muskelanspannung und Entspannung Schmerzen zu vermeiden. Damit helfen Sie die Muskulatur des Patienten während einer längeren Liegedauer zu erhalten.

7.4.3 Verstärkung von Zug und Druck durch Körpereinsatz

Über Zug und Druck regulieren wir unsere Bewegung in Beziehung zur Umgebung und zu anderen Menschen. Wir steuern damit die Dynamik der Bewegung. Wir finden über Druck während einer Bewegung auf einer stabilen Unterstützungsfläche Sicherheit und Halt, über Zug kommen wir leichter in Bewegung.

Mit dem Einsatz unseres Körpergewichts können wir die Kraft unserer Anstrengung in Beziehung zur Umgebung vergrößern. Wir können also die Wirkung von Zug und Druck durch den Einsatz unseres Körpergewichts verstärken, ohne dabei viel Muskelkraft einzusetzen.

Eine wichtige Voraussetzung für die erfolgreiche Durchführung komplexer Mobilisationen ist Ihr flexibler Körper. Versuchen Sie, wenn dies erforderlich ist, die Kraft nur ohne maßgebliche Erhöhung der Muskelspannung zu erreichen. So verliert Ihr Körper nicht seine Anpassungsfähigkeit.

Durch gezielten Zug oder Druck an unterschiedlichen Stellen des Körpers verständigen Sie sich mit einem anderen Menschen über die Bewegungsrichtung. D. h. Sie koordinieren die Bewegung des anderen Menschen zwischen wechselnden Informationen zum Ziehen oder Drücken mit unterschiedlichen Körperteilen.

Um die Anpassungsfähigkeit in der Bewegung nicht zu verlieren, müssen Sie selber Zug und Druck gegebenenfalls mit Ihrem Körpergewicht verstärken. Dies ist vor allem der Fall, wenn Ihr Gegenüber Ihnen in Körpergewicht und Größe überlegen ist.

Erfahrung:

In dieser Erfahrung üben Sie sich im Körpereinsatz für effektive Gewichtsverlagerung. Bewegen Sie einen Menschen ein Mal mit Ziehen, ein Mal mit Schieben vom Sitzen am Boden über seine Füße.

Wiederholen Sie diese Aktivität ein paar Mal und versuchen Sie jedesmal weniger Anstrengung in ihren Armen zu gebrauchen.

Ziehen:

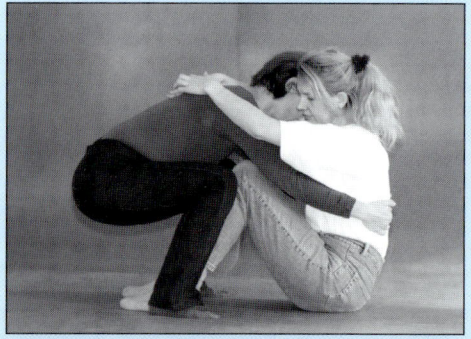

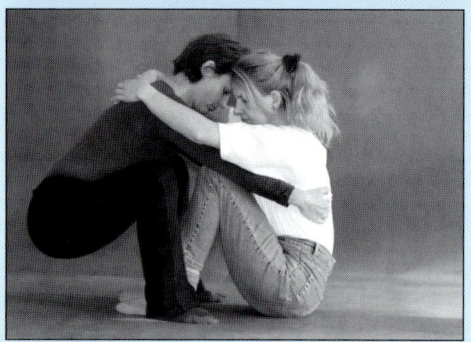

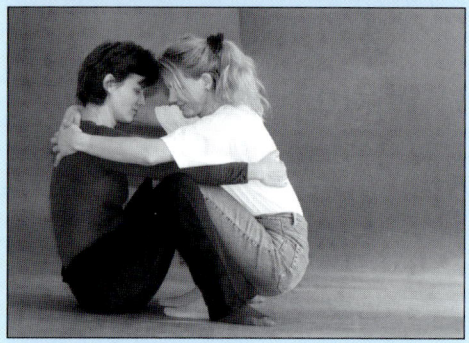

Schieben:

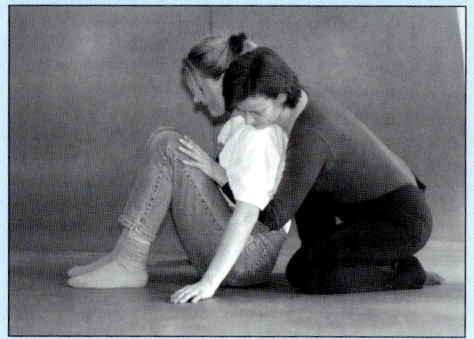

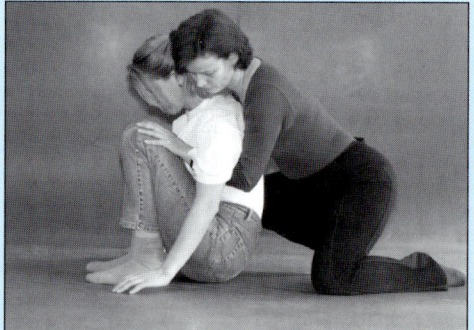

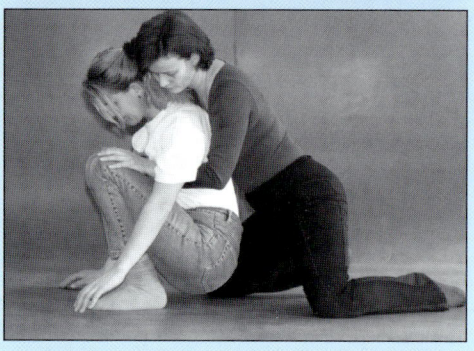

Reflexion:

- Bleiben Ihre Arme beim Ziehen und beim Drücken weich und beweglich?
- Können Sie beim Drücken und beim Ziehen gut Ihre Stabilität zur Unterstützungsfläche halten?
- Wie regulieren Sie Ihre Beziehung zum Partner und Ihre Beziehung zur Unterstützungsfläche, damit Sie nur ganz wenig Anstrengung für die Aktivität brauchen?

7.4.4 Die Wirkung von Zug und Druck auf Körperwahrnehmung und Bewegungskoordination

Die Koordination aller Lebensaktivitäten erfolgt durch gezielten Zug und Druck zur Umgebung. Er bringt unseren Körper in Bewegung und gibt uns klare Rückmeldung über uns selbst als bewegliches und anpassungsfähiges System. Die Erfahrung von dauernden Veränderungen der Zug- und Druckwirkung auf unseren Körper vermittelt uns genaue Informationen darüber, in welcher Lage und in welchem Zustand sich unser Körper gerade befindet. Zug- und Druckerfahrungen sind maßgeblich für unsere Orientierung in Zeit und Raum. Sie lassen uns die Begrenzung unseres Körpers zur Umgebung genauer erfahren. Häufige bewusste und gezielte Zug- und Druckerfahrungen verfeinern unser Körperbewusstsein und vervollständigen unser Körperbild. Sie befähigen uns, Bewegungsabläufe fein, sicher und jederzeit kontrollierbar zu steuern.

7.4.5 Das Halten einer wirksamen Beziehung über Zug und Druck

Über Zug und Druck halten Sie während eines gemeinsamen Bewegungsablaufs mit Ihrem Partner eine Beziehung aufrecht, in der der unmittelbare Informationsaustausch über eventuell erforderliche Anpassungen möglich ist. Sie bauen dazu über ein gleichbleibendes Maß an geringer Körperspannung eine stabile Beziehung auf. Die kontinuierliche Erfahrung von Anstrengung gibt dem Gegenüber eine sichere und klare Referenz für alle wichtigen Bewegungsinformationen. Dies ist die Grundlage für eine sichere Bewegungssteuerung.

Die Partner einer Interaktion sollen jederzeit spüren, wo der andere sich in der Bewegung befindet. Dies schafft im Bewegungsablauf Klarheit darüber, welcher Veränderung der einen oder der anderen Person es bedarf, um sicher an den gewünschten Ort zu gelangen. Die Koordination der Bewegung wird durch gegenseitige zusätzliche Abstützpunkte zum anderen Körper und zur festen Umgebung erleichtert. So schützen sich beide Seiten vor Verletzungen.

Wenn Sie Menschen mit bedeutenden Bewegungs- und Bewusstseinseinschränkungen im freien Raum bewegen möchten, sind Sie darauf angewiesen, viele veränderbare Berührungsflächen mit dem Patienten zu haben, um nach Bedarf:

- nicht funktionsfähige Körperteile abzustützen;
- die vielen Informationen für die komplexe Bewegungssteuerung aufzunehmen und zu verarbeiten.

7.4.6 Abwechselnde Informationen über Zug und Druck

Wir koordinieren unsere Fortbewegungs- und Bewegung-an-Ort-Aktivitäten durch gezielten Zug und Druck. Dieser hilft uns, unseren Körper in Bewegung zu bringen und uns selber als bewegliches und anpassungsfähiges System wahrzunehmen.

Erfahrung:

Die Anweisung einer Bewegungsrichtung erfolgt im Wechsel auf der rechten und linken Körperseite oder auf der Vorder- und auf der Rückseite. Die eine Hand führt dabei meistens Zug und die andere Druck aus.

Handling zum Drehen:
Ein Impuls von vorne nach hinten (Zug); ein Impuls von hinten nach vorne (Druck), von den Körperseiten ausgehend.

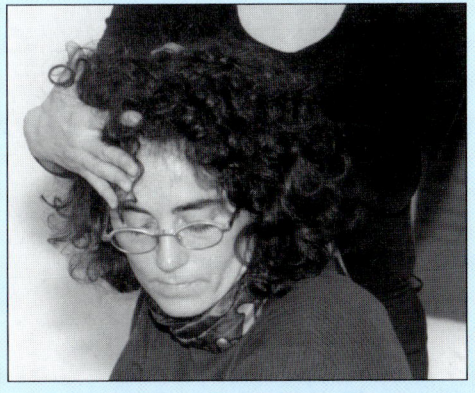

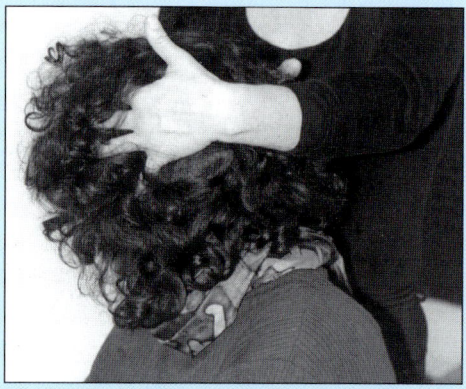

Handling zum Beugen-Strecken eines Körperteils:

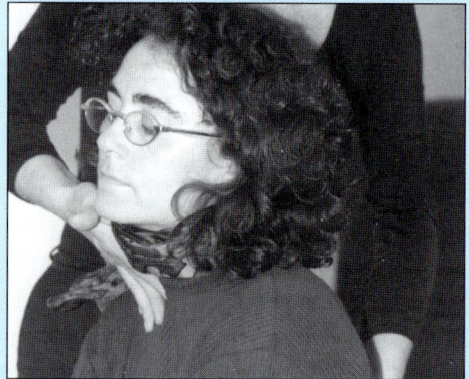

Aufrichten: Ein Impuls von oben nach unten (Druck); ein Impuls von unten nach oben (Zug).

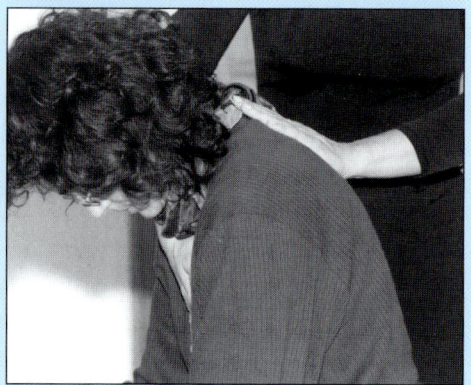

Einsinken: Ein Impuls von oben nach unten (Zug); ein Impuls von unten nach oben (Druck).

Handling zum Nacheinander Bewegen von Körperteilen:

Der Zug an einem Körperteil wird in dem Moment, in dem die Bewegung beim nächsten oder übernächsten Körperteil ankommt, mit Druck übernommen.

Probieren Sie dies aus, wenn Sie einem Partner helfen vom Stuhl aufzustehen.

Obwohl die Hände von Anfang an am Brustkorb und am Knie bereit sind, um die Bewegung zu übernehmen, erfolgen die Impulse nacheinander.

- Ihr Partner sitzt vorne auf der Stuhlkante.
- Ziehen Sie den Brustkorb Ihres Partners in der Art, dass das Becken vorwärts kippt.
- Erst wenn Sie merken, dass die Gewichtsverlagerung des Beckens auf die Beine erfolgt, ergänzen Sie die Bewegung Ihres Partners mit dem Druck gegen das Knie.

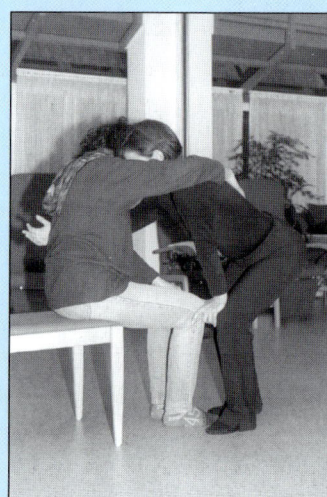

Phase 1

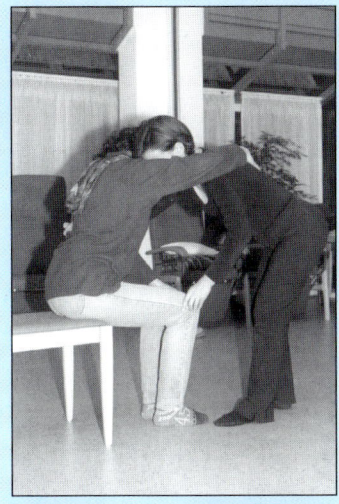

Phase 2

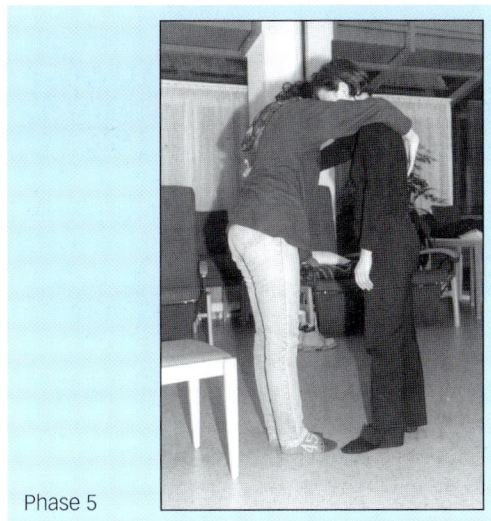

Phase 5

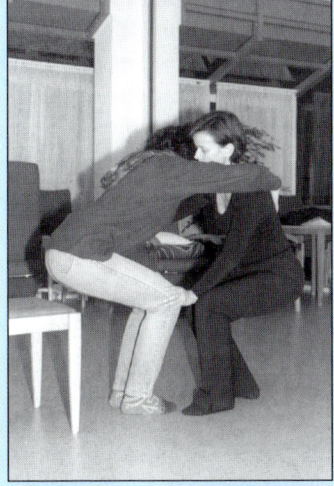

Phase 3

7.4.7 Zusammenfassung zum Thema Anstrengung

Wenn Sie Patienten nach kinästhetischen Gesichtspunkten pflegen:

1. Regulieren Sie Ihre Anstrengung mit Ihrem Körpergewicht und mit dem Druck zur Unterstützungsfläche.
2. Geben Sie dem Patienten Informationen über die Bewegungsrichtung durch gezielten Zug oder Druck.
3. Halten Sie über ein geringes Maß an Anstrengung eine konstante Beziehung mit dem Patienten über Zug und Druck.
4. Ergänzen Sie die Anstrengung des Patienten genau um die Menge, die nötig ist, damit der Patient die Absicht der Handlung möglichst selbstständig erreichen kann.
5. Fördern Sie die Elastizität von Haut und Muskeln sowie die Stabilität der Knochen mittels Zug und Druck.
6. Unterstützen Sie die Bewegung der Vitalen Funktionen oder hemmen diese kurzfristig durch gezielten Zug oder Druck.
7. Fördern Sie die Belastungsgrenze des Patienten durch Steigerung der Zug und Druckwirkung auf den Körper.

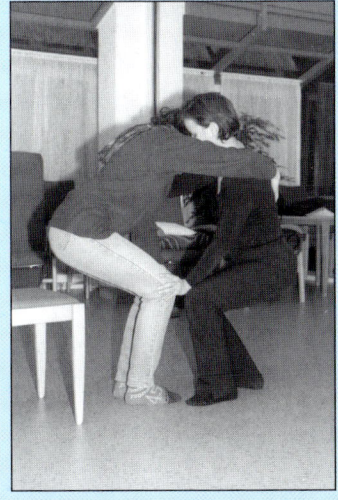

Phase 4

7.4.8 Wie entwickeln Sie ihre Handlingfähigkeiten weiter?

Im nächsten Kapitel zum Thema Umgebung lernen Sie die Umgebung so zu gestalten, dass Sie:

- den Patienten in seiner Bewegungskontrolle unterstützt;
- Ihm den Kontakt und die Beziehung zur Umgebung erleichtert;
- er sich trotz Krankheit wohl und geborgen fühlen kann und
- dass Sie ihn in seiner Gesundheitsentwicklung unterstützt.

7.5 Umgebung

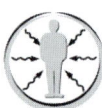 Die Umgebung trifft unseren Körper am deutlichsten an unseren Massen oder Körperteilen. Sie ist eine wichtige Referenz für unsere Bewegung und gibt je nach Beschaffenheit unterschiedliche Reize und Bewegungsideen für unseren Körper. Die Unterlagerung der großen Bewegungsebenen bremst die Bewegung des Patienten, die Unterlagerung der Körperteile fördert die Bewegung. Wenn Sie also Weichteile des Patienten unterlagern nehmen Sie ihm Bewegungsmöglichkeiten weg, wenn Sie harte Stellen unterlagern fördern Sie die Beweglichkeit.

7.5.1 Leichtere Bewegung durch wirksame Beziehung zur Umgebung

Um unbeschwerter zu funktionieren, passen wir uns ständig veränderter Umgebung an oder wir gestalten die Umgebung neu, damit sie unsere Bewegung und Funktion erleichtert.
Die Art der Umgebung beeinflusst also unsere Bewegung und unsere Handlungen. Bei jeder Aktivität, Ausruhen, Fortbewegen etc. haben wir die Möglichkeit, vieles in der Umgebung so zu gestalten, damit unser Vorhaben einfacher wird. Wenn die Umgebung

schlecht veränderbar ist können wir zusätzlich unsere Bewegungsmuster so verändern, damit sie besser zur Umgebung passen.
Pflegeabhängigen Menschen ist die Gestaltung einer funktionserleichternden Umgebung nicht oder nur beschränkt möglich. Deshalb müssen die Pflegenden diese Aufgabe oft ganz oder teilweise übernehmen. Mit einfachen Umgebungsveränderungen können für den Patienten Alltagsaktivitäten erleichtert und auch der Krankenhausalltag abwechslungsreicher gestaltet werden.
Pflegepersonen mit einem guten Bewegungsverständnis und kompetentem Handling sind eine der wichtigsten Umgebungsressourcen für einen stark funktionseingeschränkten Menschen. Sie ermöglichen ihm eine frühzeitige, sichere und fördernde Mobilisation und somit bessere Chancen dafür, die gesunden Anteile in seinem Körper zu erhalten und die kranken Anteile zu integrieren.

7.5.2 Die Wirkung der Umgebung Krankenhaus

Die Umgebung des Krankenhauses desorientiert Patienten häufig. Geräte, Infusionen, andere Zu- und Ableitungen im Körper, der veränderte Tagesrhythmus und all die neuen Menschen mit ihrer medizinischen Sprache verunsichern den Patienten. In Mehrbettzimmern werden die Krankheiten und die Pflege unbekannter Menschen sowie deren lebensbedrohliche Zustände oder gar Todesfälle hautnah miterlebt.
Zur Übernahme oder Unterstützung der Lebensaktivität »Sich Bewegen«, wie auch zur Koordination und Durchführung aller anderen Lebensaktivitäten und zur Überwachung der Vitalfunktionen, ist die Pflegeperson die wichtigste Umgebung für den Patienten. In Zusammenarbeit mit den Angehörigen vermittelt sie dem Patienten in dieser Umgebung Orientierung, Wohlbefinden und Sicherheit.
Damit Patienten in der neuen Umgebung im Krankenhaus die Orientierung nicht ver-

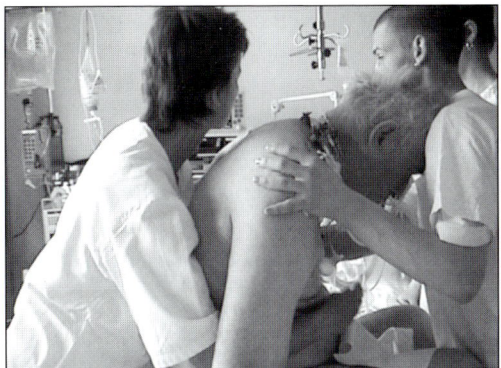

Patient auf der Intensivstation: In dieser Situation ist die Pflegeperson die wichtigste Bezugsperson

7.5.3 Die Wirkung unterschiedlicher Lagerungsmittel

Die Umgebung ist eine wichtige Referenz für Bewegung. Über die Körperteile und ihre Kontaktstellen (Druck) zur Umgebung nehmen wir in verschiedenen Positionen immer wieder andere Bereiche in unserem Körper deutlich wahr. Ohne klare und veränderbare Körperempfindungen zur Umgebung verschwimmt unser eigenes Selbstbild. Eine weiche, anschmiegsame und nachgiebige Umgebung bremst die Bewegung und verwässert die Eigenwahrnehmung. Sie füllt alle Bewegungsebenen mit »Material« aus, sodass diese an Anpassungsfähigkeit verlieren.

lieren, fördern Sie deren Körperbewusstsein mittels Bewegung.

Helfen Sie zudem Patienten einen eigenen Tagesrhythmus zu finden und suchen Sie für ihn nach Möglichkeiten des sich Zurückziehens (gedämpftes Licht, Ruhe, Zudecke) im Wechsel zu kommunikativen und bewegten Momenten. Die Mitbestimmung des Patienten im Tagesablauf, die Übernahme von Verantwortung etc. unterstützen ihn dabei, in der neuen Umgebung orientiert zu bleiben.

Tipps für Ihre eigene Erfahrung:

- Legen Sie sich für einen Mittagsschlaf auf verschiedene in ihrem Krankenhaus gebräuchliche Matratzen wie Superweich, KCI, normale Matratze, Clinitron etc.
- Bewegen Sie sich in jeder Matratze, nachdem Sie mindestens eine halbe Stunde geruht und wenig bewegt ha-

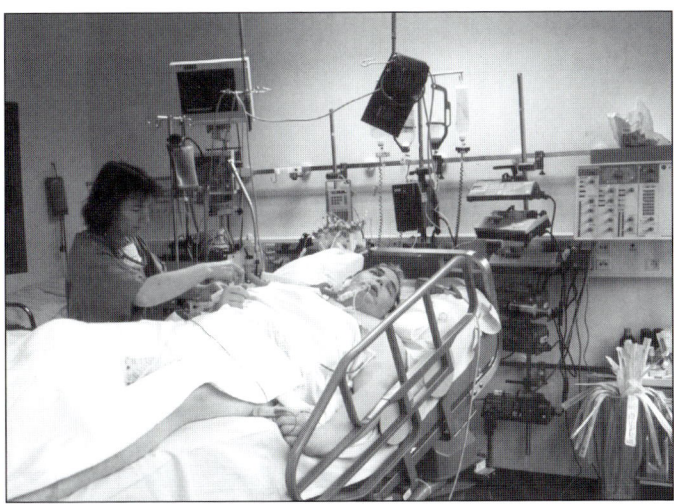

Weichlagerung: Der schwere Körper des Patienten sinkt stark in die Matratze ein. Vor allem Kopf, Brustkorb und Becken können in dieser Matratze schwer in ihrer Lage verändert werden.

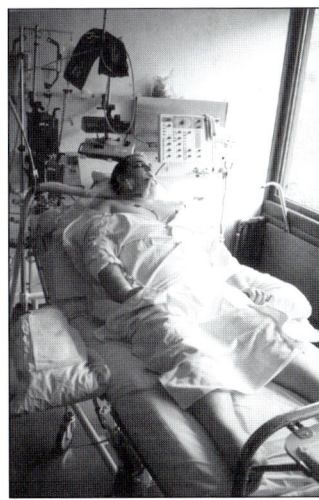

Normale Matratze: Der Körper des Patienten hebt sich mehr von der Matratze ab. Die Körperteile können leichter in ihrer Lage verändert werden.

ben ein Mal nach oben und ein Mal zur Seite.

- Stehen Sie danach langsam auf, wie nach einer frischen Operation.

Reflexion:
Beschreiben Sie jedes Mal, wie Sie Ihre Bewegung in der jeweiligen Matratze empfinden:

- Empfinden Sie die Matratze als bequem zum Schlafen?
- Empfinden Sie die Fortbewegung als sicher und leicht steuerbar?
- Was für ein Körpergefühl haben Sie nach der Ruhephase?
- Sind Ihre Körperteile so frei beweglich wie in Ihrem eigenen Bett?
- Was für ein Bewegungsmuster haben Sie gewählt, um sich effektiv, mit wenig Anstrengung im Bett nach oben oder zur Seite zu bewegen?
- In welcher Position haben Sie geschlafen und weshalb?
- Können Sie leicht Druck zur Unterstützungsfläche aufbauen?

7.5.4 Bewegungsunterstützung in extremen Lagerungsmitteln

Sicher haben Sie erfahren können, wie viel Bewegung eine Weichlagerung schluckt. Damit in solchen Lagerungsmitteln nicht zusätzliche Defizite für den Menschlichen Körper entstehen ist es unbedingt erforderlich, dem Patienten regelmäßige Bewegung in allen Bewegungsebenen zukommen zu lassen. (Vergleiche Seite 88–90.)
Das Weichlagern von Patienten zur Dekubitusprophylaxe hat nicht zwangsläufig eine Arbeitsersparnis zur Folge. Die aktivierenden Lagewechsel sind schwieriger zu gestalten. Dadurch wird das Bewegungsdefizit des Patienten vergrößert. Um präventiv auf die Folgeerscheinungen von Bewegungsmangel hin zu wirken, sind Sie gezwungen dem Patienten viele spezielle Bewegungseinheiten zukommen zu lassen.

7.5.5 Gestaltung einer bewegungserleichternden Beziehung zur Umgebung

Oft sind Betten für die Patienten zum Sitzen so hoch, dass die Füße nicht am Boden aufliegen, während die Oberschenkel noch vom Bett unterstützt sind. Ein Unterlagern der Füße hilft dem geschwächten Patienten auf der Bettkante sitzen bleiben zu können, und als Vorbereitung fürs spätere Aufstehen zu üben, die Füße wieder zu belasten.

Erfahrung:
Sie können die auf dem vorherigen Bild gezeigte Position mit unterlagerten Füßen auch benutzen, um eine kleine dicke Patientin mit starker Atemnot im Bett nach oben bewegen.

- Setzen Sie die Patientin an die Bettkante.
- Je nach Größe der Patientin und Höhe des Bettes stellen Sie entweder einen Schemel oder einen Stuhl unter ihre Füße.
- Verlagern Sie das Gewicht der Patientin, als wenn Sie ihr aufstehen helfen möchten kurz in Richtung Füße zum Stuhl oder zum Schemel nur so weit, bis das Becken entlastet ist.

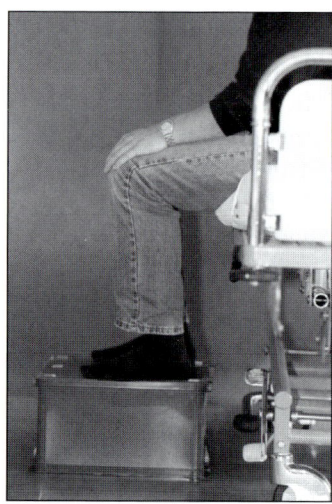

Sitzen an der Bettkante mit unterlagerten Füßen.

- Verschieben Sie das Becken der Patientin nach oben im Bett und setzen Sie sie wieder zurück.
- Nach Bedarf wiederholen Sie ein zweites Mal den Vorgang, indem Sie den Stuhl oder den Schemel nachschieben.

In vielen Situationen passen die Krankenhausstühle und Betten nicht ganz zur Körpergröße des Patienten und zu seinen Funktionsmöglichkeiten. In solchen Situationen müssen Sie Anpassungen vornehmen. Verwenden Sie dazu eher harte Lagerungsmaterialien mit einer gewissen Stabilität. Beachten Sie immer, dass die Körperteile des Patienten gut gestützt sind und die großen Bewegungsebenen frei beweglich. Der Knick im Bett zum Kopfteil muss z. B. bei einem Patienten beim Sitzen im Bett auf der Höhe des Hüftgelenks sein, damit Schultern, Hals, Taille und Hüftgelenke frei beweglich bleiben.

Dazu zwei Beispiele:

- Rückenlehne im Bett ist in der Sitzposition zu kurz: Verlängern Sie diese mit einem Brett und einem harten Kissen in Matratzendicke.
- Sitzfläche im Stuhl ist zu lang: Hartes Kissen in der richtigen Breite in den Rücken des Patienten.

7.5.6 Umgebungsveränderung hat Anpassung zur Folge

Mit kleinen Umgebungsveränderungen können wir die Muskelspannung in unserem Körper wesentlich verändern. Das bedeutet, dass für eine gleichmäßige Gewichtsverteilung kleine, zeitlich begrenzte Entlastungen (zwei bis drei Minuten) einzelner Körperpartien sehr wirkungsvoll sind.

Auf normalen Matratzen sind vor allem kleine Lagerungsmittel wie Zebatex gefaltet, Handtücher, Waschlappen, gefüllte Handschuhe, kleine eher harte Kissen etc. geeignet, um eine gleichmäßige Verteilung des Auflagedruckes zu erreichen.

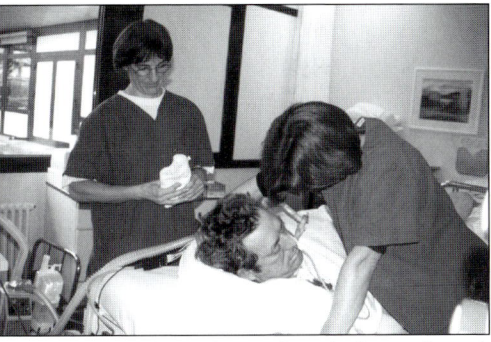

Seitenlage: Abstützen des Kopfes mit einer Rolle und zusätzliche Unterlagerung des Ohres mit einem Wasser gefüllten Handschuh

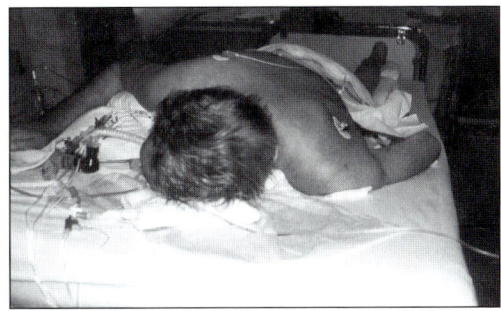

Bauchlage: Kleine Unterlagerungen unter Kopf, Ohr, Schulter, Ellenbogen

Erfahrung:
In dieser Erfahrung lernen Sie die Wirkung der Druckentlastung durch kleine Lagerungsmittel kennen.

- Setzen Sie sich auf einen harten Stuhl und legen Sie Ihre Hand unter den einen Sitzhöcker.
- Bewegen Sie nacheinander alle Ihre Körperteile.
- Wenn Sie die Hand wieder wegnehmen, werden Sie feststellen, dass Sie auf einer Seite tiefer sitzen.
- Wiederholen Sie die Erfahrung auf der anderen Körperseite.

Durch die kurzfristige Umgebungsveränderung mit einem kleinen Unterschied von ein bis zwei Zentimetern hat sich Ihre Muskelspannung und somit die Auflagefläche zum Stuhl stark verändert und

Sie geben Ihr Körpergewicht anders als vorher zur Unterstützungsfläche ab.
Sie können die Erfahrung beliebige Male wiederholen und Sie werden immer wieder eine Veränderung der Körperspannung und somit der Auflagepunkte bemerken.

7.5.7 Der Körper der Pflegenden als bewegliche Umgebung für den Patienten

Pflegepersonen mit einem guten Bewegungsverständnis und kompetentem Handling sind eine der wichtigsten Umgebungsressourcen für einen stark funktionseingeschränkten Menschen. Sie ermöglichen ihm eine frühzeitige, sichere und fördernde Mobilisation und somit bessere Chancen dafür, die gesunden Anteile in seinem Körper zu erhalten und die kranken Anteile zu integrieren.

Werden Patienten mit geringem oder gar keinem selbstkontrollierten Stehvermögen im freien Raum bewegt, kann der Patient nur durch den Pflegenden als Abstützfläche transferiert werden. Das Abstützen erfolgt an allen Körperteilen, an denen der Patient wenig oder gar keine Selbstkontrolle für Bewegung hat.

Transfer mit einem tetraplegischen Patienten

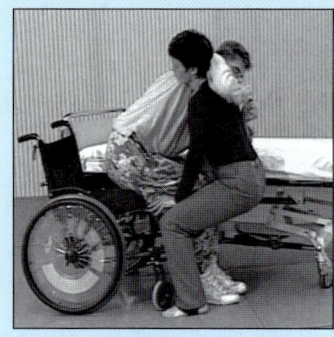

Phase 1

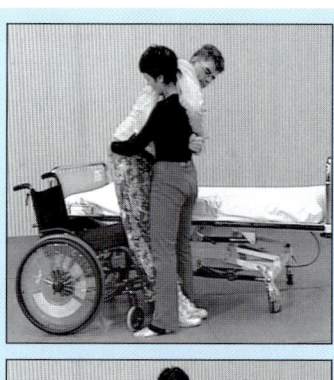

Phase 2

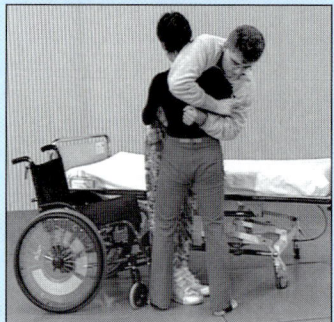

Phase 3

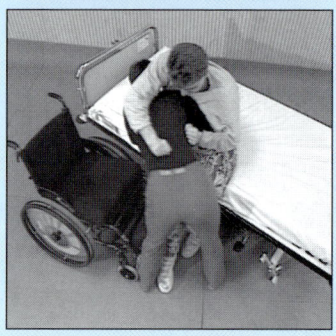

Phase 4

7.5.8 Umgebungsgestaltung zur Erholung bei bewusstlosen Patienten

Lagerungsmittel werden einerseits dazu benutzt um Körperteile abzustützen. Andererseits ermöglichen sie auch die Erfahrung von Abgrenzen zur Umgebung, sich sicher fühlen, Geborgenheit und Intimsphäre. Für diese Anteile ist die »Nestlagerung« geeignet.

Die Rolle ist am leichtesten aus normalen Decken (Duvets) herzustellen. Rollen Sie diese möglichst eng, damit die Rolle eine gewisse Härte aufweist. Probieren Sie dann die Verwendbarkeit bei Ihren Patienten selber aus. Je nach Situation gibt es unendlich viele Möglichkeiten der Anwendung:

Auch für die **Unterlagerung in der Bauchlage** können Sie eine Rolle verwenden.

Wenn Sie Kissen verwenden, nehmen Sie für das Abstützen der Körperteile eher harte, damit der Patient genug Stabilität in den verschiedenen Positionen erfährt und die notwendigen Körperbewegungen für die Vitalfunktionen möglichst ungehindert stattfinden können. Ergänzungen zur Lagerung finden Sie in den Kapiteln 8.5 und 10 und auf den Seiten 84 bis 86):

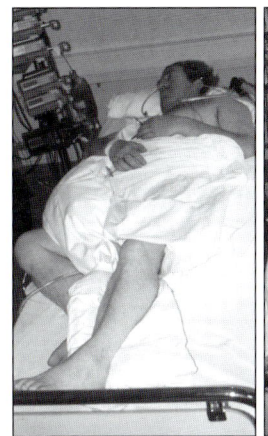
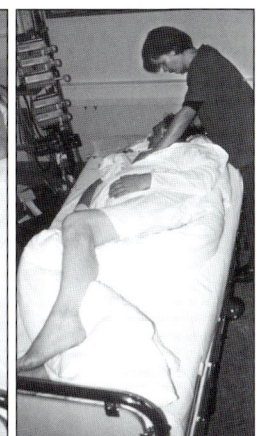

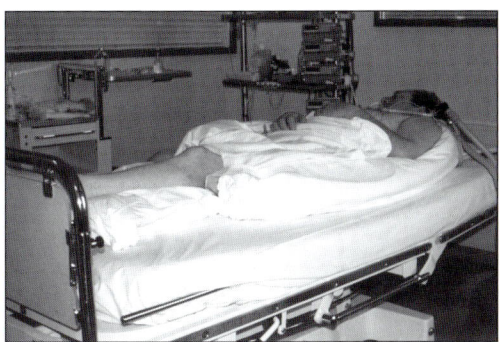
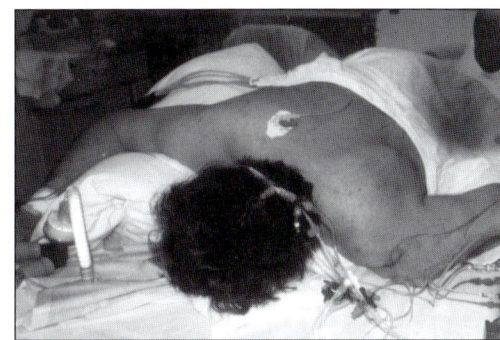

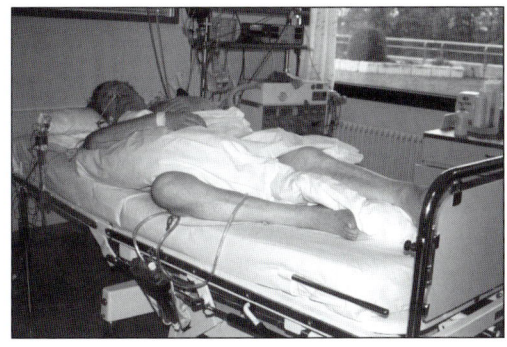
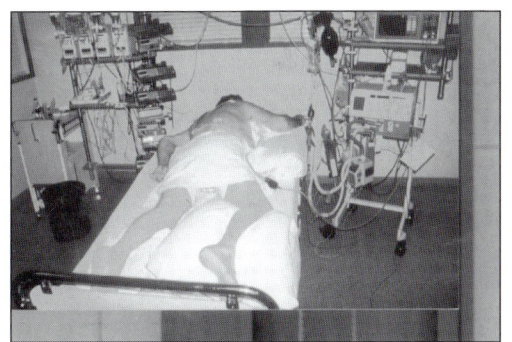

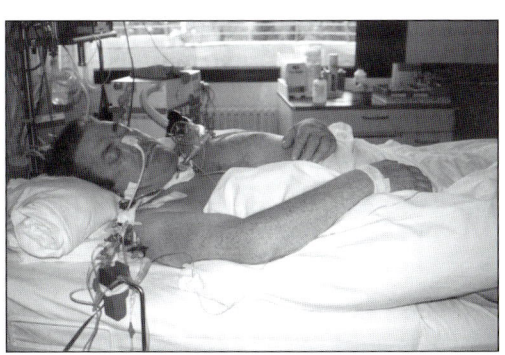
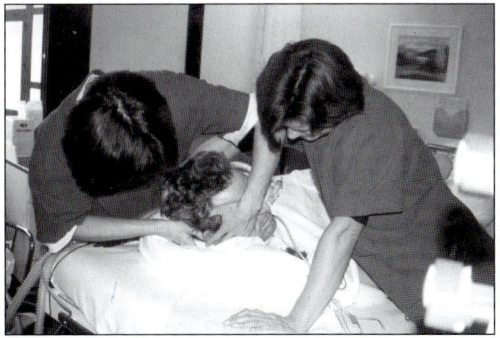

7.5.9 Zusammenfassung zum Thema Umgebung

Wenn Sie Patienten nach kinästhetischen Gesichtspunkten pflegen:

1. Trainieren Sie Ihren eigenen Körper, damit Sie über optimale Voraussetzungen als bewegliche Umgebung für den Patienten verfügen. Elastischer Bewegungsapparat, ausreichende Stabilität, ausgeglichener Muskeltonus, feines Körperbewusstsein, Fähigkeit zu fließendem Kontraktionsauf- und Abbau sowie zu fortlaufender Gewichtsverlagerung.

2. Wählen Sie geeignete individuelle Hilfsmittel zur Unterstützung der Bewegung und der Ruhepositionen des Patienten.

3. Sorgen Sie für genügend neue Impulse und Abwechslung in den verschiedenen Liegepositionen eines beatmeten Patienten.

4. Erleichtern Sie alle Alltagsfunktionen durch eine zweckdienliche Umgebungsgestaltung.

5. Suchen Sie nach geeigneten persönlichen Mitteln zur Förderung der Wahrnehmung und des Wohlbefindens des Patienten sowie nach passender Ernährung, Körperpflegemittel, Kleidung, etc.

8. Funktionale Bewegungslehre

Patienten haben oft multiple Bewegungsprobleme durch Verletzungen, Operationswunden, Stoffwechselerkrankungen sowie durch Bewusstseinseinschränkungen. Sie werden häufig von einem Tag zum nächsten damit konfrontiert, ihre gewohnten Bewegungsmuster drastisch zu verändern oder die gesamte Selbstkontrolle für die Bewegung abzugeben.

Damit sind die Patienten auf die Hilfe von Fachpersonen angewiesen, die ihnen andere Bewegungsideen vorschlagen und sie kompetent beim Erlernen und/oder Ausführen dieser neuen Bewegungsmuster unterstützen. Die neuen Bewegungsmuster sind notwendig, um Alltagsfunktionen weiterhin selbstkontrolliert durchführen zu können.

An vielen Körperteilen müssen die Gewichtsverlagerungen jetzt besonders vorsichtig erfolgen. Das bedeutet auf die Bewegungselemente bezogen: mit wenig Anstrengung und Belastung, kleinräumig und langsam. Trotzdem ist der Bewegungsapparat sowie der Stoffwechsel des Patienten auch im akuten Krankheitsfall über 24 Stunden auf Bewegung in allen Muskeln und Gelenken angewiesen.

Die Steuerung der nicht selbstkontrollierten Körperteile des Patienten muss von der Pflegenden während der Mobilisation teilweise oder ganz übernommen werden. Dazu brauchen Sie als Pflegende ein fundiertes anatomisches Wissen, die Bewusstheit und das Verständnis für die anatomischen Eigenschaften des menschlichen Körpers und für die Integration von kranken und gesunden Anteilen in Bewegungsabläufen und in Alltagshandlungen.

Sie lernen in diesem Kapitel:

- der Knochenstruktur eines Menschen für die Gewichtsverlagerung zu folgen;
- Bewegungen mit minimaler Belastung für die Weichteile und die Muskulatur auszuführen;
- die Bewegungsmöglichkeiten zwischen und innerhalb der Massen auszuschöpfen, um eine Bewegung leicht kontrollier- und integrierbar zu erleben;
- Patienten in Alltagsfunktionen in ihrer Bewegung zu unterstützen und zu fördern;
- Sekundärerkrankungen durch Bewegung vorzubeugen.

8.1 Körperteile

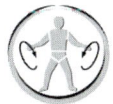 Menschen kompetent zu pflegen und in ihrer Bewegung zu unterstützen erfordert ein fundiertes praktisches anatomisches Wissen sowie die Bewusstheit und das Verständnis für die anatomischen Eigenschaften des menschlichen Körpers und deren Berücksichtigung in einer Bewegungsanleitung.

8.1.1 Die Rolle des Körperbaus für die Bewegungsmöglichkeiten

Die Knochen und Muskeln bilden die stabilen und instabilen Strukturen des menschlichen Körpers. Wenn Sie Muskeln und Knochen ihren Funktionen entsprechend benutzen, erreichen Sie, dass die Körperteile einander unmittelbar und dynamisch in einem Bewegungsablauf folgen können.

Der ganze Körper des Patienten, d. h. alle seine Muskeln, Knochen und Organe werden in der Kinästhetik in jedem Bewegungsablauf integriert. Damit schaffen Sie geeignete Voraussetzungen für eine frühzeitige, aktive Beteiligung des Patienten an seiner Genesung.

Die Bewegung der Patienten ist häufig durch viele Funktionsstörungen in unterschiedlichen Körperteilen (durch Verletzungen, Operationswunden, Stoffwechselerkrankungen, etc.) eingeschränkt. Solange aber die Körperteile des Patienten vom Bett oder von den Pflegenden unterstützt werden, ist es für die Pflegende leicht, durch fortlaufende Veränderung der Auflagefläche ein Körperteil nach dem anderen in Bewegung zu bringen, um den Patienten an den gewünschten Ort fortzubewegen. Die Bewegung kann so jederzeit angehalten werden. Dadurch fühlt sie sich sicher und leicht korrigierbar an.

8.1.2 Massen (Körperteile) und Zwischenräume (große Bewegungsebenen)

Das Thema »Körperteile« beschreibt den Aufbau des menschlichen Bewegungsapparates zuerst unter dem stark vereinfachenden, dafür aber sehr funktionsbezogenen Aspekt von Massen und Zwischenräumen.

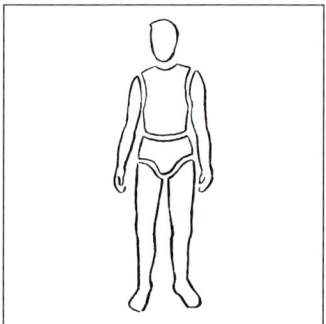

Zentrale Massen:
- Kopf
- Brustkorb
- Becken

Extremitäten:
- zwei Arme
- zwei Beine

Zwischenräume:
- Hals
- Schultergürtel
- Taille
- Hüftgelenke

Das Körpergewicht eines Menschen verteilt sich auf sieben Körperteile (Massen). Alle Körperteile können einzeln und in Beziehung zueinander in unterschiedliche Richtungen bewegt werden. In einem Bewegungsablauf haben die Massen immer die Tendenz nacheinander und nicht gleichzeitig ihre Lage zu verändern. Jede Lageveränderung einer Masse bedeutet immer zugleich eine Beziehungsveränderung zu den anderen Körperteilen.

Jedes der sieben Körperteile können Sie einzeln in viele Richtungen bewegen. Als optimale Voraussetzungen für das nacheinander Bewegen von Körperteilen benötigt Ihr Bewegungsapparat:

- eine vitale Muskelspannung;
- gut bewegliche Gelenke;
- und belastbare Knochen.

Die Größe des Bewegungsspielraums zwischen den Körperteilen ist abhängig vom Muskeltonus, der Gelenkbeschaffenheit und dem Körperbewusstsein.

Erfahrung:
Eine Voraussetzung für leichte, fließende und harmonische Gewichtsverlagerung ist also die anpassungsfähige frei bewegliche Muskulatur. Verfügen Sie über eine solche?

- Setzen Sie sich bequem auf die Kante eines Stuhles. Ihre Beine müssen dazu gut beweglich sein.
- Bewegen Sie jedes Körperteil 3–4 mal in alle vier Richtungen: nach oben, nach unten, nach rechts und nach links.
- Legen Sie dabei Ihre Hände an die Bewegungsebenen, um die Veränderungen der Muskeln gut nachzuempfinden.
- Stehen Sie vom Stuhl auf, indem Sie gleichzeitig jedes Körperteil in die vier verschiedenen Richtungen hin und her schwenken.

Reflexion:
- Können sich Ihre Muskeln leicht den verschiedenen Richtungen anpassen?
- Verändert sich durch Wiederholung des Bewegungsablaufs die Größe des Bewegungsspielraums?
- Können Sie durch Aufbau von Muskelspannung Ihre eigene Bewegung in den großen Bewegungsebenen einschränken oder sogar verhindern?

- Finden Sie die vier hauptsächlichen Bewegungsrichtungen für alle sieben Körperteile auch in Rückenlage und in Seitenlage?

Die Gliederung des menschlichen Körpers in einzelne Körperteile (Massen) und dazwischenliegende Bewegungsebenen (Zwischenräume) ermöglicht eine klare Unterscheidung der zwei Funktionen des Bewegungsapparates:

- Massen = Gewicht sein
- Zwischenräume = Bewegung zulassen.

Auf dieser Grundlage ergeben sich folgende Konsequenzen für das Führen der Bewegung eines anderen Menschen:

1. Die Körperteile eines gesunden Menschen haben immer die Tendenz, nacheinander und nicht miteinander in Bewegung zu gehen.
2. Die Bewegung überträgt sich über die Bewegungsebenen von einem Körperteil zu einem nächsten.
3. Die Einleitung einer Bewegung erfolgt vorzugsweise von einer Masse aus.
4. Bevor Sie eine Masse verschieben, verkleinern Sie deren Auflagefläche.
5. Verlagern Sie zusätzlich Gewicht zu einer oder mehreren der umliegenden Massen.
6. Erst wenn das Körperteil fast frei liegt, verändern Sie seine Lage

Nur unter Einhaltung dieser grundlegenden funktionellen Aspekte ist für einen Menschen eine harmonische, jederzeit kontrollier- und korrigierbare Bewegung möglich.

Erfahrung: (Bildfolge siehe Seite 60)
Bewegung führen Sie vorzugsweise an den Körperteilen, an harten, knöchernen Stellen, um der Muskulatur und den Gelenken freien Bewegungsspielraum zu ermöglichen. Durch die Lageveränderung eines ersten Körperteils beginnt während eines Bewegungsablaufs ein Körperteil

dem anderen zu folgen. Erfahren Sie diese Wirkung während der Überrollbewegung von der Rückenlage in die Bauchlage und umgekehrt:

- Legen Sie sich in Rückenlage auf den Boden.
- Steuern Sie von jedem Körperteil aus ein Mal eine Überrollbewegung von der Rückenlage in die Bauchlage und zurück in die Rückenlage.
- Verändern Sie dazu die Stellung des jeweiligen Körperteiles solange, bis die Veränderung des einen Körperteils bewirkt, dass die anderen nacheinander der Bewegung des ersten durch Überrollen folgen.

Reflexion:

- Können Sie die dynamische Wirkung der Lageveränderung eines Körperteils auf den restlichen Körper spüren und ausnutzen?
- Von welchem Körperteil aus können Sie persönlich die Bewegung am leichtesten steuern?
- Erfahren Sie manchmal, dass verschiedene Körperteile miteinander in Bewegung gehen?
- Entdecken Sie in Ihrem Körper Bewegungsebenen, die eine erhöhte oder eine erniedrigte Muskelspannung aufweisen?
- Bewegen Sie jedes Mal Ihre Körperteile fließend vom Boden weg oder heben Sie diese zum Teil vom Boden ab?
- Fallen Körperteile zu Boden oder bewegen sie sich fließend und nacheinander wieder zum Boden zurück?

Mit der Beantwortung der oben stehenden Fragen können Sie für sich persönlich entdecken, ob Sie gewohnt sind, Ihren Bewegungsapparat seinen Funktionen entsprechend zu benutzen. D. h.:

- die Körperteile zum Einleiten oder Führen der Bewegung;

- die Bewegungsebenen zum Weiterleiten oder Übertragen der Bewegung;
- die Knochen für die Gewichtsverlagerung und die Stabilisierung für die Bewegung;
- die Muskeln für die Anpassung und aktive Arbeitsleistung für die Bewegung.

Wenn Sie in einem Bewegungsablauf zu viel Anstrengung erfahren, überprüfen Sie visuell, kognitiv oder mit Ihrer Bewegungswahrnehmung, ob eine der drei ungünstigen Bedingungen erfüllt ist:

- Ist die Muskulatur in einer oder in mehreren Bewegungsebenen angespannt?
- Gibt es Körperteile, die miteinander in Bewegung gehen?
- Versuchen Sie öfter, Körperteile entgegen der Schwerkraft zu bewegen?

Da die eine Bedingung Voraussetzung für die andere ist, können Sie jedes Mal frei für sich entscheiden, welchem Aspekt Sie in einem Bewegungsablauf folgen möchten. Wenn Sie spüren, dass Sie im Begriff sind, Ihre Anstrengung zu erhöhen, korrigieren Sie die Bewegung an der entsprechenden Stelle in Ihrem Körper anhand der obigen Kriterien.

Erfahrung:
Sie möchten bei einen beatmeten Patienten einen Lagewechsel von der Rückenlage in die Seitenlage durchführen.

1. Absicht:
   - Sie bewegen den Patienten von der Bettmitte zur einen Bettseite hin.
   - Sie drehen den Patienten von der Rückenlage in die Seitenlage.
2. Fokus:
   - Körperteile bewegen, nacheinander und in viele Richtungen

1. Handlung:
Verschieben Sie ein Körperteil des Patienten nach dem anderen in die gewünschte Richtung. Sie brauchen dazu die Körperteile nicht von der Unterstützungsfläche

wegzuheben. Verlagern Sie vor dem Verschieben einen Teil des Gewichts zu den umliegenden Körperteilen. Für besonders gute Entlastung vor dem Bewegen müssen Sie bei verletzten Körperteilen oder bei erschwerten Umgebungsbedingungen (Weichlagerung, Drainagen) sorgen.

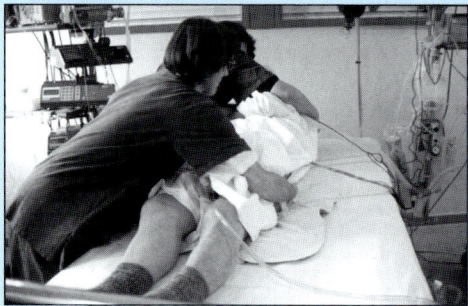

Ein Bein nach dem anderen zur Seite verschieben. Anschließend das Becken zur Seite verschieben.

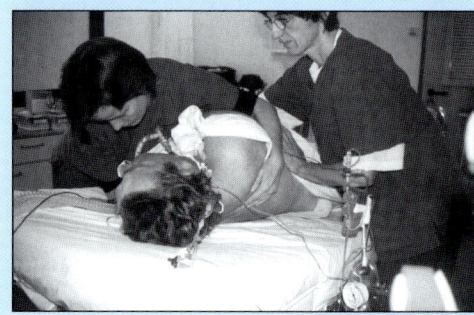

Brustkorb, Arme und Kopf nacheinander seitlich verschieben.

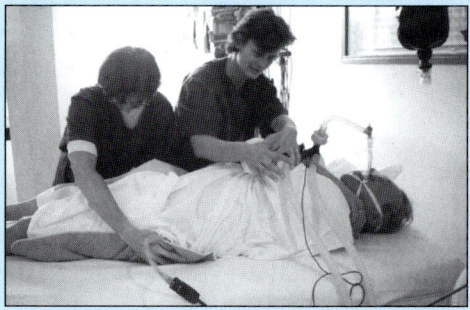

Drainagen etc. vorbereiten auf die Drehung.

2. Handlung:
Drehen Sie den Patienten von den Beinen her in die Seitenlage, sodass ein Kör-

perteil das Rollen des nächsten bewirkt. Kontrollieren Sie die Dynamik der Körperteile und bremsen Sie wenn nötig bei extrem wenig Muskeltonus den »Fall« der Körperteile zur Unterstützungsfläche hin. Damit der Kopf während der Drehung gut entlastet ist, ziehen Sie das Körpergewicht des Patienten während der Drehung leicht in Richtung Füße. Dies bewirkt, dass das Beatmungssystem in der Bewegung ungehindert folgen kann. Die gute Kopfentlastung hilt Ihnen, unnötigen Hustenreiz beim Patienten zu verhindern.

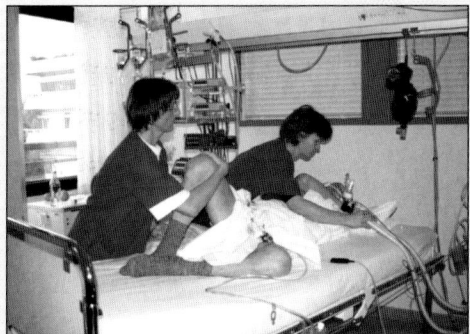

Beine anstellen und drehen in Seitenlage mit Gewichtsverlagerung vom Becken in Richtung Beine und von Kopf und Brustkorb in Richtung Arme.

Wenn Sie die neue Position erreicht haben, überprüfen Sie, ob jedes Körperteil noch in alle vier Richtungen beweglich ist. Erst dann stützen Sie den Körper wo nötig mit Lagerungsmaterial ab.

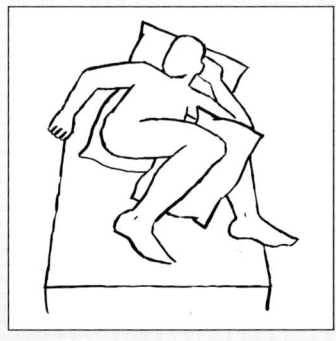

Stützen Sie den Körper in der neuen Lage wo nötig ab.

Reflexion:
Erfahren Sie zu viel Anstrengung oder zu wenig Bewegungskontrolle, überprüfen Sie, in welchem Moment die für diesen Ablauf vorgesehenen Bewegungskriterien (Fokus) nicht erfüllt waren.

2. Lagewechsel von der Rückenlage in die Bauchlage
Absicht:

- Sie bewegen den Patienten von der Bettmitte zur einen Bettseite hin.
- Sie drehen den Patienten von der Rückenlage in die Seitenlage.
- Sie bewegen den Patienten in Seitenlage nochmals weiter zur einen Bettseite hin.
- Sie drehen den Patienten von der Seitenlage in die Bauchlage.

Fokus:

- Körperteile bewegen nacheinander und in viele Richtungen

Handlungsabfolge:
Prinzipiell gehen Sie wie im ersten Beispiel vor. Um genügend Platz zu haben, müssen Sie den Patienten zusätzlich in der Seitenlage nochmals seitwärts bewegen.
Den Arm auf der Gewicht tragenden Seite können Sie zum Drehen in die Bauchlage entweder über den Kopf führen, oder unter Brustkorb und Becken legen. (Siehe Bildfolge Seite 60)
Wegen der Beatmung und Sedierung des Patienten ist es meist einfacher, den Arm unter dem Körper durchzuführen. Beachten Sie, dass:

- Sie den Arm schon in der Drehrichtung unter den Körper legen (Handfläche gegen den Körper);
- Sie den Arm beim Überrollen immer wieder genügend entlasten. Dazu ziehen Sie, wenn Sie Widerstand gegen die Bewegung erfahren, das Gewicht vor dem Weiterbewegen zusätzlich in Richtung Becken und Bein.

Wenn Sie die neue Position erreicht haben, überprüfen Sie, ob jedes Körperteil noch in alle vier Richtungen beweglich ist. Erst dann stützen Sie den Körper wo nötig mit Lagerungsmaterial ab.

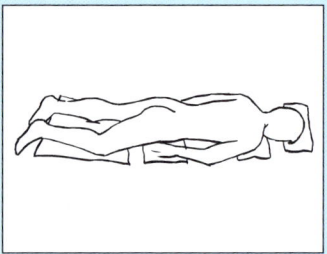

Reflexion:
Erfahren Sie zu viel Anstrengung oder zu wenig Bewegungskontrolle, überprüfen Sie, in welchem Moment die für diesen Ablauf vorgesehenen Bewegungskriterien nicht erfüllt waren.

3. Auswechseln des Bettes
Absicht:

- Sie bewegen den Patienten von der Bettmitte zur einen Bettseite hin.
- Sie schieben das zweite Bett daneben, gleichen die Betthöhe an und polstern mit einer Deckenrolle die Spalte zwischen den beiden Betten aus.
- Sie bewegen den Patienten weiter seitwärts ins neue Bett.

Fokus:

- Körperteile bewegen nacheinander und in viele Richtungen

Handlungsabfolge:
Gehen Sie wie im ersten Beispiel vor. Für den Übergang von einem Bett ins andere steigen Sie kurzfristig ins Bett, um eine bequemere Körperhaltung zu haben.

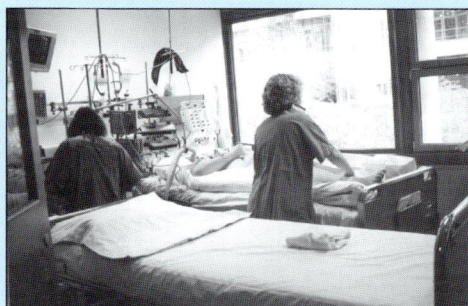

Phase 1

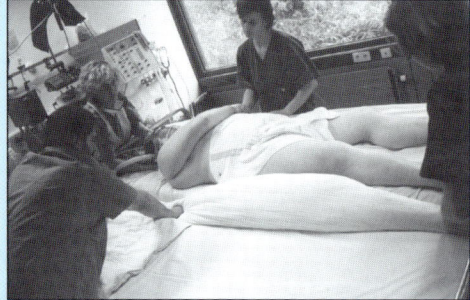

Phase 2

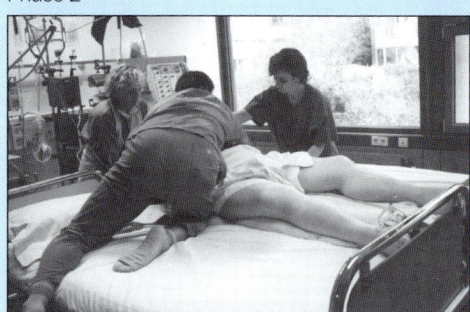

Phase 3

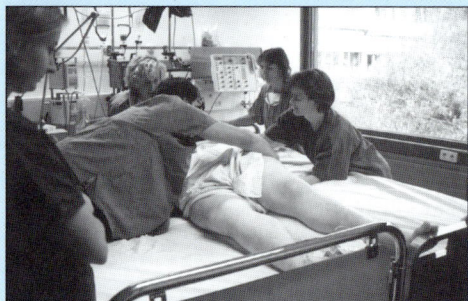

Phase 4

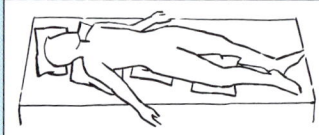

8.1.3 Zusammenfassung zum Thema Körperteile

Eine Voraussetzung für selbstkontrollierbare fließende, harmonische und sichere Bewegung sind:

- stabile Knochen, über die das Gewicht fortlaufend verlagert werden kann;
- bewegliche Gelenke, über die das Gewicht in unterschiedliche Richtungen gelenkt und verteilt werden kann;
- kontraktionsfähige Muskeln, die die Stellung der Knochen zueinander fortlaufend verändern können und die Regulation des Gleichgewichts vollziehen;
- elastische Haut, die sich gut an die Umgebung anpassen und Informationen aufnehmen kann;
- intakte und intelligente Nerven, die eine genaue Steuerung vollziehen können und
- intakter Stoffwechsel.

Je nach Einschränkungen und pathologischen Vorgängen in der Anatomie sind unterschiedliche Maßnahmen zur Bewegungsunterstützung erforderlich. Die Pflegende versucht jeweils mit ihrer Bewegung neben den anderen medizinischen Maßnahmen die Mängel beim Patienten zu ergänzen und die Größe des Bewegungsspielraums an die Belastbarkeit des Patienten anzupassen.

8.1.4 Wie entwickeln Sie Ihr funktionales Bewegungsverständnis weiter?

Im nächsten Kapitel lernen Sie zum Thema Bewegungsebenen:

- die unterschiedlichen Bewegungsmöglichkeiten innerhalb der Körperteile kennen;
- die Bewegung von einer Bewegungsebene zu einer nächsten aufzubauen und weiter zu leiten.

8.2 Bewegungsebenen

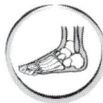
Für die Gesunderhaltung des Bewegungsapparates reicht die einfache Beschreibung von sieben Körperteilen und sechs da-

zwischen liegenden Bewegungsebenen nicht aus. Die Muskeln als aktiver und die Knochen als stützender Anteil bilden im Körper ein Vielfaches mehr an Bewegungs- und Anpassungsmöglichkeiten, nicht zur zwischen, sondern auch innerhalb der Körperteile.

Menschen erfahren in ihrem Bewegungsapparat relative Stabilität (enger begrenzte Bewegungsmöglichkeiten) in den Körperteilen wie Kopf, Brustkorb, Becken, zwei Arme und zwei Beine und Instabilität (großer Bewegungsspielraum in viele Richtungen) in den großen Bewegungsebenen wie Hals-, Taille, Schultergürtel und Hüftgelenke. Das gleiche Muster (Wechsel von Stabilität und Instabilität) finden Sie durch den ganzen Bewegungsapparat auch innerhalb der einzelnen Körperteile.

8.2.1 Haltungs- und Transportebenen

In wechselnder Abfolge können Sie beim Bewegen aller Gelenke im menschlichen Körper ein Muster von Ebenen entdecken, die Gewichtsverlagerung oben-unten (Haltungsebenen) und anderen, die Gewichtsverlagerung oben-unten-seitlich (Transportebenen) ermöglichen. Das Erhalten all dieser Bewegungsmöglichkeiten ist für die »fließende«, leicht kontrollier- und steuerbare Bewegung und Gewichtsverlagerung in allen Funktionen von wesentlicher Bedeutung.

Aus diesem Aufbau des menschlichen Skeletts ergibt sich die Grundlage für alle menschlichen Aktivitäten (Funktionen). Jede noch so kleine Bewegung zum Denken, zum Handeln oder zum Überleben (z. B. Atmen) beinhaltet die fortlaufende Verlagerung des Körpergewichts von oben nach unten und von einer Körperseite zur anderen über die Knochenstruktur.

Die Gewichtsverlagerung auf beiden Körperachsen ist notwendig, um die Absicht der Bewegung (Raumveränderung) zu erreichen und die Körperspannung dabei so zu regulieren, dass der Körper insgesamt im Gleichgewicht bleibt. In den nachfolgenden Skelettteilen sind alle Haltungebenen mit »H« gekennzeichnet, alle Transportebenen mit »T«:

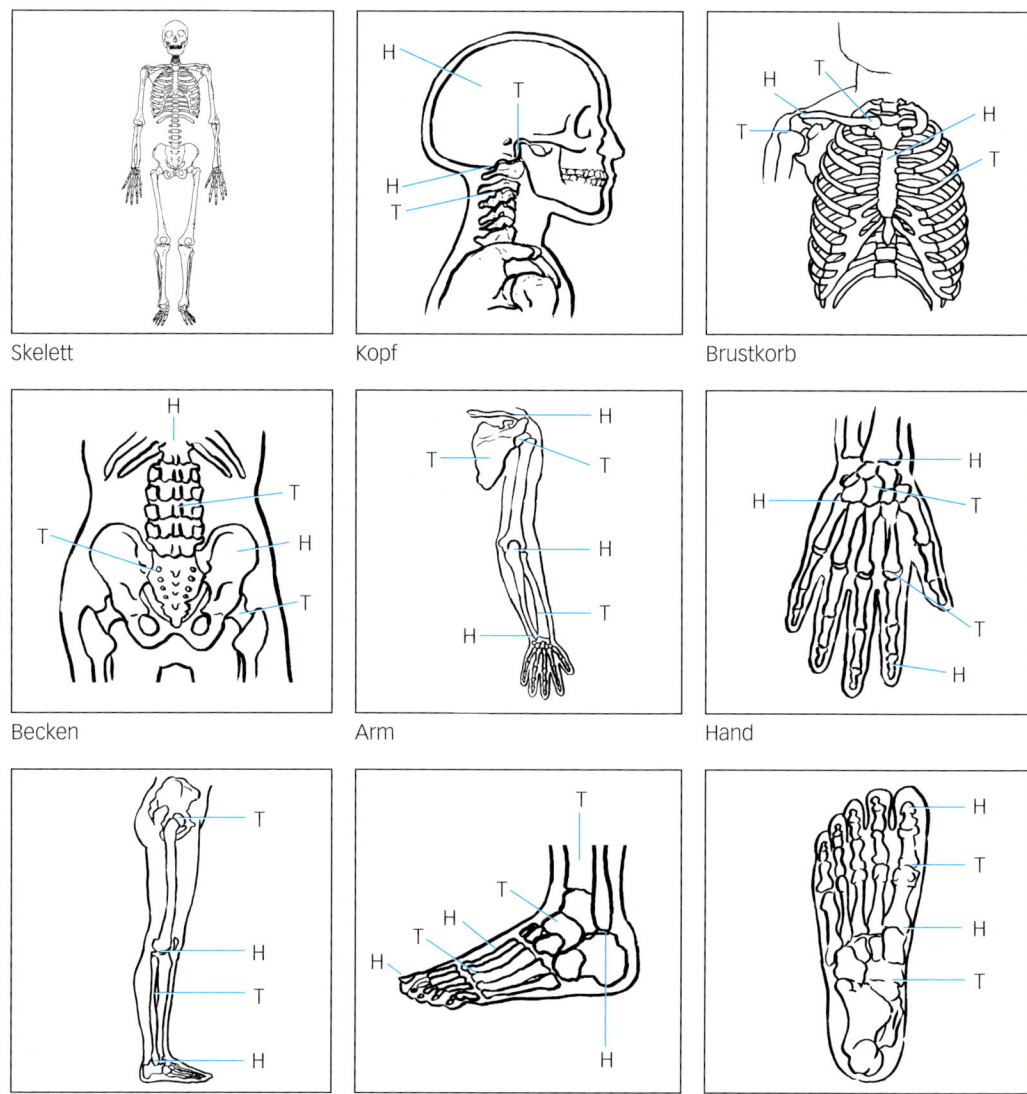

Skelett

Kopf

Brustkorb

Becken

Arm

Hand

Bein

Fuß

Fuß II

8.2.2 Mobilisation aller Haltungs- und Transportebenen

Das Bewusstmachen und regelmäßige Mobilisieren von allen Haltungs- und Transportebenen bewirkt für die Pflegende und den Patienten:

- ein klareres Bild über die möglichen Bewegungsrichtungen im Körper;
- die Erhaltung vorhandener Gelenksfunktionen;
- die schonungsvolle Vorbereitung des Bewegungsapparates auf große Aktivitäten (Lagewechsel).

Bei bewusstseinseingeschränkten Patienten müssen Sie regelmäßg Bewegung auf alle Bewegungsebenen bringen, entweder einzeln oder im Zusammenspiel zueinander, damit Sie später bei den großen Lagewechseln keine unnötigen Bewegungsdefizite erfahren.

1. Beispiel:
Mobilisation der Haltungs- und Transportebenen des Beines in Bauchlage

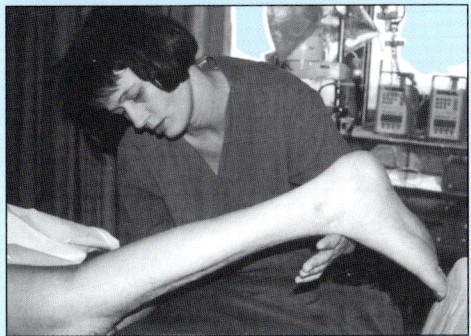

Phase 1: Öffnen Sie mit zwei oder drei Bewegungen alle einzelnen Bewegungsebenen des Beines.

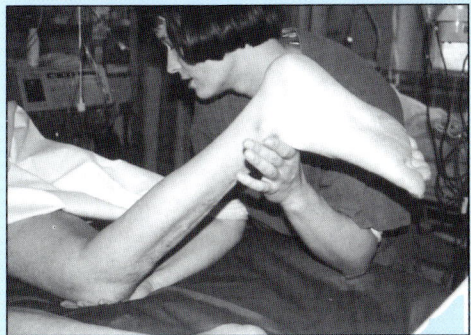

Phase 2: Integrieren Sie dann die Bewegung des Beines in einen Teil eines alltäglichen Bewegungsablaufs wie das Anbeugen des Beines zum zurück in die Rückenlage drehen.

2. Beispiel:
Mobilisation des Armes in Rückenlage

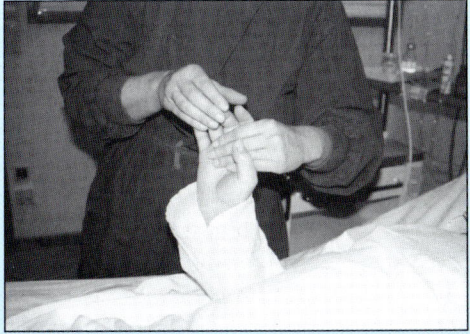

Phase 1: Öffnen Sie mit zwei oder drei Bewegungen alle einzelnen Bewegungsebenen des Armes.

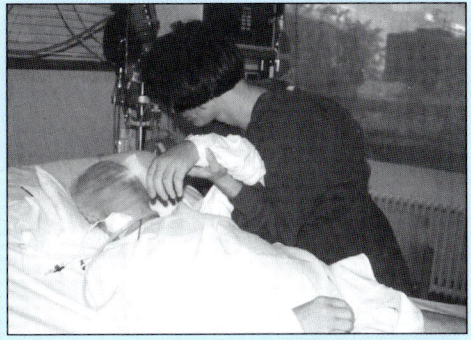

Phase 2

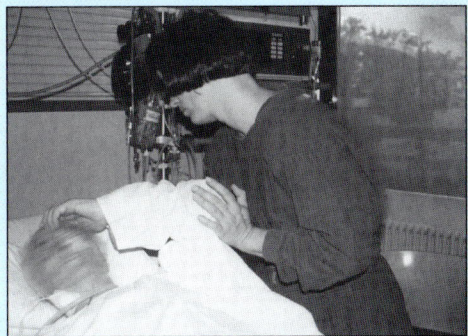

Phase 3: Integrieren Sie dann die Bewegung des Armes in einen Teil eines alltäglichen Bewegungsablaufs wie das Anbeugen des Armes zum Kämmen oder zum Waschen des Kopfes.

8.2.3 Wirkung der Mobilisation aller Bewegungsebenen auf die Gesundheit

Besonders bei langen Liegezeiten bewusstseinseingeschränkter Patienten ist es wichtig, darauf zu achten, dass alle Muskeln und Knochen regelmäßig bewegt werden. Die Gesunderhaltung aller kleinen Bewegungsebenen fördert den Patienten in Bewegungskontrolle und in der frühzeitigen Übernahme von Selbstkontrolle in allen Aktivitäten. Gehen Sie in den einzelnen Bewegungsebenen jedes Mal so weit, bis Sie leichten Widerstand bemerken. Führen Sie jede Bewegung mehrmals aus und vergleichen Sie dabei, ob sich der Spielraum durch die Bewegungen nicht vergrößert. Durch diese fortlaufende Anpassung an jede neue Erfahrung vom Bewegungsspielraum schaffen Sie für den Patienten eine Vertrauensbasis für die gemeinsamen Mobilisationen und auch für ihre Beziehung.

Das Aufwärmen von Muskeln und Knochen als Vorbereitung verbessert die Steuerung und Kontrolle der Bewegung während des Waschens, Umlagerns, aus dem Bett Transferierens etc. Der Patient und Sie erfahren während dieser Aktivität die realistischen Bewegungsressourcen des Patienten und Sie können das Zusammenspiel der Bewegung beider Personen aufeinander abstimmen. Das Körperbild des Patienten vervollständigt sich durch die Vorbereitung und hilft ihm, in der schwierigen, lebensbedrohlichen Situation in seinem Körper orientiert zu bleiben. Mit einem gut »angewärmten« Bewegungsapparat fällt es dem Patienten leichter, der Pflege und seinen Bezugspersonen zu zeigen, wie weit er schon wach ist und eigene Bewegungen ausführen kann.

Erfahrung:
Entdecken Sie bei einem Patienten die einzelnen Bewegungsebenen in einem Körperteil, das aus Gründen von zu viel oder zu wenig Muskeltonus schlecht in einen Bewegungsblauf integrierbar ist.

Teil 1
Sie beobachten bei Ihrem Patienten, welches Körperteil während eines Lagewechsels schwer in die Bewegung zu integrieren ist und formulieren Ihre Erfahrung. Dazu ein paar Beispiele:

- Ein Bein kann bei einem Hemiplegiepatienten im Bett nicht stehen beiben.
- Ein Arm fällt bei einem Herzpatienten bei jeder Bewegungsaktivität unkontrolliert weg.
- Der Kopf einer langzeitbeatmeten Patientin kann schlecht gedreht werden.
- Das Becken eines bauchoperierten Patienten erscheint Ihnen schwer beweglich.

- Der Patient hat Schmerzen in den Schultern.

Teil 2
Bringen Sie vorsichtig auf jede Bewegungsebene des ausgewählten Körperteils ein paar Bewegungen zum Beugen und Strecken sowie zum Kreisen. Entdecken Sie dabei den möglichen Bewegungsspielraum, der sich wahrscheinlich während des Durchbewegens vergrößert. Tasten Sie genau nach den einzelnen Knochen. Damit vergewissern Sie sich, daß Sie am richtigen Ort eine Bewegung suchen. Wenn Sie in einer Ebene Mühe haben, eine Bewegung zu finden, suchen Sie diese zuerst in Ihrem eigenen Körper.

Teil 3
Nach der Aktivität vergleichen Sie, ob sich das bewegte Körperteil

- leichter
- beweglicher
- wärmer
- ausgeglichener

anfühlt und ob es einfacher in einen Bewegungsablauf integrierbar ist.

Teil 4
Reflektieren Sie über ein paar Mobilisationen (Tage), ob das Bewusstmachen und regelmäßige Durchbewegen von Haltungs- und Transportebenen Ihnen als Pflegende und dem Patienten:

- ein klareres Bild über die möglichen Bewegungsrichtungen im Körper vermittelt hat;
- die vorhandenen Gelenksfunktionen des Patienten bei längerer Liegezeit erhalten oder verbessert hat;
- den Bewegungsapparat des Patienten schonungsvoll auf große Aktivitäten (Lagewechsel) vorbereitet hat.

Je weniger der Patient sich selber bewegen kann um so mehr sind solche kleinen Mobilisationsaktivitäten nötig. Sie können den Fokus auf verschiedene Aspekte legen, wie z. B. Gelenke zu mobilisieren, aktive Muskelarbeit für den Patienten zu machen oder Wassereinlagerungen zu beseitigen. Je nach Zustand des Patienten wird ein Thema vordergründig sei. Welchen Fokus Sie wählen ist abhängig vom Gesundheitszustand des Patienten. Sie können aber wegen der Rückkoppelungsmechanismen zwischen den einzelnen Bereichen erwarten, dass, wenn Sie mit viel Interesse in einem Bereich arbeiten, Sie auch den Zustand der anderen Bereiche positiv beeinflussen.

8.2.4 Zusammenfassung zum Thema Bewegungsebenen

Durch den ganzen Körper wiederholt sich ein Muster von:

- Haltungsebenen = Stabilität (Nur Oben-Unten-Gewichtsverlagerung);
- Transportebenen = Instabilität (Oben-Unten-Seitwärts-Gewichtsverlagerung)

Die Erfahrungen vieler Pflegender haben in den vergangenen Jahren gezeigt, dass Sie mit der Mobilisation aller Bewegungsebenen:

- die Gesunderhaltung des Körpers positiv beeinflussen;
- den Patienten und sich selber in der Körperorientierung unterstützen;
- dem Patienten zu einem vollständigeren Körperbild verhelfen;
- ein genaues Bild über die Ressourcen des Patienten erhalten;
- eine leichtere Bewegungssteuerung erfahren.

Sie können erwarten, dass dies für den Patienten einen Einfluß auf das Wohlbefinden, auf die Gesundheitsentwicklung und auf das Interesse, am Geschehen in der Umgebung teilzunehmen, hat.

8.2.5 Wie entwickeln Sie Ihr funktionales Bewegungsverständnis weiter?

Im nächsten Kapitel lernen Sie zum Thema Körperorientierung:

- die Lage der einzelnen Körperteile in der Umgebung zu erkennen;
- die möglichen Bewegungsrichtungen anhand der Lage der Körperteile zu entdecken;
- genaue Gewichtsverlagerungen von einem Körperteil zu einem nächsten durchzuführen.

8.3 Körperorientierung für die Gewichtsverlagerung über die Knochenstruktur

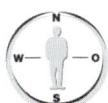 Der Patient nimmt sich selber durch Berührungs- und Bewegungsinteraktionen wahr. In einem stark bewegungs- und wahrnehmungseingeschränkten Zustand braucht er genaue Informationen für die Bewegungsrichtungen, die sich an seinen Körperfunktionen orientieren. Er lernt so Möglichkeiten der anstrengungsarmen Fortbewegung kennen, die ihm das selbstkontrollierte Übernehmen von alltäglichen Funktionen erleichtern. Die Richtungen, in die Pflegende den Patienten während der Mobilisation führen, haben einen direkten Einfluss auf seine Möglichkeiten zur Bewegungskontrolle und für seine Gesundheitsentwicklung.

8.3.1 Richtung für die Gewichtsverlagerung

Oft suchen wir nach einer geeigneten Bewegungsrichtung indem wir uns ausschließlich am kürzesten Weg im Raum orientieren. Der menschliche Körper ist durch die einzelnen Körperteile und ihre Verbindungen zueinander so aufgebaut, dass er immer die Tendenz hat, sich mit den einzelnen Körperteilen nacheinander in viele Richtungen zu bewegen. Aus diesem Grunde kann es nicht sein, dass die beste Möglichkeit um von a nach b zu kommen dem kürzesten Weg in der Umgebung entspricht.

Die Richtung für die Gewichtsverlagerung orientiert sich in jedem Bewegungsablauf an der Lage der Körperteile und an der gewünschten Raumveränderung.

Die Lage der Knochen gibt Ihnen in jeder Position Hinweise, in welche Richtung es Ihnen möglich ist, Ihr Körpergewicht mit wenig Anstrengung weiter zu verlagern. Am wenigsten Muskelarbeit ist immer dann erforderlich, wenn es Ihnen gelingt, Ihr Gewicht fortlaufend von einem Knochen zu einem nächsten weiter zu verlagern.

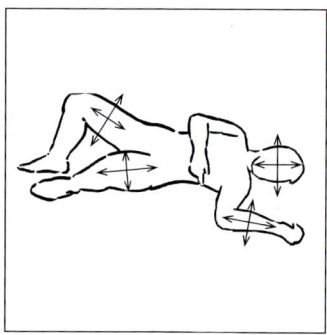

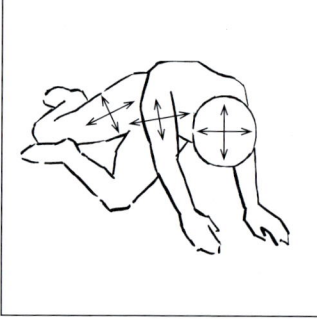

Die Lage der einzelnen Körperteile während des Bewegungsablaufs von der Seitenlage ins Sitzen: die Richtungspfeile geben »oben«, »unten« und »seitlich« an

Erfahrung:
In jedem Bewegungsablauf versuchen Sie möglichst genau Ihr Körpergewicht über die Knochenstruktur zu verlagern, um die gewünschten Raumveränderungen zu vollziehen.

Damit erreichen Sie eine optimale Anpassungsfähigkeit der Muskulatur. In der nachfolgenden Erfahrung können Sie die Wirkung auf die Bewegungsqualität erfahren, wenn Sie der Knochenstruktur nicht nur linear folgen.

- Betrachten Sie an einem Skelett den Verlauf und die Form der Knochen von Sitzhöcker-Hüftgelenk-Trochanter-Oberschenkelknochen-Knie-Unterschenkelknochen-oberes und unteres Sprunggelenk – Mittelfußknochen – Zehenknochen.
- Setzen Sie sich vorne auf einen Stuhl.
- Schließen Sie die Augen, um sich auf das Innere Ihres Körpers zu konzentrieren.
- Probieren Sie dann während der Bewegung zum Aufstehen auf der einen Körperseite genau die Gewichtsverlagerung über die Knochen zu steuern.
- Sie beginnen beim Sitzhöcker, verlagern ihr Gewicht Richtung Hüftgelenk, Schenkelhals, Trochanter, Oberschenkel, Knie, Schienbein und Wadenbein, Fußwurzelknochen, Mittelfußknochen, Zehen.
- Probieren Sie sich visuell die Form, die Dicke und die Beschaffenheit dieser Knochen genau vorzustellen und das Gewicht an diesen geschwungenen Formen entlang weiter zu leiten und zu verteilen.
- Wiederholen Sie ein paar Mal diesen Bewegungsablauf und vergleichen Sie dazwischen wenn nötig immer wieder Ihre Vorstellung mit dem Anatomiemodell.
- Führen Sie die Bewegung im Vergleich nochmals durch, indem Sie ihr Körpergewicht geradlinig und ungenau über die Knochenstruktur verlagern.

Vom Sitzen …

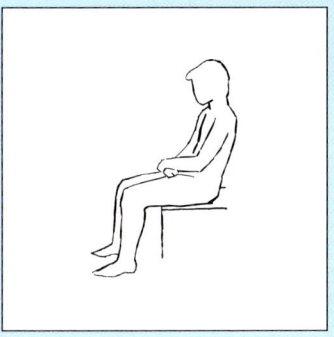

Phase 1:
Vorrutschen
auf dem
Stuhl.

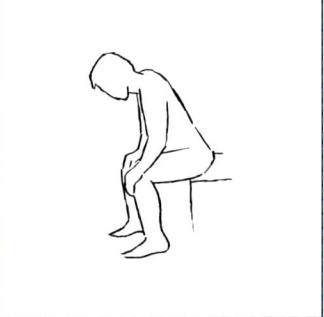

Phase 2:
Oberkörper
leicht vor-
beugen und
auf Arme
aufstützen.

… ins Stehen.

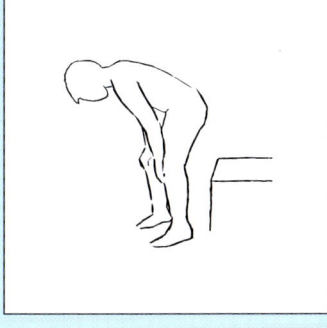

Phase 3:
Gewicht
vom Becken
auf die bei-
den Beine
verlagern.

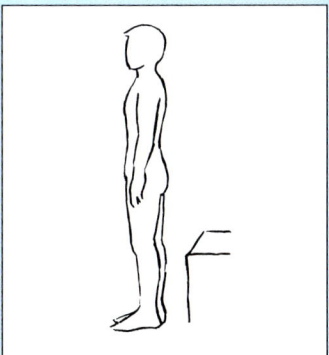

Phase 4:
Aufstehen.

Reflexion:
Welche Wirkung haben die beiden unterschiedlich gesteuerten Bewegungsabläufe (geradlinige Gewichtsverlagerung und das genaue Folgen der Knochenformen und Strukturen) auf:

- Die Bewegung?
- Den Bewegungsfluss?
- Ihr Gleichgewicht?
- Die Anstrengung?

8.3.2 Orientierung in gemeinsamer Bewegung

Die Orientierung im eigenen Körper, das tiefe Verständnis für die eigene Knochenstruktur, Formen und Funktionen sowie die Fähigkeit, die einzelnen Bewegungsebenen differenziert zu bewegen sind für Sie als Pflegende wichtige Voraussetzungen für die Feinanpassung in komplexen Bewegungsabläufen mit Patienten, die stark in ihrer Bewegung und Kommunikation eingeschränkt sind.

Damit Sie in einem gemeinsamen Bewegungsablauf mit einem Patienten die Orientierung behalten können, müssen Sie mit all Ihren Sinnsystemen darauf achten, dass:

- Sie die Körperteile nacheinander bewegen;
- die Gewichtsverlagerung über die Knochenstruktur erfolgt;
- die Beweglichkeit in den kleinen Bewegungsebenen ausgeschöpft wird;
- nicht selbstkontrollierte Körperteile des Patienten aus Sicherheitsgründen während des ganzen Bewegungsablaufs vom Bett, Stuhl, etc. oder von der Pflegenden abgestützt werden
- und die Auflagefläche eines Körperteil langsam und kontinuierlich verändert wird.

Der Weg der Gewichtsverlagerung ist im freien Raum leichter nachzuvollziehen, wenn Sie sich mit Ihrem Körper in eine ähnliche Ausgangsposition begeben, wie Ihr Patient sie einnimmt. Dazu zwei Beispiele für eine mögliche Körperhaltung beim Transfer eines Patienten.

Beispiel 1:

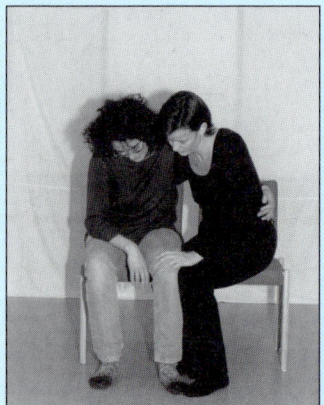
Phase 1

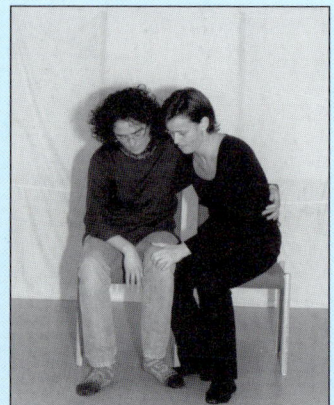
Phase 2

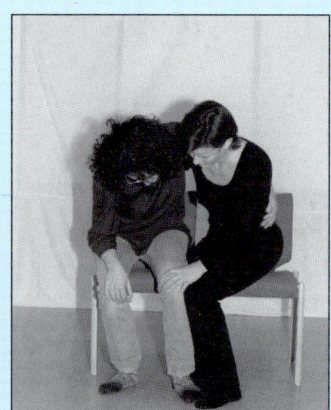
Phase 3

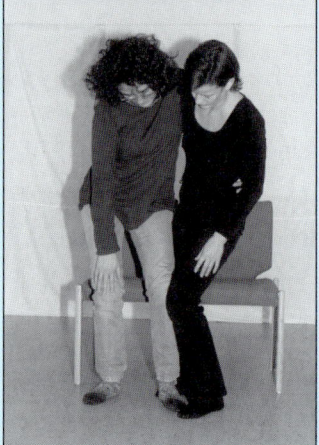
Phase 4

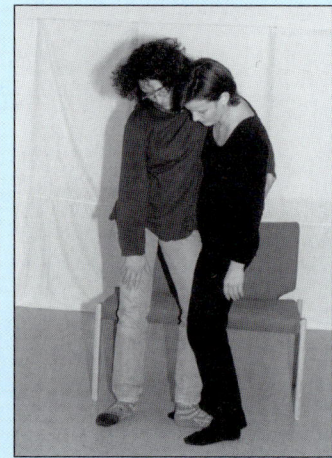
Phase 5

Beispiel 2:

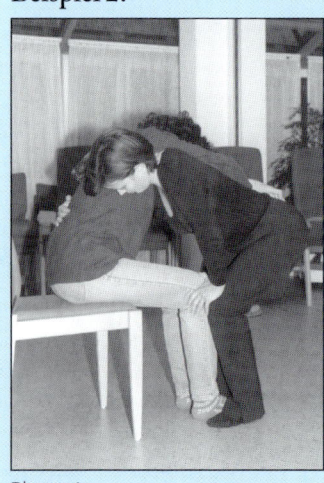
Phase 1

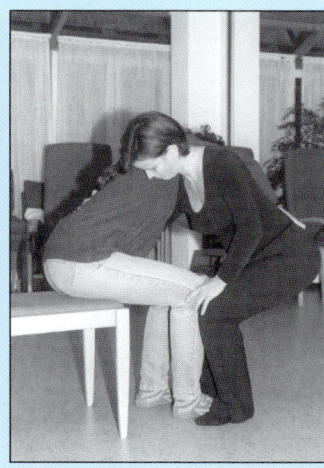
Phase 2

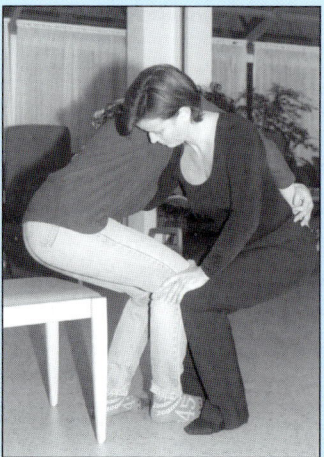
Phase 3

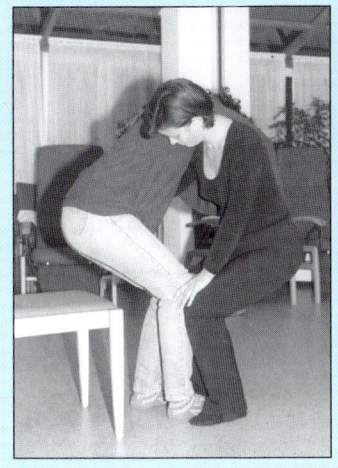
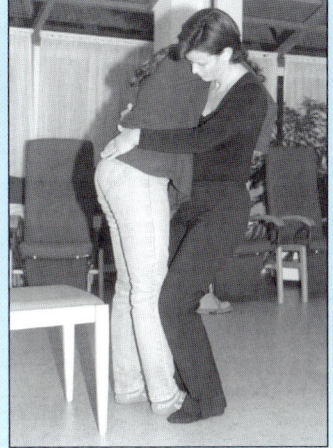
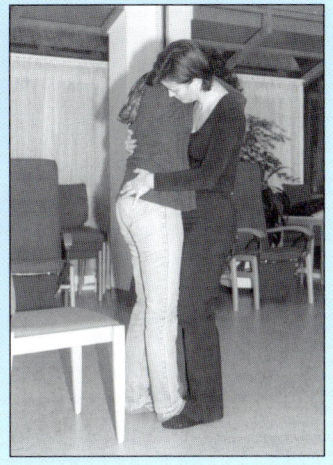

Phase 4   Phase 5   Phase 6

Durch eine »gemeinsame Körperhaltung« erhält der Patient genaue Informationen über die möglichen Bewegungsrichtungen, die sich an seinen Körperfunktionen orientieren. Er lernt frühzeitig Möglichkeiten der anstrengungsarmen Fortbewegung kennen, die ihm später das selbstkontrollierte Übernehmen von Bewegungsanteilen erleichtern. Ein gemeinsamer Bewegungsablauf mit einem Patienten soll jederzeit ohne Gefahr unterbrochen werden können, um notwendige Umgebungs-, Bewegungs, oder Vitalitätskorrekturen vornehmen zu können.

8.3.3 Zusammenfassung zum Thema Körperorientierung

Körperorientierte Bewegung braucht weniger Anstrengung.
Die Richtung der Gewichtsverlagerung in einem Bewegungsablauf orientiert sich:

- an der gewünschten Raumveränderung,
- an der Stellung der Körperteile und
- an der notwendigen Gewichtsverlagerung im Körper um die Raumveränderung zu erreichen.

Eine geeignete Bewegungsrichtung für harmonische, leichte und sichere Bewegung finden Sie, wenn Sie neben der räumlichen Lageveränderung:

- der Form und der Lage der Knochen folgen;
- die Bewegungsmöglichkeiten der Gelenke kennen und nutzen können;
- die Fähigkeit haben, Muskeln fließend zu kontrahieren und zu entspannen.

8.3.4 Wie entwickeln Sie Ihr funktionales Bewegungsverständnis weiter?

Im nächsten Kapitel lernen Sie zum Thema Bewegungskoordination:

- die Integration von Stabilität und Beweglichkeit in einem Bewegungsablauf zu optimieren;
- bewusst Regulationsbewegungen zu unterstützen um besser im Gleichgewicht zu bleiben;
- Bewegungsmuster an Funktioneinschränkungen anzupassen.

8.4 Bewegungskoordination

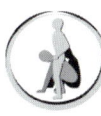

Der Bewegungsapparat mit seinen Muskeln und Knochen ist ein zusammenhängendes System. Die Bewegung an einer Körperstelle überträgt sich auch auf andere Körperteile. Körperteile bewegen sich also nicht nur nacheinander, sondern verändern auch fortlaufend die Beziehung zueinander.

Die Ausgewogenheit der zwei Anteile der Bewegung, das Nacheinander der Körperteile und die Regulation der Beziehung der Körperteile zueinander bezeichnen wir in der Kinästhetik als Bewegungsintegration. Je besser es gelingt, alle Körperteile in eine Bewegungsaktivität zu integrieren, um so leichter und schwereloser empfinden wir sie.

8.4.1 Der Knochenbau ist die Grundlage unserer Bewegungsmöglichkeiten

Im Skelett eines Menschen finden wir immer wieder die Spiralform in den einzelnen Knochen. In jedem Knochen sind Richtungswechsel von oben-seitlich zu unten-seitlich zu entdecken. In der Anordnung der einzelnen Knochen erkennt man im Skelett wiederholt eine Ordnung von Knochen, die nebeneinander und übereinander liegen. Die Zentralmassen liegen übereinander und die Extremitäten nebeneinander. Diese Muster im Körperbau geben uns Aufschluss darüber, wie wir mit dem Bewegungsapparat leicht umgehen können. Die Bewegungskoordination ist einfach zu steuern, wenn es uns gelingt, während eines Bewegungsablaufs die Gewichtsverlagerungen über unsere gesamte Knochenstruktur zu vollziehen. Dies erreichen wir z. B., wenn wir unsere Bewegung so organisieren, dass wir bildlich gesprochen dem Verlauf unserer Knochen folgen. (Vergl. Erfahrung Knochen: Seite 92)

8.4.2 Bewegungskoordination mittels Integration von Stabilität und Beweglichkeit in Bewegungsabläufen

Der Bewegungsapparat mit seinen Muskeln und Knochen ist ein zusammenhängendes System. Die Lageveränderung an einer Körperstelle überträgt sich auf den ganzen Körper. Findet diese Übertragung nicht statt, spüren Sie einen erhöhten Widerstand gegen die gewünschte Lageveränderung und es wird schwierig, den Körper im Gleichgewicht zu halten. Das Gleichgewicht oder die Stabilität in einem Bewegungsablauf finden wir mittels kleiner Ausgleichsbewegungen in

den übrigen Körperteilen während der Lageveränderung eines Körperteiles. Für Sie als Pflegende ist es während einer Mobilisation manchmal erforderlich, den Patienten in der Lageveränderung zu unterstützen und manchmal mehr in der Gleichgewichtsfindung. Nur wenn Sie beide Aspekte berücksichtigen, helfen Sie dem Patienten wirksam, seine Bewegung zu integrieren. Eine ziemlich gute Bewegungsintegration können Sie zum Beispiel erreichen, wenn Sie in einem Bewegungsablauf bei der Gewichtsverlagerung den Knochenformen folgen.

8.4.3 Bewegungsgrundlagen in Haltungs- und Transportebenen

Ein weiteres Muster für die Bewegungskoordination finden wir in der Anordnung der einzelnen Bewegungsebenen im Körper, die im Wechsel Gewichtsverlagerung oben-unten und oben-unten-seitlich ermöglichen. Auch damit verteilen wir in einem Bewegungsablauf unser Körpergewicht immer wieder neu über unsere gesamte Knochenstruktur. Jeder Bewegungsablauf braucht den Richtungswechsel von Beugen und Drehen zu Strecken und Drehen. Verfolgen Sie zu lange die gleiche Bewegungsrichtung, bleiben einzelne Körperteile liegen und Sie erfahren größere Anstrengung in der Bewegung.

Erfahrung
Probieren Sie jetzt die Wirkung der Richtungswechsel im Bewegungsablauf vom Liegen ins Sitzen wie in der Bildfolge aus:
- Bewegen Sie ein Körperteil nach dem anderen. Bauen Sie die Bewegung ein Mal vom Kopf aus und ein Mal von einem Bein aus auf.
- Führen Sie jetzt den ganzen Bewegungsablauf zum Vergleich noch einmal durch, indem Sie in Phase 1 bis 5 jedesmal Beugen und Drehen.
- Führen Sie jetzt den ganzen Bewegungsablauf zum Vergleich noch einmal durch, indem Sie in Phase 1 bis 5 jedesmal Strecken und Drehen.

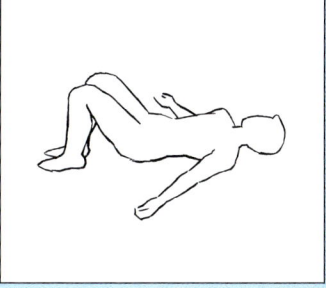

Phase 1:
Zur Seite
rollen,
Strecken
und Drehen

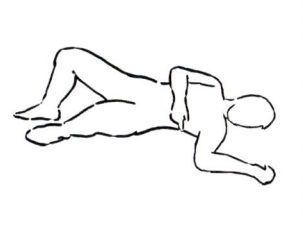

Phase 2:
Gewicht
über Ellen-
bogen ver-
lagern,
Beugen und
Drehen

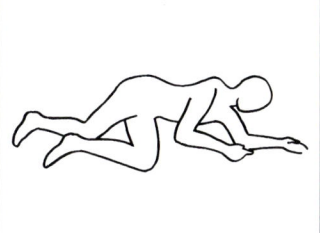

Phase 3:
Auf die
Hände auf-
stützen,
Strecken
und Drehen

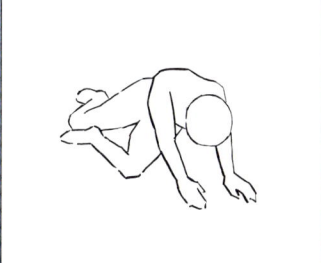

Phase 4:
Gewicht
auf die Sitz-
höcker
verlagern,
Beugen und
Drehen

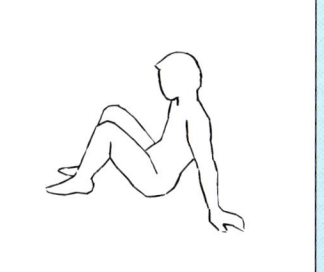

Phase 5:
Sitzen

Reflexion:
- Wie wirken sich die Richtungswechsel aus auf Ihr Gleichgewicht?
- Wie wirken sich die Richtungswechsel aus auf Ihre Anstrengung?
- Haben Sie auch die Drehrichtung gewechselt?

8.4.4 Haltungs- und Transportbewegung

Die Kinästhetik beschreibt zwei verschiedene Bewegungsanteile. Alle menschlichen Funktionen bestehen aus Haltungs- und Transportbewegung.

- Die Haltungsbewegung ist für das bewegliche Gleichgewicht zwischen den Körperteilen verantwortlich. Sie hält die einzelnen Körperteile durch kleine oben-unten Gewichtsverlagerungen in einer beweglichen Beziehung.
- Die Transportbewegung benötigen wir, um unsere Körperteile auseinander zu teilen oder zusammen zu führen. Die Transportbewegung ist für die große Gewichtsverlagerung in viele Richtungen verantwortlich. Sie sorgt für den nötigen Bewegungsspielraum.

Die Integration der beiden Bewegungsanteile bildet die Grundlage für effektive menschliche Funktion.

8.4.5 Parallele und spiralförmige Bewegungsmuster

Je nach der Art und Weise, in der wir Haltungs- und Transportbewegung integrieren, entstehen eher parallele oder spiralförmige Bewegungsmuster. Alle parallelen und alle spiralförmigen Bewegungsmuster sind Kombinationen von Haltungs- und Transportbewegung. In parallelen Bewegungsmustern verlagert sich das Gewicht vor allem über die Körpermitte nach oben oder nach unten. Um in einer parallelen Bewegung wenig Anstrengung zu erfahren, verlagern wir gleichzeitig in minimalem Spielraum unser Körpergewicht rechts-links.

97

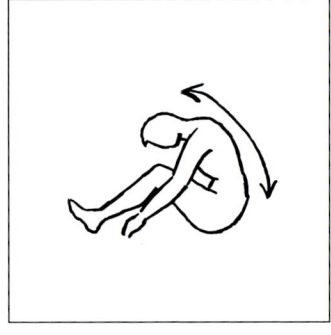

Parallele
Bewegung

In spiralförmigen Bewegungsmustern verlagert sich das Körpergewicht fortlaufend von einer Körperseite zur andern nach oben oder nach unten. Um in spiralförmigen Bewegungen wenig Anstrengung zu erfahren, verlagern wir gleichzeitig in minimalem Spielraum unser Körpergewicht zusätzlich oben-unten.

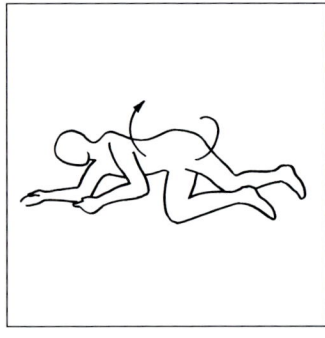

Spiralförmige
Bewegung

Bewegung in Harmonie oder integrierte Bewegung ist das Resultat aus dem Gleichgewicht zwischen der Regulation der Beziehung zwischen zwei Teilen und der Lageveränderung der Körperteile. Daraus ergibt sich Sicherheit, Gleichgewicht, Stabilität und andererseits Anpassungsfähigkeit, Effektivität und Flexibilität in allen Funktionen.

Im Laufe ihres Lebens entwickeln und integrieren Menschen ihre eigenen Bewegungs- und Beziehungsmuster für ihre Alltagsbewältigung, ihren Beruf, sportliche Aktivitäten etc.

Menschen mit krankheits- oder verletzungsbedingten Funktionseinschränkungen werden häufig von einem Tag zum nächsten damit konfrontiert, ihre gewohnten Bewegungsmuster drastisch zu verändern oder die gesamte Selbstkontrolle für Bewegung abzugeben. Dadurch werden sie auf die Hilfe von Fachpersonen verwiesen, die ihnen andere Bewegungsideen vorschlagen und sie kompetent beim Erlernen und/oder Ausführen dieser neuen Bewegungsmuster unterstützen.

Als Pflegende brauchen Sie Fähigkeiten, Ihren Patienten passende neue Bewegungsmuster vorzuschlagen, diese mit ihnen auszuprobieren, anzupassen, zu wiederholen und zu integrieren. Dies ist mit jedem Patienten ein neuer Lernprozess, da Sie nicht im Voraus wissen, wie er als individuelle Persönlichkeit mit seiner Krankheit und Ihren Vorschlägen umgehen wird.

Die Bewegungsmuster, die Sie dabei zusammen mit dem Patienten entdecken, sind neben dem Verhalten des Patienten abhängig von seinen Bewegungsressourcen und seiner Belastbarkeit. Auch das Verändern der gesundheitsunterstützenden Absicht kann die Art der Bewegung verändern. Wenn Sie mit der Mobilisation versuchen, den Kreislauf des Patienten zu schonen, oder wenn es Ihre Absicht ist, seine Muskulatur zu trainieren, wird das Bewegungsmuster beim gleichen Patienten mit der gleichen Grundkrankheit anders ausfallen. Akute instabile Zustände erfordern eher kleinräumige Bewegungsmuster, Aktivierung und Aufbautraining eher großräumige.

Jedes Bewegungsmuster, egal ob Körperteile stark oder nur ganz wenig auseinander geteilt werden, beinhaltet in gewissem Sinne eine Spiralform.

Eine Spiralbewegung entsteht durch Gewichtsverlagerung oben-unten und durch Gewichtsverlagerung von einer Körperseite zur anderen. Die Kombinationen zwischen Beugen und Drehen und Strecken und Drehen bildet die Grundlage für alle menschlichen Funktionen, d. h. sie sind in allen Bewegungen in unterschiedlicher Form und Größe enthalten.

Wenn die Körperteile in einem Bewegungsablauf stark auseinander geteilt werden ist
die Spirale von außen gut sichtbar. Kleinräumige Bewegungsmuster sehen von außen
eher parallel aus. Das Auslassen von nur
einer Bewegungsrichtung (oben, unten,
rechts, links) wirkt sich in jedem Bewegungsablauf verheerend aus: Muskeln werden überstrapaziert, Gelenke zu stark belastet, die Kontrolle wird schwieriger.

Patienten mit neurologisch bedingten Bewegungseinschränkungen unterschiedlichster Genese brauchen extrem viel Unterstützung, um ihre Körperbewegung in einem
Bewegungsmuster zu harmonisieren. Harmonisieren meint, dass Sie als Pflegende
dem Patienten helfen einen Ausgleich zu
schaffen zwischen der Effektivität im Trans-
portieren der Körperteile und im Ausbalan-
cieren (Gleichgewicht halten) zwischen den
Körperteilen. Bewegungsmuster sind integriert, wenn Effektivität und Gleichgewicht
ausgewogen sind, und ein Bewegungsablauf
mit wenig Anstrengung, effektiv, sicher und
fließend ablaufen kann. Integrierte Bewegungsmuster erleichtern den Alltag und wirken präventiv auf Abnutzungserscheinungen. Sie bilden die wichtigste Basis für das
Erhalten der Gesundheit.

Erfahrung:
Mit der nachfolgenden Erfahrung können Sie am eigenen Körper erleben, was
es bedeutet, wegen einer Bewegungseinschränkung das gewohnte Bewegungsmuster verändern zu müssen.

- Überrollen Sie sich entspannt in Zeitlupe von der Rückenlage in die Bauchlage.
- Überrollen Sie sich ein zweites Mal,
  aber halten Sie mit einer Hand während der Bewegung einen Fuß fest.
- Entdecken Sie ein Muster, das die
  zweite Bewegung trotz der veränderten Voraussetzungen ebenso entspannt
  und mit ebenso wenig Anstrengung
  durchführbar ist, wie die erste?

1. Überrollen ohne Einschränkung:

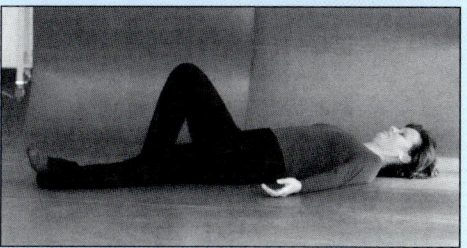

Phase 1

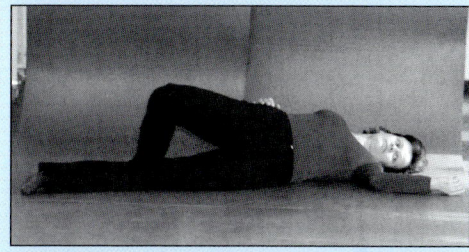

Phase 2

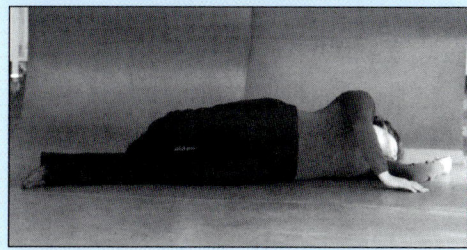

Phase 3

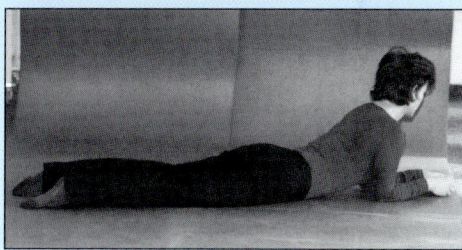

Phase 4

2. Überrollen mit Einschränkung:

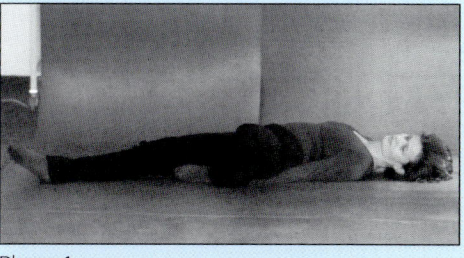

Phase 1

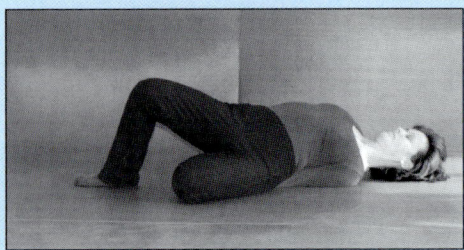

Phase 2

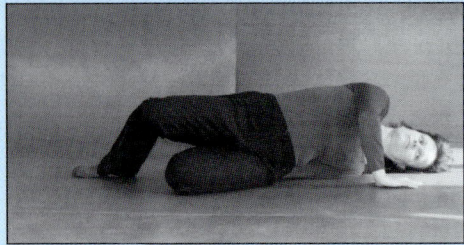

Phase 3

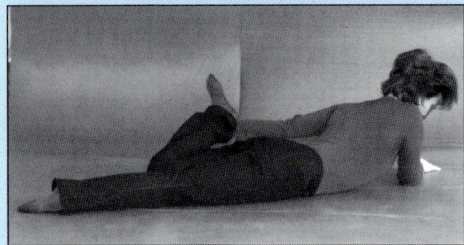

Phase 4

Reflexion:

- Welche Unterschiede in der Haltungs- und Transportbewegung können Sie entdecken, wenn Sie einen Bewegungsablauf mit oder ohne Bewegungseinschränkung durchführen?
- Wie lange brauchen Sie, bis das neu entdeckte Bewegungsmuster integriert und locker durchführbar ist?
- Vergleichen Sie in Rückenlage den Muskeltonus und die Auflagefläche am Boden. Bemerken Sie Unterschiede in den beiden Körperseiten.

8.4.6 Zusammenfassung zum Thema Menschliche Bewegung

Wenn Sie Patienten nach kinästhetischen Gesichtspunkten pflegen:

1. Helfen Sie dem Patienten alle seine sieben Körperteile in einem Bewegungsablauf zu integrieren.
2. Entdecken und lernen Sie zusammen mit dem Patienten unterschiedliche Bewegungsmuster.
3. Unterstützen Sie in einzelnen Körperteilen die Integration aller Haltungs- und Transportebenen.
4. Integrieren Sie die Bewegung zwischen zwei und mehreren Menschen.
5. Integrieren Sie Körperbewegung und Atembewegung.

Als Pflegende folgen Sie in einer Mobilisation mit all ihren Sinnen dem Zusammenspiel der sieben Körperteile des Patienten. Dabei entdecken Sie, wie viel Unterstützung der Patient in der Haltungs- oder in der Transportbewegung braucht. Je besser die Integration beider Teile in einer Fortbewegungs- oder Bewegung-am-Ort-Aktivität gelingt, um so schonungsvoller und kontrollierter wird sie für den Patienten und die Pflegende.

8.4.7 Wie entwickeln Sie Ihr funktionales Bewegungsverständnis weiter?

Im nächsten Kapitel lernen Sie zum Thema Funktionsgrundlagen:

- die Grundpositionen als Grundlagen aller menschlichen Funktionen kennen;
- die Grundpositionen in verschiedenen Lagewechseln zu erkennen.

8.5 Funktionsgrundlagen

Unter menschlicher Funktion verstehen wir Bewegung mit Absicht. Werden schrittweise alle Möglichkeiten zur Haltungs- und Transportbewegung in und zwischen den Körperteilen ausgenutzt, bewegt sich der menschliche Körper durch sieben Grundpositionen.

8.5.1 Grundpositionen oder die Grundlagen menschlicher Funktion

Eine Position ist die formale Beschreibung, wie das Gewicht jedes einzelnen Körperteils auf die Unterstützungsfläche trifft. In der Kinästhetik unterscheiden wir sieben Grundpositionen, in denen Menschen leicht bleiben können, weil das Körpergewicht darin direkt über die Knochenstruktur auf die Unterstützungsfläche treffen kann.

Die Kinästhetik beschreibt das Einnehmen einer Position als die grundlegendste Funktion des Menschen. Menschliche Funktion ist Bewegung mit Absicht. Werden schrittweise alle Möglichkeiten zur Haltungs- und Transportbewegung in und zwischen den Körperteilen ausgenutzt, bewegt sich der menschliche Körper durch sieben Grundpositionen. In diesen Positionen wird das Körpergewicht über die Knochenstruktur zur Unterstützungsfläche geleitet, sodass die Muskeln ungehindert Bewegung auslösen können. In jeder Position ist die Unterstützung an anderen Körperstellen, sodass unterschiedliche Knochen und Muskeln frei sind für Bewegung. Kenntnisse über die Art und Weise der Gewichtsverlagerung und über die Bewegungsrichtung von einer Position zur nächsten, sowie über die Gewichtsverteilung in einer Position ermöglichen es Ihnen als Pflegende den Patienten systematisch zu unterstützen, mehr Körperkontrolle für Fortbewegung und Bewegung-am-Ort Aktivitäten zu entwickeln.

Erfahrung:

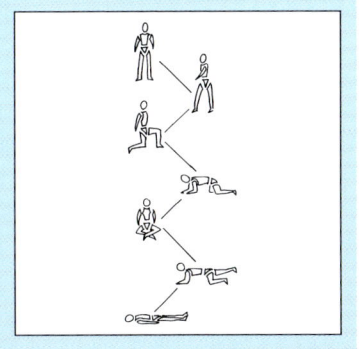

Grund-
funktion

Die einzelnen Grundpositionen können Sie leicht in jedem Bewegungsablauf erkennen:

- Entdecken Sie für sich den Weg vom Liegen ins Stehen durch die sieben Grundpositionen anhand des gezeichneten Bewegungsablaufs.
- Stehen Sie danach in Ihrer gewohnten Art und Weise, aber sehr langsam, auf.

Reflexion:

- Welche der sieben Grundpositionen entdecken Sie in ihrer Bewegung andeutungsweise, welche Positionen entdecken sie vollständig?

In jedem Bewegungsablauf vom Liegen zum Stehen sind die einzelnen Positionen andeutungsweise enthalten. Sie entstehen durch die fortlaufenden Richtungswechsel in der Bewegung, ohne die Sie ihr Körpergewicht nicht kontrollieren können.

Die sieben Grundpositionen

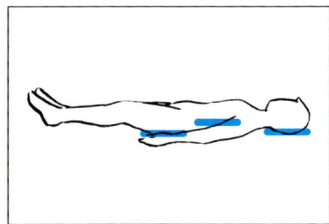

1. Rückenlage

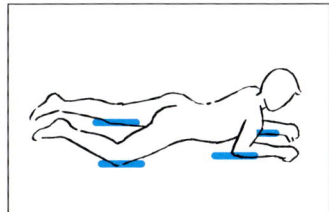

2. Bauchlage

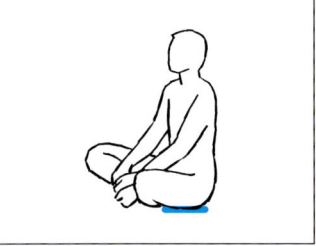

3. Sitzen

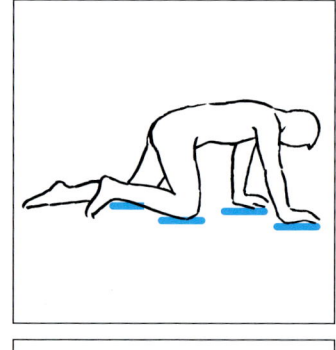

4. Vierfüßler

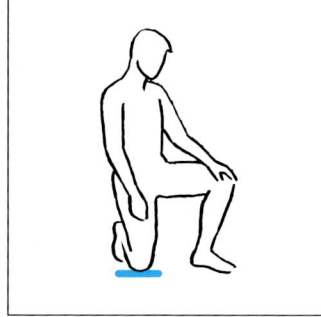

5. Ein-Bein-
Knie-Stand

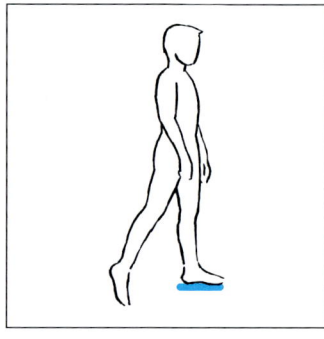

6. Ein-Bein-
Stand

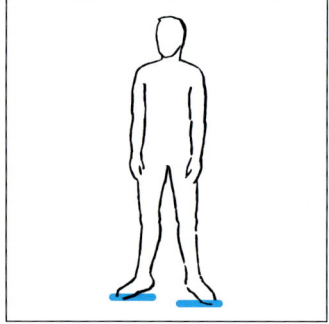

7. Zwei-Bein-
Stand

Die Bewegung durch die sieben Grundpositionen entspricht den Entwicklungsschritten eines Menschen vom Baby zum Kind. Menschen lernen während ihrer Entwicklung vom Neugeborenen zum Kind, sich

von der Rückenlage in die Bauchlage bis ins Sitzen, auf den Hand-Kniestand und über den Einbein-Kniestand bis ins Stehen zu bewegen. In der Art und Weise, wie sie das tun, können wir die Grundlage für alle menschlichen Funktionen entdecken.

Die dargestellten sieben Grundpositionen zeigen also die Entwicklungsschritte eines Menschen vom Liegen bis zum Stehen auf. Als Grundpositionen werden sie bezeichnet, weil die grundlegende Voraussetzung für alle Aktivitäten unseres täglichen Lebens die Fähigkeit ist, in diesen Position bleiben zu können oder sich von der einen Position zur nächsten bewegen zu können.

8.5.2 Enthaltene Funktionsgrundlagen in den Grundpositionen

1. Das hauptsächliche Körpergewicht geht in den einzelnen Positionen direkt über die schwarz markierten Stellen zur Unterstützungsfläche. Je höher im Körper die Unterstützungsflächen sind, um so weniger Fähigkeiten werden benötigt, um den Körper im Gleichgewicht zu halten. Je tiefer im Körper die Unterstützungsflächen sind, um so vielseitiger werden die Möglichkeiten an Aktivitäten.
2. Die Körperteile sind in jeder Grundposition so übereinander angeordnet, dass es möglich ist, mit minimaler Muskelkraft die Position zu halten, in ihr zu verweilen und die Körperteile übereinander auszubalancieren.
3. Die Bewegung durch die Grundpositionen ist ein Muster für die Bewegungskoordination. Jeder Positionswechsel braucht einen Richtungswechsel von Beugen und Drehen zu Strecken und Drehen. Dies ist bedingt durch die Anordnung der einzelnen Bewegungsebenen im Körper, die im Wechsel Gewichtsverlagerung oben-unten und oben-unten-seitlich ermöglichen. Mit dem Richtungswechsel bei einem Positionswechsel verteilen wir unser Körpergewicht immer

wieder neu über unsere gesamte Knochenstruktur. Verfolgen Sie zu lange die gleiche Bewegungsrichtung, kommen sie schnell ans Ende ihrer Ressourcen und erfahren viel Anstrengung in einer Bewegung.

Erfahrung:

1. Übung:

Während der Bewegung durch die Grundpositionen können Sie gut den Wechsel von Belastung und Entlastung zwischen Extremitäten und Zentralmassen beobachten.

- Bewegen Sie sich durch die Grundpositionen, indem Sie Ihr Gewicht im Wechsel seitlich oben und andere Seite unten verlagern.
- Vergleichen Sie die Empfindung der Anstrengung, wenn Sie während der Bewegung durch die sieben Grundpositionen nur die Drehrichtung nach jeder Position wechseln, aber dazu immer strecken.
- Vergleichen Sie die Empfindung der Anstrengung, wenn Sie während der Bewegung durch die sieben Grundpositionen nur die Drehrichtung nach jeder Position wechseln, aber dazu immer beugen.
- Vergleichen Sie die Empfindung der Anstrengung, wenn Sie während der Bewegung durch die sieben Grundpositionen immer in die gleiche Richtung drehen, und nur zwischen Beugen und Strecken wechseln.

Reflexion:

- Welche Bedeutung messen Sie dem Wechsel der Bewegungsrichtung von einer Position zu einer nächsten bei?
- Vergleichen Sie Ihre jetzige Erfahrung mit der Erfahrung von S. 96/97.

2. Übung
Bewegen Sie jetzt einen Patienten nach oben im Bett. Beachten Sie dabei folgendes:

1. Mit Drehen und Strecken bewegen Sie den Patienten in Seitenlage.
2. Mit Drehen und Beugen verschieben Sie nacheinander Kopf, Brustkorb und Becken nach oben im Bett.
3. Rollen Sie den Patienten zurück in die Rückenlage.
4. Wiederholen Sie denselben Vorgang 1 bis 3 auf der anderen Körperseite.
5. Wiederholen sie den gesamten Vorgang so oft, bis Sie den neuen Standort erreicht haben.

3. Übung
Bewegen Sie jetzt nochmals einen Patienten zu zweit nach oben im Bett, den Sie nur wenig drehen dürfen. Die eine Person führt Brustkorb, Arme und Kopf; die andere Beine und Becken.

- Drehen Sie den Patienten minimal zwei bis drei Zentimeter zur Seite.
- Verlagern Sie das Gewicht des Patienten leicht nach unten.
- Beim Zurückdrehen verlagern Sie das Gewicht des Patienten nach oben und legen dabei mit der einen Körperseite einen Weg von etwa fünf Zentimeter zurück.
- Wiederholen Sie die Aktivität auf der anderen Körperseite.
- Beachten Sie, dass die zwei Personen minimal zeitlich versetzt arbeiten. Dies bewirkt, dass sich die Körperteile nacheinander bewegen!

Reflexion:

- Vergleichen Sie die Bewegungsqualität und die Wirksamkeit der Fortbewegung, wenn Sie den Impuls für die Gewichtsverlagerung nach unten weg lassen.
- Lassen Sie sich ein Mal auf beide Arten von einem Partner bewegen. Welche Unterschiede stellen Sie fest?

8.5.3 Erlernen alltäglicher Verrichtungen unter veränderten Bedingungen

Pflegende können die Patienten schon im Liegend-Stadium durch vorbereitende Aktivitäten dabei unterstützen, mehr Fähigkeiten für Positionswechsel bei der späteren Mobilisation aus dem Bett zu haben. Dazu lassen Sie den Patienten häufig Druck an denjenigen Körperstellen erfahren, an denen später in der entsprechenden Position das Gewicht zur Unterstützungsfläche abgegeben wird. Je weniger verschiedene Positionen ein Mensch infolge seiner Bewegungs- und Funktionseinschränkungen einnehmen kann, um so mehr kleine Möglichkeiten zur Umgestaltung einer Position müssen Pflegende für ihre Patienten entdecken. Das Ziel dabei ist, dass:

- der Patient sich keine Gelenkschmerzen und -schäden zuzieht;
- die Durchblutung aller Organsysteme gewährleistet ist;
- die Funktion aller Zu- und Ableitungen gewährleistet ist.

Die Position des Patienten wird durch kleine Lageveränderungen an den einzelnen Körperteilen immer wieder leicht verändert. Dies bewirkt, dass sich die Körperwahrnehmung des Patienten durch die regelmäßige Veränderung der Auflagefläche seiner einzelnen Körperteile verändert und verbessert.

8.5.4 Die komplexe Funktion

Eine Position halten und gleichzeitig Aktivitäten zur Bewegung-am-Ort oder Fortbewegung auszuführen, bezeichnen wir als komplexe Funktion. Eine wichtige Voraussetzung für das Gelingen komplexer Funktionen ist das »sich bequem und sicher Fühlen« in den dazu notwendigen Positionen. Jede komplexe Funktion beinhaltet in einem gewissen Sinne Positionswechsel. D.h. alle vorher aufgezählten Veränderungen bei der Bewegung durch die Positionen finden wir in komplexen Funktionen wieder, vielleicht von außen kaum sichtbar.

Je nach Absicht einer geplanten Pflegemaßnahme und den Fähigkeiten des Patienten wählen wir unterschiedliche Positionen für den Patienten und für uns, die die Durchführung ermöglichen und erleichtern.

- Bewegung-am-Ort: Grundpositionen, in denen das Gewicht hauptsächlich über die zentralen Massen (die Körpermitte) getragen wird, sind besser geeignet um am Ort zu verweilen;
- Fortbewegung: Grundpositionen, in denen das Gewicht hauptsächlich auf den Extremitäten liegt, sind besser geeignet, Fortbewegungsaktivitäten durchzuführen.

Geeignete Positionen für die Bewegung am Ort:

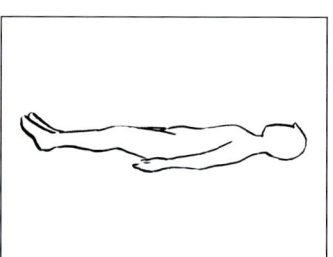

1. Rückenlage

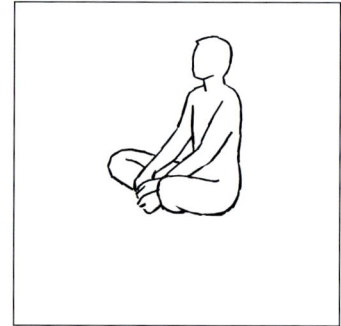

2. Sitzen

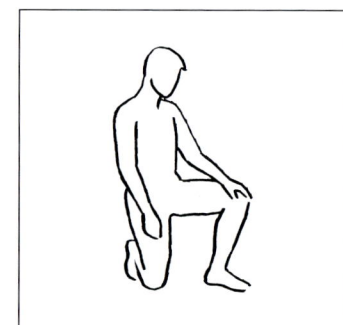

3. Ein-Bein-Knie-Stand

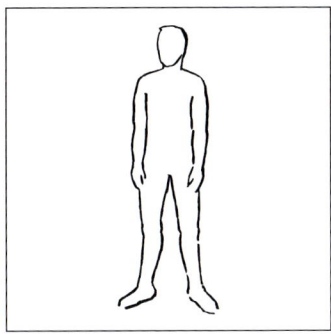

4. Zwei-Bein-Stand

Geeignete Positionen zur Fortbewegung:

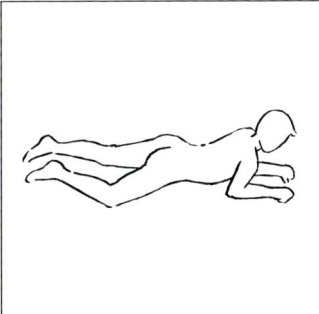

1. Bauchlage

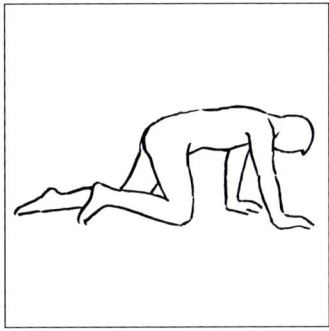

2. Vierfüßler

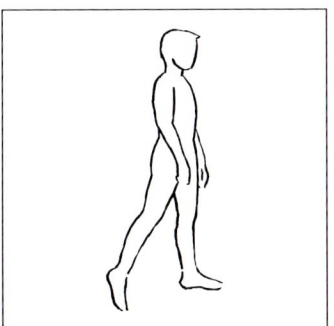

3. Ein-Bein-Stand

8.5.5 Bewegung am Ort

Positionen, in denen das Körpergewicht über Zentralmassen (Kopf/Brustkorb/Becken) getragen wird, sind geeigneter für Aktivitäten, in denen wir am Ort verweilen, wie Lesen, Schreiben, Ruhen und Essen.

Die zentralen Massen sind stabiler und runder. Deshalb sind sie besser geeignet, in einer Position zu verweilen um sich auszuruhen oder Aktivitäten durchzuführen, die keine Platzveränderung erfordern.

Eine wichtige Voraussetzung für Bewegung am Ort ist die Fähigkeit, den Körper in einer Position mit wenig Anstrengung stabil zu halten und das Körpergewicht mit kleinsten Bewegungen übereinander auszubalancieren. Das Bleiben in einer Position ist also kein bewegungsloser Zustand. Der reibungslose Ablauf der inneren Funktionen wie Atmung, Verdauung, Durchblutung sowie die Gesunderhaltung des Bewegungsapparates und die Kommunikation mit sich selber und mit der Umgebung erfordern kleine Gewichtsverlagerungen in verschiedene Richtungen.

Erfahrung:
Sie mobilisieren einen Patienten nach längerer Liegedauer erstmals an die Bettkante und möchten ihm helfen tief durchzuatmen und mit seiner Umgebung Kontakt aufzunehmen. Damit er im Sitzen nicht umfällt, müssen Sie ihm helfen, seine Position zu halten.

Teil 1

• Halten Sie ihn zuerst in der gewohnten Art und Weise fest und beobachten Sie, wie der Patient atmet und wie er auf Ihre Ansprache und Ihren Blickkontakt reagiert.

Teil 2

• Lassen Sie dann seinen Körper gegen Ihren lehnen.

- Sorgen Sie dafür, dass zwischen den Beinen des Patienten etwas Platz ist und dass seine Handflächen zum Bett kommen.
- Verlagern Sie dann ein paar Mal etwas Gewicht hin und her: zwischen dem Becken und dem rechten Bein, dem Becken und dem linken Bein, dem Brustkorb und dem rechten Arm und dem Brustkorb und dem linken Arm.
- Verändern Sie jetzt das Bettniveau so, dass die Füße des Patienten gut am Boden aufliegen oder stellen Sie eine passende Kiste unter seine Füße.
- Helfen Sie ihm jetzt mit kleinen kreisenden Bewegungen an Becken, Brustkorb und Kopf, die drei zentralen Massen übereinander auszubalancieren.

Reflexion:

- Braucht der Patient jetzt weniger Hilfe, um in der Position zu bleiben?
- Wie atmet er jetzt?
- Wie reagiert er auf Ansprache und auf Blickkontakt?

8.5.6 Fortbewegung

Positionen, in denen das Körpergewicht über die Extremitäten (Arme/Beine) getragen wird, sind geeigneter für Aktivitäten, die mit Fortbewegung verbunden sind, wie Gehen, Positionswechsel, Ankleiden und Körperpflege. Dies ist bedingt durch den anatomischen Unterschied, dass die Extremitäten in sich viel beweglicher sind und eine schmale langgezogene Form haben im Gegensatz zu den eher runden und stabilen zentralen Massen.

Menschliche Fortbewegung beinhaltet immer drei Teile:

- Entlastung: Verlagerung des Gewichts vom zu bewegenden Körperteil zu den umliegenden Körperteilen.
- Lageveränderung: Verschieben des entlasteten Körperteils an den gewünschten Ort.

- Belastung: Erneutes Belasten des Körperteils am neuen Standort.

Erfahrung:
Führen Sie nochmals das seitwärts im Bett Bewegen und Hinsetzen an die Bettkante unter dem Aspekt der Fortbewegung durch:

- ein Mal mit einem Partner;
- ein Mal mit einem Patienten ohne Selbstkontrolle für die Fortbewegung
- und ein Mal mit einem Patienten mit teilweiser Selbstkontrolle für Bewegung:

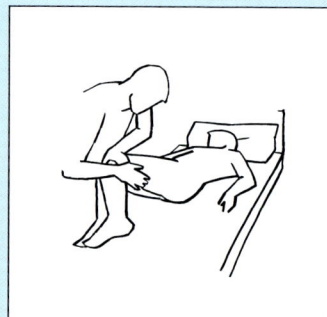

Phase 1:
Seitlich verschieben der Beine

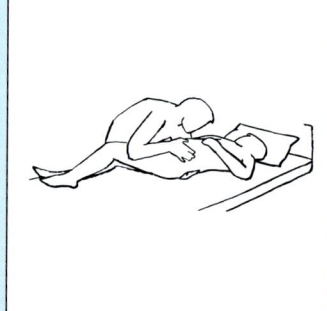

Phase 2:
Seitlich verschieben des Beckens

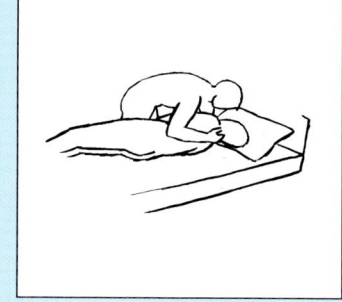

Phase 3:
seitliches Verschieben des Brustkorbes

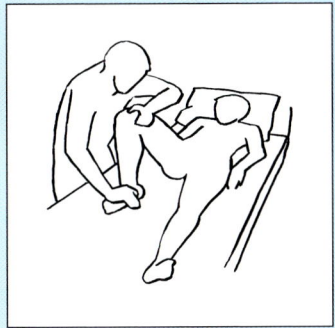

Phase 4: Anstellen des Beines nahe der Bettkante

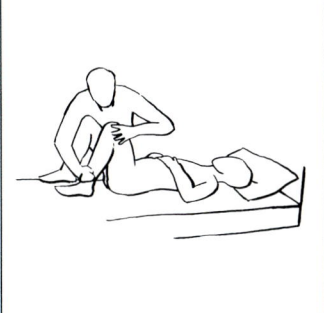

Phase 5: 1. Bein fixieren und das zweite Bein aufstellen

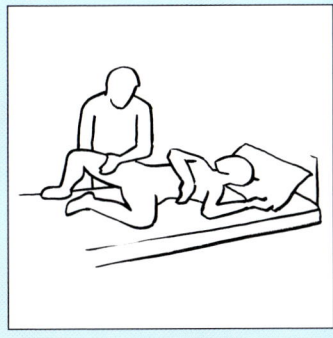

Phase 6: Von den Beinen aus ein Körperteil nach dem anderen zur Seite rollen und dabei Gewicht vom Becken zu den Beinen und von Brustkorb und Kopf zu den Armen verlagern

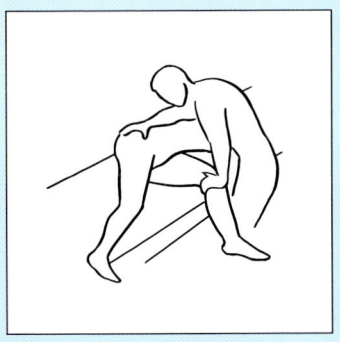

Phase 7: Beine aus dem Bett bewegen und gut belasten

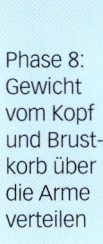

Phase 8: Gewicht vom Kopf und Brustkorb über die Arme verteilen

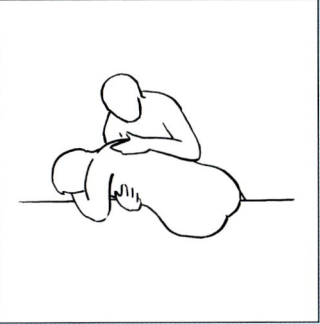

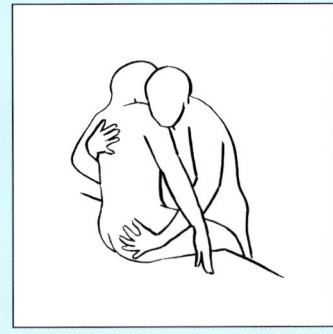

Phase 9: Hinsetzen

8.5.7 Verschiedene Positionen für Transfers

Die nachfolgenen Zeichnungen zeigen ein paar Beispiele für verschiedene Positionen von Pflegenden und Patienten für die Transfers vom Bett zum Stuhl und zurück. Welche Art von Positionswechsel jeweils geeignet ist, ist abhängig von der Patientensituation, der Bewegungskompetenz der Pflegenden und von der Umgebungssituation. Wenn Sie die nachfolgend gezeichneten verschiedenen Variationen von Transfers ausprobieren benutzen Sie dazu immer den Fokus:

- Bei jedem Positionwechsel verlagern Sie das Gewicht zwischen den Extremitäten und den Zentralmassen hin und her.

1. Sitztransfer: Pflegende/Patient (ein Bein)

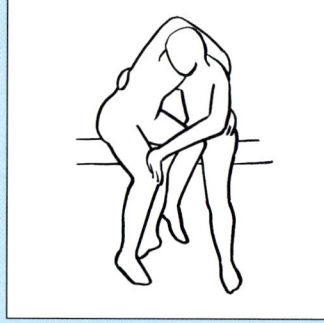

Phase 1

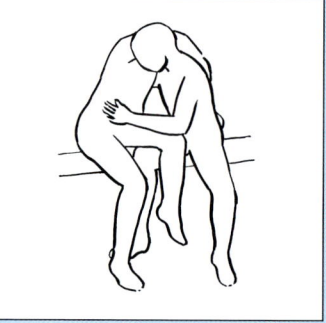

Phase 2

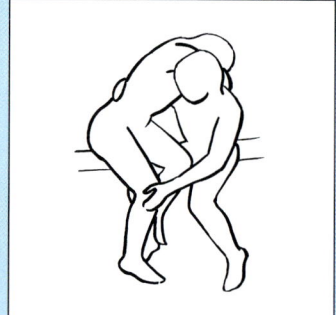

Phase 3

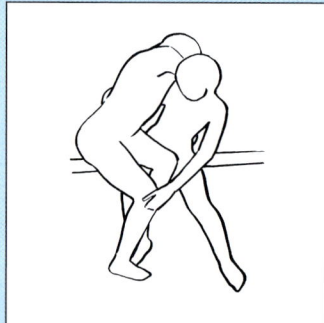

Phase 4

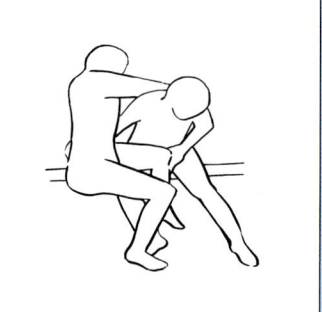

Phase 5

2. Sitztransfer: Pflegende/Patient (zwei Beine)

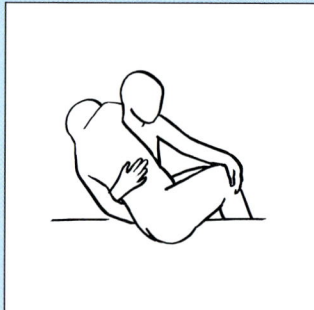

Phase 1

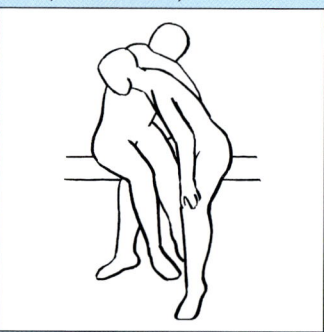

Phase 2

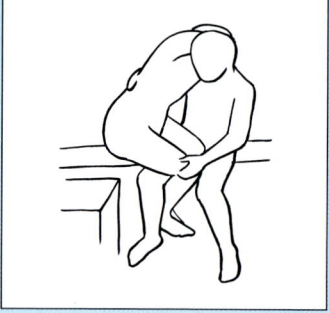

Phase 3

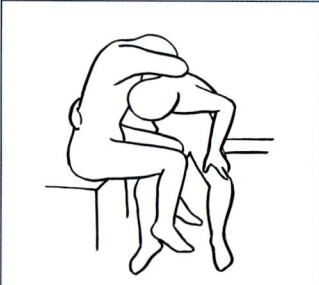

Phase 4

3. Sitztransfer: zwei Pflegende und ein Patient

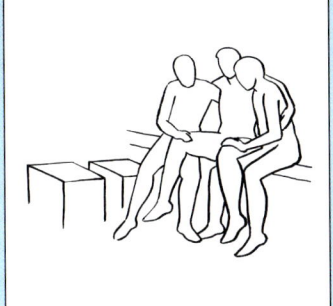

Phase 1

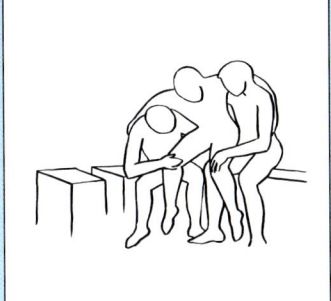

Phase 2

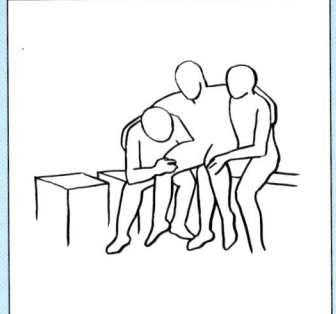

Phase 3

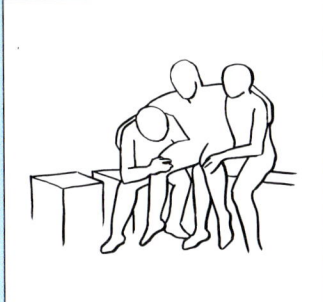

Phase 4

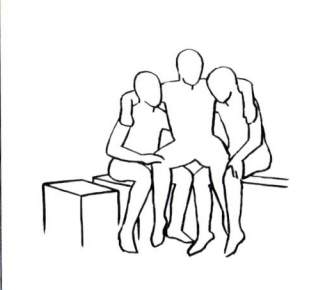

Phase 5

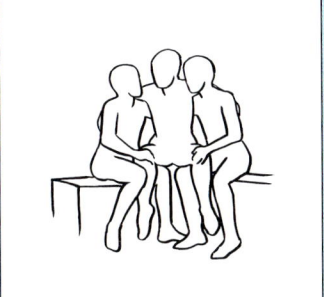

Phase 6

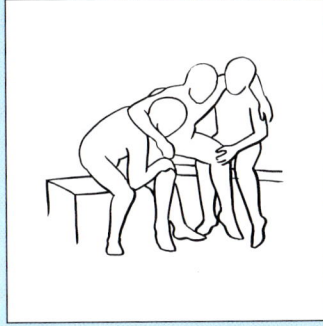

Phase 7

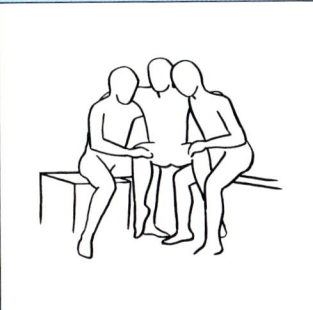

Phase 8

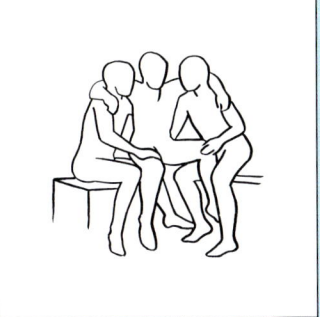

Phase 9

4. Stehtransfer von vorne: Pflegende/Patient

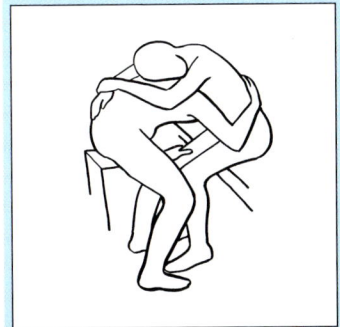

Phase 1

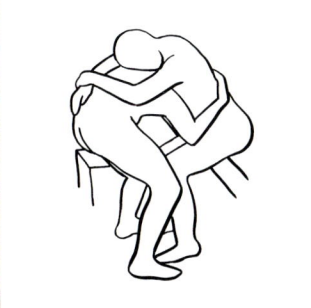

Phase 2

Phase 3

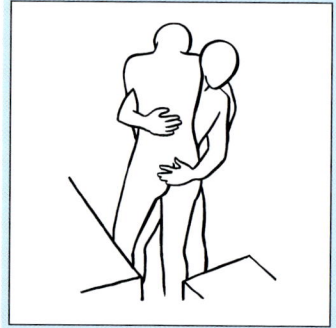
Phase 4

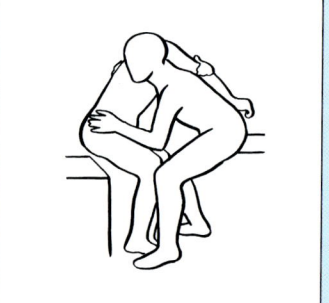
Phase 5

5. Sitz-Knietransfer: zwei Pflegende und ein Patient

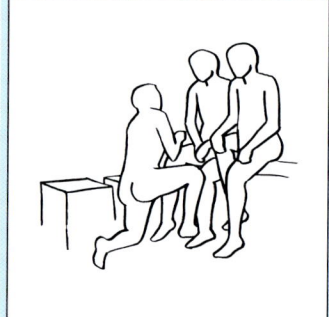
Phase 1

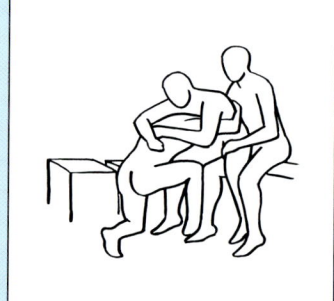
Phase 2

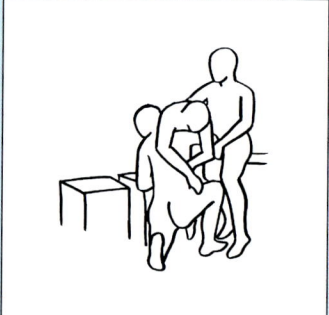
Phase 3

6. Stehtransfer seitlich: Pflegende/Patient

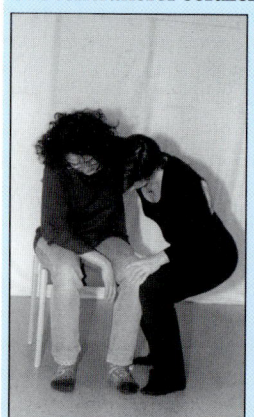
Phase 1

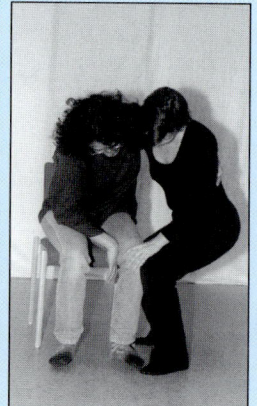
Phase 2

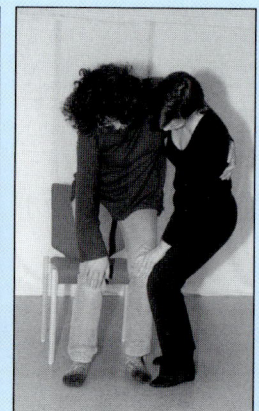
Phase 3

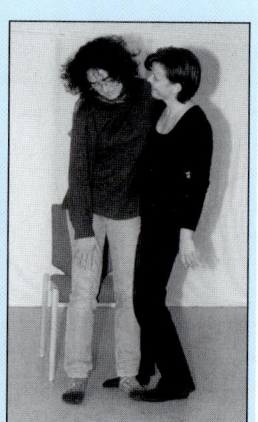
Phase 4

7. Aufstehen vom Boden: allein

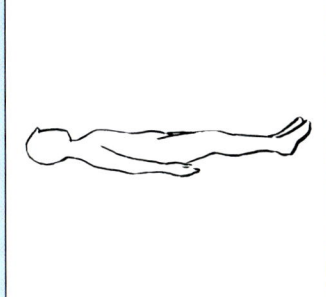

Phase 1

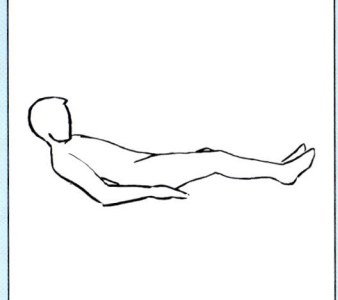

Phase 2

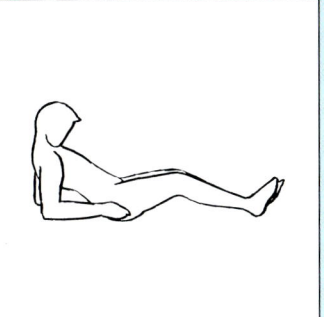

Phase 3

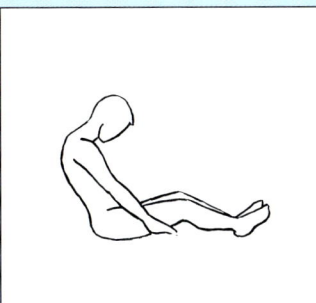

Phase 4

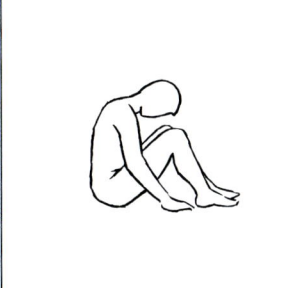

Phase 5

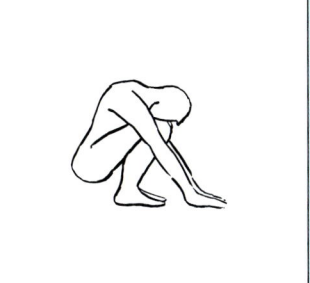

Phase 6

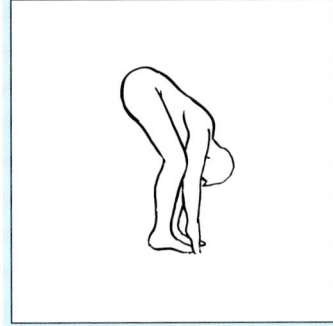

Phase 7

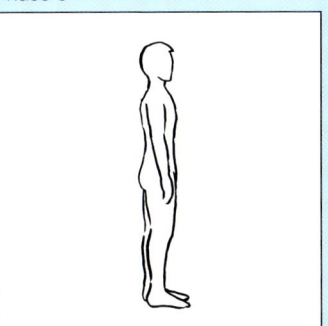

Phase 8

8. Aufstehen vom Boden: zwei Pflegende und ein Patient

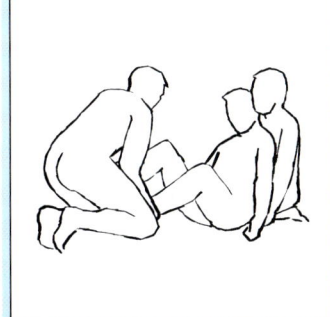

Phase 1

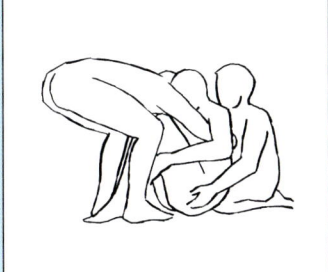

Phase 2

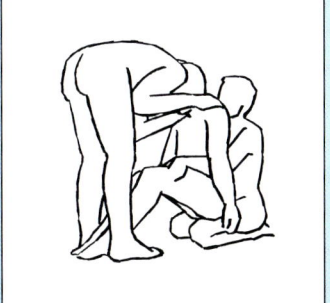

Phase 3

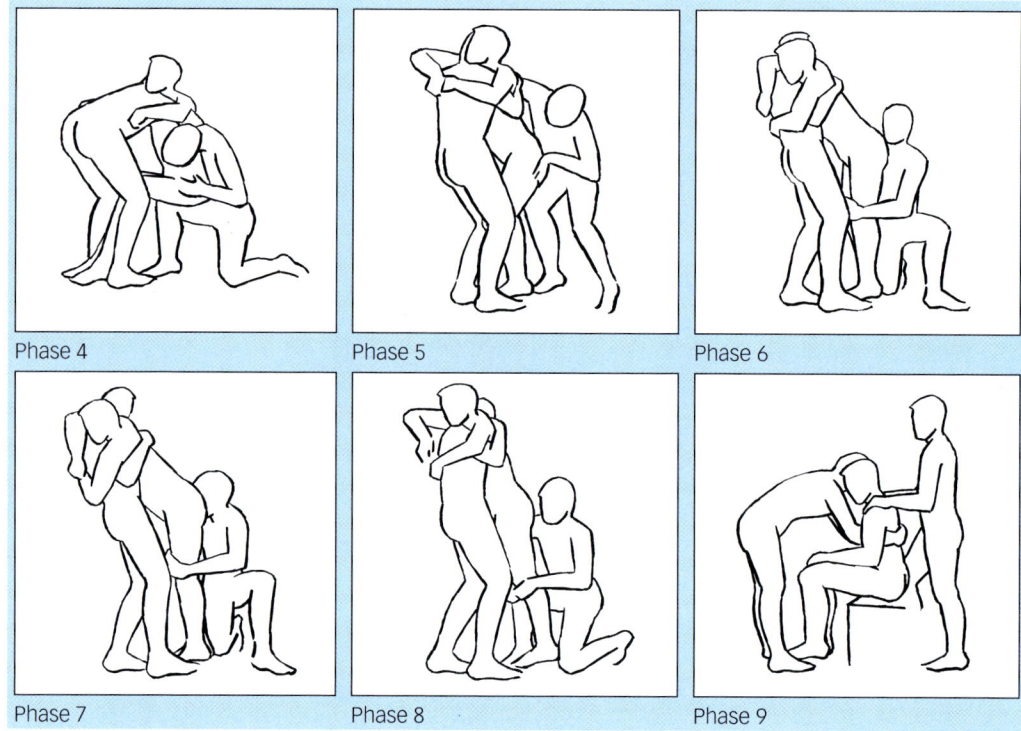

Phase 4   Phase 5   Phase 6

Phase 7   Phase 8   Phase 9

8.5.8 Komplexe Funktionen und Vitalfunktionen

Wenn das Verweilen in einer Position für den Patienten so gestaltet wird, dass sein Gewicht über seine Knochenstruktur zur Unterstützungsfläche getragen wird, erleichtert dies die in seinem Körper notwendige Muskelarbeit für die Organfunktion.

Alle Fortbewegungsaktivitäten, die in spiralförmigen Bewegungsmustern durchgeführt werden, unterstützen durch die gleichmäßige Muskelaktivierung die Organfunktionen. Da sie wenig Anstrengung benötigen, sind sie wenig belastend für den Kreislauf und/oder für Wunden. Die Gewichtsverlagerung bei den einzelnen Positionswechsel soll dabei möglichst fließend und fortlaufend durch den ganzen Körper erfolgen, wie beim Gehen.

Erfahrung

Erfahren Sie jetzt den Einfluss von unterschiedlichen Körperbewegungen auf die Atembewegung:

- Beginnen Sie sich langsam von der Rückenlage in die aufgestützte Bauchlage zu überrollen. Beachten Sie dabei, dass Sie Ihren ruhigen Atemrhythmus beibehalten können. Gestalten Sie also ihre Körperbewegung so, dass sie in keiner Weise den Fluss Ihrer Atembewegung stört.
- Finden Sie dieselbe Bewegungsqualität bei der Bewegung von der Rückenlage über die Seitenlage ins Sitzen.
- Bewegen Sie sich jetzt durch Drehen und Strecken von einem Körperteil zum nächsten von der Rückenlage in die aufgestützte Bauchlage und gestalten Sie die Bewegung dieses Mal mit

mehr Dynamik. Lässt sich diese Bewegung leichter mit der Einatmung oder mit der Ausatmung koordinieren?

- Bewegen Sie sich auf die gleiche Art und Weise durch Drehen und Beugen von einem Körperteil zum nächsten von der Rückenlage über die Seitenlage ins Sitzen. Lässt sich diese Bewegung leichter mit der Einatmung oder mit der Ausatmung koordinieren?

Reflexion der Erfahrung

- Wie haben Sie Ihre Fähigkeit erfahren, der Atembewegung und der dadurch verursachten Veränderungen in Ihrem Bewegungsapparat zu folgen?
- Welche anderen Aspekte waren in dieser Erfahrung für Sie persönlich besonders wichtig?
- Welche Bedeutung messen Sie Ihren Erfahrungen bei – für Ihre Arbeit mit atmungseingeschränkten Patienten auf der Intensivstationen oder für Sie persönlich?

8.5.9 Zusammenfassung zum Thema Funktionsgrundlagen

Bei der Bewegung durch die sieben Grundpositionen können Sie folgende Muster für menschliche Funktion entdecken:

- Beim Aufstehen verkleinern sich die Auflageflächen, beim Hinlegen vergrößern sich die Auflageflächen des Körpers am Boden.
- Immer neue Stellen im Körper sind be- und entlastet.
- Beim Aufstehen verschiebt sich das Körpergewicht grundsätzlich nach unten, beim Hinlegen nach oben im Körper.
- Das Gewicht verschiebt sich während des gesamten Bewegungsablaufs über die Knochenstruktur.
- Die Bewegungsrichtung wechselt von einer Position zur nächsten zwischen »Strecken und Drehen« und »Beugen und Drehen«.

- Das Gewicht wird fortlaufend zwischen zentralen Körperteilen und Extremitäten hin und her verlagert.

Die aktive Muskelarbeit in Bewegung-am-Ort- und in Fortbewegungsaktivitäten unterstützen die verschiedenen Organfunktionen, sobald dies von der Belastbarkeit her möglich ist. Bei Mobilisationen in spiralförmigen Bewegungsmustern ist es leicht, alle Muskeln des Patienten zu aktivieren. Da sie wenig Anstrengung benötigen, sind sie wenig belastend für den Kreislauf und/oder für Wunden. Die Gewichtsverlagerung bei den einzelnen Positionswechsel soll dabei möglichst fließend und fortlaufend durch den ganzen Körper erfolgen, wie beim Gehen.

Grundlagen der kinästhetischen Bewegungslehre
Unter Bewegungsgrundlagen verstehen wir in der Kinästhetik die Fähigkeiten eines Menschen:

- Seinen Körper bewusst in Bewegung wahrzunehmen.
- In einem Bewegungsablauf Zeit, Raum und Anstrengung zu unterscheiden.
- Wirksame Beziehungen und Lernprozesse zu gestalten.
- Zug und Druck gezielt als Kommunikationsmittel einzusetzen und Stabilität und Beweglichkeit in Beziehungen zu erfahren.
- Die Gestaltung der Umgebung zur Erleichterung von Bewegung und Funktion zu nutzen.
- Den Aufbau, die Anordnung, die Form und die Funktion seiner Muskeln, Knochen und Organen zu kennen.
- Seine Bewegungsfähigkeiten in allen Bewegungsebenen zu kennen.
- Seine Bewegungsabläufe fein zu koordinieren.
- Seine Funktionen wirksam unter dem Prinzip der fortlaufenden Entlastung und Belastung zu gestalten.

9. Dokumentation und Prozessgestaltung

Bewegung in der Intensivpflege ist für die Gesundheit des Patienten ein relevantes Thema und nimmt, ausreichend durchgeführt, in der Pflege einen hohen Stellenwert ein. Deshalb sollte sie auch in der Dokumentation verständlich beschrieben werden. Gesundheitsfördernde Pflegeprozesse müssen auf der Intensivpflege vor allem bei Langzeitpatienten dokumentiert werden. Dieses Kapitel möchte Sie dabei unterstützen:

- Bewegungsanamnesen zu erstellen;
- Bewegung zu beschreiben;
- zu lernen, wie Sie aus den vielen Ideen zur Mobilisation einzelne Maßnahmen je nach Voraussetzungen und Problemen des Patienten auswählen.

Mit der Reflexion der Erfahrungen in den vorhergehenden Kapiteln haben Sie bereits Fähigkeiten entwickelt, Bewegung zu beschreiben.

9.1 Zeitpunkt und Inhalt der Dokumentationsschulung für die Mobilisation

Wenn die Kinästhetik-Schulung in den Grundzügen auf einer Station abgeschlossen ist, ist es an der Zeit, die Bewegungsfähigkeiten des Patienten im Dokumentationssystem zu beschreiben und die Entwicklung des Patienten in seinem Mobilisationsprozess festzuhalten.

Die Motivation zur Einführung eines Dokumentationssystems zum Thema Mobilisation ist bei kinästhetisch gut geschulten Pflegenden immer vorhanden. Sie möchten, dass der neue, mit viel Kompetenz ausgeführte Pflegeaufwand in der Dokumentation erscheint. Die Krankenkassen, die Pflegedienstleitung und die Verwaltung sollen dadurch Kenntnis über die verbesserte Pflegequalität erhalten.

Als Grundlage für die Bewegungsdokumentation werden die Rahmenbedingungen in Standards festgehalten. Grundsätzliches soll auf den einzelnen Stationen je nach Fachbereich gleich gehandhabt werden. (Siehe Beispiel Seite 160/161).

Die kinästhetische Dokumentationsschulung beinhaltet darauf aufbauend:

- das Formulieren geeigneter Ausdrücke, um Grobbilder der Art und Weise einer Fortbewegungsaktivität, wie z. B. Stehtransfer oder Sitz-Stehtransfer zu beschreiben;
- das verständliche Beschreiben der in der Mobilisation erfahrenen Bewegungsressourcen der Patienten;
- das Erlernen, allgemeine Ressourcen einer bestimmten Patientengruppe von den individuellen zu unterscheiden und nur diese in der Dokumentation zu beschreiben;
- das Ausarbeiten von Bewegungs-Standards für die häufigsten Krankheitsbilder einer Station;
- das Entdecken, welche Aussagen neben der Grobbildbeschreibung für die Kollegen von Bedeutung sind.

9.2 Mobilisationsprozesse

Wenn Sie genug Sicherheit im Umgang mit den kinästhetischen Grundlagen in der täglichen Pflege erreicht haben, können Sie beginnen, Mobilisationsprozesse zu gestalten und im Sinne der Pflegedokumentation zu beschreiben.

9.2.1 Grundlagen für die Prozessgestaltung

Die immer wieder in diesem Buch betonten Zusammenhänge der Systeme (Körperbewegung, Stoffwechsel und Psyche) sind auch in der Prozessgestaltung von besonderer Wichtigkeit. Nehmen wir an, bei einem

Patienten entdecken Sie fünf schwerwiegende Probleme für die Mobilisation. Außer seiner Grundkrankheit hat er:

- einen instabilen Kreislauf;
- ist stark dekubitusgefährdet;
- ist nicht orientiert;
- seine Muskulatur ist abgebaut
- und er kommt nicht von seiner Beatmung weg.

Sie haben nicht genug Zeit, um in einer Schicht während der Mobilisation alle Probleme differenziert anzugehen. Deshalb sind Sie gezwungen, aus dieser Vielfalt eine Thematik auszuwählen und daran in erster Linie zu arbeiten. Wenn Sie dies mit viel Genauigkeit tun und Ihre Handlungsweise immer wieder korrigieren, werden Sie damit die Wirkung der ausgewählten Behandlung erhöhen und so unbewusst auf alle anderen Probleme positiv einwirken. Wenn Sie im Gegensatz dazu in allen Bereichen ein bisschen etwas mit wenig Genauigkeit verrichten, können Sie den Erfolg der Behandlung einerseits nicht reflektieren und andererseits wird die mangelhafte Qualität der vielen Handlungen wenig bewirken. Entscheiden Sie sich also nach dem Motto »weniger, aber dafür genau« für eine Problematik, an der Sie für ein paar Mobilisationen mit dem Patienten zusammen arbeiten möchten.

9.2.2 Inhalte eines Mobilisationsprozesses

Wir unterscheiden vier grundsätzlich verschiedene Verläufe in Mobilisationsprozessen. Daraus ergeben sich verschiedene Schwerpunkte:

Krank	Krank	Krank	Krank
↓	↓	↓	↓
Gesund	Entlassung mit Funktionseinschränkungen	Tod	gleichbleibend mit kleinen Schwankungen/chronischer Verlauf
Gesundheitsentwicklung	Rehabilitation	Abschied	Erhaltung von Ressourcen

Die strukturelle Vorgehensweise, ausgehend von einer Bewegungsanamnese hin zur Formulierung von Fokus und Absicht für die einzelnen Mobilisationen bleibt für alle vier Arten dieselbe. Prinzipiell ist es sinnvoll nur diejenigen Punkte eines Mobilisationsprozesses in der Dokumentation festzuhalten, die einen Patienten von einem anderen in einer ähnlichen Situation unterscheiden. Alles andere sind Standardbeschreibungen, die nicht in ein Dokumentationssystem gehören, sondern in Stationsrichtlinien.

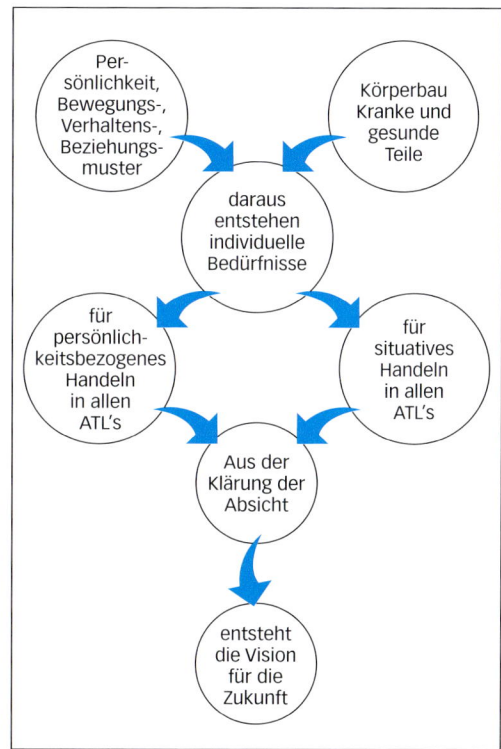

Die Dokumentation eines Mobilisationsprozesses besteht aus folgenden Teilen:

1. Beschreibung der grundlegenden Bewegungsfähigkeiten des Patienten bei der Aufnahme = Bewegungsanamnese.
2. Klärung der grundlegenden Absicht der Mobilisation = kurzfristige Zielsetzung;
3. Beschreibung der wesentlichen Punkte für die einzelnen ATL's, die aus der Bewegungsanamnese und aus der Absicht resultieren = Planung der ATL's;

4. Dokumentation der wesentlichen Entwicklungsschritte = Berichterstattung;

5. Erneuerung der Beschreibung von Punkt 1 bis 4, wenn sich der Zustand des Patienten wesentlich verändert oder die kurzfristige Zielsetzung erreicht ist.

9.2.3 Die Bewegungsanamnese

Kinästhetik betrachtet Bewegung aus dem Blickwinkel der fünf Beziehungs- und Handlingaspekte sowie der fünf Aspekte der Bewegungs- und Funktionsgrundlagen. Anhand dieser Aspekte schätzen Sie zu Beginn eines Prozesses die Bewegungsfähigkeiten eines Patienten ein. Als Grundlage für eine Einschätzung dienen Ihnen ein paar einzelne Mobilisationen.

Beziehung und Handling:

Zu diesem Thema beschreiben Sie das Körperbewusstsein und das Verhalten des Patienten, um zu entdecken, wie Sie am besten mit ihm in Beziehung treten, um gemeinsam Bewegung zu lernen:

- Wie nimmt er sich selber wahr und äußert seine Bedürfnisse?
- Wie orientiert ist der Patient in seiner Gesundheitssituation?
- Wie aktiv beteiligt sich er sich an seiner Gesundheitsentwicklung?
- Wie belastbar ist er?
- Welche Bedürfnisse stellt er an die Umgebung für eine sichere und einfache Bewegung?
- Wie gestaltet er seine Beziehungen zur Umgebung?
- Was braucht er, um sich wohl und geborgen zu fühlen?

Bewegungs- und Funktionsgrundlagen:

Zu diesem Thema beschreiben Sie den Körperbau des Patienten, für ihn günstige Bewegungsmuster sowie seine Fähigkeiten bezüglich Vital-, Grund- und komplexen Funktionen.

- Welche spezifischen Eigenschaften weist der Knochenbau und die Knochenstruktur dieses Menschen auf?

- In welchem Zustand ist seine Muskulatur in Bezug auf Muskelmasse und Muskeltonus?
- Welche Einschränkungen hat der Patient in der Funktion von Muskeln, Knochen und Organen?
- Wie sind die Bewegungsmöglichkeiten des Patienten zwischen und innerhalb der Massen?
- Welche Körperteile des Patienten sind schlecht in einen Bewegungsablauf integrierbar?
- Was für Bewegungsmuster sind für den Patienten geeignet?
- Welche Funktionen kann der Patient selbständig ausführen?
- Welche Prophylaxen sind unbedingt erforderlich, um Sekundärerkrankungen vorzubeugen?

9.2.4 Weshalb besteht ein Bewegungsmangel?

Aus dieser Fragestellung resultiert zusammen mit der Persönlichkeit des Patienten die Zielformulierung, die Klärung der grundlegenden Absicht für die Mobilisation und die Planung der ATL's.

Mobilisationsprozesse werden um so wichtiger, je mehr Selbstkontrolle für Bewegung über eine längere Zeitdauer wegfällt. Sie haben inzwischen einige Möglichkeiten kennen gelernt, wie Sie die Gesunderhaltung des Bewegungsapparates und der Organe sowie die Bewegungsintegration und Funktion unterstützen können, um Schäden durch Bewegungsmangel vorzubeugen. Für die Abklärung, welche Maßnahmen bei einem individuellen Patienten nötig sind, analysieren Sie:

- die Selbstkontrolle und Interaktionsmöglichkeiten des Patienten;
- die Belastbarkeit des Patienten;
- die Art der Verletzungen und/oder Krankheit;
- den Ist-Zustand des Bewegungsapparates vor dem jetzigen Ereignis.

Eine Checkliste soll Ihnen dabei helfen, die Notwendigkeit von erhaltenden Maßnahmen zu erkennen. Erhaltende Maßnahmen sind in erster Linie dann notwendig, wenn ein Bewegungsmangel besteht und dadurch das Durchführen von Positionswechseln erschwert ist. Je mehr dieser Punkte Sie ankreuzen, um so wichtiger wird es sein, erhaltende Maßnahmen zu ergreifen.

Reflektieren Sie bei verschiedenen Patienten aus welchen Gründen ein Bewegungsmangel besteht. Daraus ergibt sich ein Fokus für ihre Aufmerksamkeit während aller ATL's.

Punkt 1: Verhalten
- Sedation;
- Desorientierung und Verwirrtheitszustände;
- Schmerzen und Angst

⇒ erfordern Maßnahmen mit dem Fokus auf Orientierungshilfe.

Punkt 2: Krankheit
- Operationswunden, Frakturen;
- instabile Kreislauf- und Vitalfunktionen;
- neurologische Erkrankungen, Stoffwechsel- und Kreislauferkrankungen;
- Apparate, Zu- und Ableitungen;
- Karzinome

⇒ erfordern Maßnahmen mit dem Fokus auf Integration kranker Teile im Körper und Erhaltung gesunder Anteile.

Punkt 3: Vorgeschichte
- Übergewicht;
- Einschränkung von Bewegungsebenen;
- bereits vorangegangene neurologische Ausfälle;
- psychische Veränderungen;
- vorbestehende Krankheiten

⇒ erfordern Maßnahmen zur speziellen Pflege der bereits erkrankten Teile sowie der noch gesunden Anteile.

Gehen Sie für Ihre Patienten die Checkliste durch und entscheiden Sie sich zur Einleitung des Mobilisationsprozesses für die wichtigste Thematik. Planen Sie dann, mittels welcher Maßnahmen Sie die Problemstellung über Bewegung positiv beeinflussen können.

9.3 Bewegungsanamnese zum Thema Beziehung und Handling

9.3.1 Ein Patientenbeispiel

Mit den Fragestellungen zu Punkt 1–5 beschreiben Sie die Patientensituation, die durchgeführten Aktivitäten, die Reaktion des Patienten und die Rückschlüsse für die nächste Mobilisation. Mit Punkt 6 beschreiben Sie in einem Raster die Ressourcen des Patienten für Kommunikation und Orientierung.

1. Beschreiben Sie in kurzen Sätzen die Situation des Patienten, den Sie auf Station mobilisiert haben:
24-jähriger Patient, 195 groß, schwerer Körperbau, nach Schädel-Hirn-Trauma mit teilweiser Tetraplegie.

2. Welche Bewegungsaktivitäten haben Sie durchgeführt?

- *Patient wurde zum ersten Mal mit einem Stehtransfer in den Stuhl mobilisiert.*
- *Wurde zusätzlich vom Lehnstuhl zwei Mal ins Stehen und wieder ins Sitzen bewegt.*

3. Beschreiben Sie Ihre Beziehung zum Patienten während der Mobilisation:

- *Patient erklärte sich sofort einverstanden eine neue Variante für den Transfer auszuprobieren.*
- *Er fand Spaß am Stehen.*
- *Er gab deutlich verbal seine Belastungsgrenze bekannt, ohne sich zu überfordern.*

117

4. Welche Aspekte der Interaktion würden Sie in einer nächsten Mobilisation desselben Patienten verändern?

- *Das Körperbewusstsein des Patienten vor dem Transferieren besser fördern, damit für mich die Bewegung des Patienten leichter steuerbar wird.*

5. Welche Aspekte der Anstrengung und der Umgebung würden Sie in der nächsten Mobilisation verändern?

- *Das Bett zum Aufstehen nicht mehr in Schieflage bringen. Der Patient kam dadurch bei der letzten Mobilisation an der Bettkante ins Rutschen.*

6. Beschreiben Sie im nachfolgenden Raster die Ressourcen des Patienten bezüglich Orientierung und Kommunikationsmöglichkeiten:

Einschätzung der Orientierung des Patienten und seiner Kommunikationsmöglichkeiten	
Ist der Patient orientiert?	• *über sich selbst: ja* • *über seine Umgebung: teilweise*
Kann der Patient kommunizieren?	• *sprechen: ja* • *hören: ja* • *zeigen: teilweise* • *sehen: ja* • *anfassen: teilweise* • *Berührung empfinden: teilweise* • *bewegen: teilweise* • *Bewegung empfinden: teilweise*
War die Interaktion für Sie anstrengend?	ja x nein 1 2 3 4 5 6 • *Zug, mit Körpereinsatz verstärkt.* • *Druck, mit Körpereinsatz verstärkt.*
War die Interaktion für den Patienten anstrengend?	ja x nein 1 2 3 4 5 6 • *Zug: wenig Kraft in den Armen.* • *Druck: wenig Kraft in den Armen.* • *Gar keine Kraft und Stabilität in den Beinen.*
Was für Hilfsmittel und wie viele Hilfspersonen haben Sie benutzt?	• *Alleine mit dem Patienten bis an die Bettkante, zwei Personen zum Aufstehen außerhalb des Bettes.* • *Bettschieflage, guter Mobilisationsstuhl.*

9.3.2 Ihre eigene Mobilisationsdokumentation

Führen Sie jetzt mit einem Patienten eine Mobilisation durch und beschreiben Sie diese anhand der Fragestellungen 1–6:

1. Beschreiben Sie in kurzen Sätzen die Situation des Patienten, den Sie auf Station mobilisiert haben:

....

....

2. Welche Bewegungsaktivitäten haben Sie durchgeführt:

....

....

....

....

3. Beschreiben Sie Ihre Beziehung zum Patienten während der Mobilisation:

....

....

....

....

4. Welche Aspekte der Interaktion würden Sie in einer nächsten Mobilisation desselben Patienten verändern:

5. Welche Aspekte der Anstrengung und der Umgebung würden Sie in der nächsten Mobilisation verändern:

....

....

6. Beschreiben Sie im nachfolgenden Raster die Ressourcen des Patienten bezüglich Orientierung und Kommunikationsmöglichkeiten:

....

....

Einschätzung der Orientierung des Patienten und seiner Kommunikationsmöglichkeiten	
Ist der Patient orientiert?	• *über sich selbst:* .... • *über seine Umgebung:* ....
Kann der Patient kommunizieren?	• *sprechen:* .... • *hören:* .... • *zeigen:* .... • *sehen:* .... • *anfassen:* .... • *Berührung empfinden:* .... • *bewegen:* .... • *Bewegung empfinden:* ....
War die Interaktion für Sie anstrengend?	ja nein 1 2 3 4 5 6 • *Zug:* .... • *Druck:* ....
War die Interaktion für den Patienten anstrengend?	ja nein 1 2 3 4 5 6 • *Zug:* .... • *Druck:* ....
Was für Hilfsmittel und wieviele Hilfspersonen haben Sie benutzt?	• *Anzahl Pflegende für Bewegung im Bett:* .... • *Anzahl Pflegende für Bewegung außerhalb des Bettes:* .... • *Hilfsmittel:* ....

9.4 Bewegungsanamnese zum Thema Ressourcen und Probleme im Bewegungsapparat

Mit den Fragestellungen zu Punkt 1–4 beschreiben Sie die Patientensituation, die durchgeführten Vorbereitungen für eingeschränkte Körperteile, die Integration der Körperteile in den Bewegungsabläufen und die Rückschlüsse für die nächste Mobilisation. Bei Punkt 5 beschreiben Sie in einem Raster die Ressourcen des Patienten für Kommunikation und Orientierung.

9.4.1 Ein Patientenbeispiel

1. Beschreiben Sie in kurzen Sätzen die Situation des Patienten, den Sie auf Station mobilisiert haben:
86-jähriger Patient mit einem Abszess am Bein und einer Spülung. Seit acht Wochen auf Intensivstation.
Absicht: Erstmobilisation ohne Patientenheber aus dem Bett in den Lehnstuhl.

2. Welche vorbereitenden Maßnahmen zur Gesunderhaltung des Bewegungsapparates haben Sie durchgeführt?
20 Minuten Beine in Rückenlage bewegt, bis endlich auf beiden Seiten die zum Sitzen not-
wendige Beugung erreicht war. Das linke Bein konnte nicht hingestellt werden, das rechte Bein erst nach langer Vorbereitung.
In Seitenlage kurz die zentralen Körperteile in alle Richtungen mobilisiert.

3. Welche Körperteile waren schwer in den Bewegungsablauf integrierbar?
Alle, das rechte Bein besonders schlecht. Das linke Bein steht. Der Patient hat in Beugung im Hüftgelenk am linken Bein starke Schmerzen. Beim Sitzen im Stuhl und beim Transfer zurück ins Bett übernimmt der Patient wenig Selbstkontrolle.

4. Welche Aspekte funktionaler Anatomie würden Sie bei der nächsten Mobilisation anders berücksichtigen?
Gleiche Vorbereitung. Alle Bewegungsaktivitäten im Bett mit viel Richtungswechsel verbinden. Schmerzmittel rechtzeitig verabreichen. Entfernen der Airsoft Matratze, damit der Patient seine Körperteile im Bett leichter selber bewegen kann.

5. Beschreiben Sie im nachfolgenden Raster die Ressourcen des Patienten bezüglich des Zustandes seines Bewegungsapparates.

Einschätzung der Ressourcen und Probleme im Bewegungsapparat		
Welche Körperteile sind verletzt?	Kopf: Brustkorb: Becken:	rechter Arm: Linker Arm: rechtes Bein: Arterie Linkes Bein: Abszess
Welche Körperteile können selbstkontrolliert gesteuert werden?	Kopf: ja Brustkorb: teilweise Becken: teilweise	rechter Arm: teilweise Linker Arm: teilweise rechtes Bein: gar nicht Linkes Bein: gar nicht
Besonderheiten Muskulatur	Wenig Muskulkatur Hypertonus	
Besonderheiten Knochen	Lang und schmal Die Gelenke haben altersentsprechend einen genügend großen Bewegungsspielraum	
Besonderheiten Gelenke	Lange Anlaufzeit Schmerzempfindlich	
Besonderheiten Haut Besonderheiten Organe	Dekubitus am Gesäß Kreislauf und Atmung sind nur wenig belastbar.	

9.4.2 Ihre eigene Mobilisationsdokumentation

Führen Sie jetzt mit einem Patienten eine Mobilisation durch und beschreiben Sie diese anhand der Fragestellungen 1 bis 6.

1. Beschreiben Sie in kurzen Sätzen die Situation des Patienten, den Sie auf Station mobilisiert haben:

....

....

2. Welche vorbereitenden Maßnahmen zur Gesunderhaltung des Bewegungsapparates haben Sie durchgeführt:

....

....

3. Welche Körperteile waren schwer in den Bewegungsablauf integrierbar:

....

....

....

4. Welche Aspekte funktionaler Anatomie würden Sie bei der nächsten Mobilisation anders berücksichtigen:

....

....

....

5. Beschreiben Sie im nachfolgenden Raster die Ressourcen des Patienten bezüglich Ressourcen und Probleme im Bewegungsapparat:

Einschätzung der Ressourcen und Probleme im Bewegungsapparat		
Welche Körperteile sind verletzt?	Kopf: Brustkorb: Becken:	rechter Arm: Linker Arm: rechtes Bein: Linkes Bein:
Welche Körperteile können nicht selbstkontrolliert gesteuert werden?	Kopf: Brustkorb: Becken:	rechter Arm: Linker Arm: rechtes Bein: Linkes Bein:
Besonderheiten Muskulatur		
Besonderheiten Knochen		
Besonderheiten Gelenke		
Besonderheiten Haut		
Besonderheiten Organe		

9.5 Bewegungsanamnese zum Thema Funktion

Mit den Fragestellungen zu Punkt 1–4 beschreiben Sie die Patientensituation, die durchgeführten Funktionen, die verwendeten Bewegungsmuster und die Rückschlüsse für die nächste Mobilisation. Mit Punkt 5 beschreiben Sie in einem Raster die Bewegungs- und Funktionsfähigkeiten des Patienten.

9.5.1 Ein Patientenbeispiel

1. Beschreiben Sie in kurzen Sätzen die Situation des Patienten, den Sie auf Station mobilisiert haben:
35-jähriger Patient, Tetraplegie C4 seit sechs Jahren, Hospitalisation wegen Pneumonie, Hochdruck, anschließend Massenblutung, unterstützt beatmet.

2. Welche Funktionen haben Sie mit der Mobilisation unterstützt?
Atmung und Kreislauf durch Mobilisation aller Bewegungsebenen in Rückenlage. Fortbewegung in Rückenlage von einer Seite zur anderen. Fortbewegung in Rückenlage nach oben im Bett. 15 Minuten Seitenlage.

3. Welche Aspekte der menschlichen Funktion konnten Sie zu wenig berücksichtigen?
Der Kreislauf des Patienten ist für Positionswechsel nur wenig belastbar. Das Verweilen in der Seitenlage toleriert er nur kurzfristig (ist für die Atmung noch zu belastend).

4. Welche Funktion soll der Patient als nächsten Schritt lernen?
Erhaltung der Restfunktion. Kreislaufstabilität und Atmung in Seitenlage.

5. Beschreiben Sie im nachfolgenden Raster die Ressourcen des Patienten bezüglich Bewegungskoordination und Funktion:

Einschätzung der Funktionsfähigkeiten		
Bewegungsmuster	Eher parallele Bewegungsmuster an Atmungs- und Kreislaufsituation angepasst	Häufige Richtungswechsel in minimalem Spielraum für eine gleichmäßige Verteilung des Körpergewichts während der Lageveränderung
Körperpflege	Selbstständig: teilweise: unselbstständig: x	Bemerkungen:
Essen und Trinken	Selbstständig: teilweise: unselbstständig: x	Bemerkungen:
Schlafen und ruhen	Selbstständig: teilweise: unselbstständig: x	Bemerkungen:
sich bewegen	Selbstständig: teilweise: unselbstständig: x	Mögliche Positionen: • Rückenlage • Rückenlage mit aufgestellten Beinen • kurzfristig Seitenlage
Atmung: 1 Kreislauf: 2 Verdauung: Ausscheidung:	beatmet wenig belastbar unselbstständig	Bemerkungen: 1 nur in Rückenlage oder leichter Oberkörper Hochlage 2 langsame Positionswechsel mit wenig Belastung werden toleriert

9.5.2 Ihr Patientenbeispiel

Führen Sie jetzt mit einem Patienten eine Mobilisation durch und beschreiben Sie diese anhand der Fragestellungen 1 bis 6.

1. Beschreiben Sie in kurzen Sätzen die Situation des Patienten, den Sie auf Station mobilisiert haben:

2. Welche Funktionen haben Sie mit der Mobilisation unterstützt:

3. Welche Aspekte der menschlichen Funktion konnten Sie zu wenig berücksichtigen:

....

....

....

....

4. Welche Funktion soll der Patient als nächsten Schritt lernen:

5. Beschreiben Sie im nachfolgenden Raster die Ressourcen des Patienten bezüglich Bewegungskoordination und Funktion:

Einschätzung der Funktionsfähigkeiten		
Bewegungsmuster		
Körperpflege	Selbstständig: teilweise: unselbstständig:	Bemerkungen:
Essen und Trinken	Selbstständig: teilweise: unselbstständig:	Bemerkungen:
Schlafen und ruhen	Selbstständig: teilweise: unselbstständig:	Bemerkungen:
sich bewegen	Selbstständig: teilweise: unselbstständig:	Mögliche Positionen:
Atmung: Kreislauf: Verdauung: Ausscheidung:		Bemerkungen:

9.6 Beispiel für einen Mobilisationsprozess

Versuchen Sie im nachfolgenden Patientenbeispiel die Schritte einer einfachen Prozessgestaltung zum Thema Gesunderhaltung des Körpers nachzuvollziehen.

Herr M. wurde nach einem Sturz von der Leiter mit einer Querschnittlähmung auf die Intensivstation eingeliefert. Bei der Intubation wurde sein Ösophagus verletzt, was seine Liegedauer auf der Intensivstation um ein Vielfaches verlängerte.

Der erste Schritt der Prozessgestaltung mit einem Patienten ist die Standortbestimmung. Wichtig ist, dass sie nicht theoretisch gemacht wird, sondern nur in Zusammenhang mit einer oder mehreren Bewegungserfahrungen.

9.6.1 Die Beschreibung des Patienten

1. Zustand des Körpers:

- *63-jähriger, 160 cm großer Patient mit einer Querschnittlähmung C5/6 nach einem Sturz von der Leiter.*
- *Ösophagusverletzung durch Intubation.*
- *Zur Zeit ist Herr M. assistiert beatmet und kann mit künstlicher Nase mobilisiert werden.*
- *Herr M. hat im Wechsel Streck- und Beugespastiken in den Beinen. Kopf und Arme weisen wegen der bereits sechswöchigen Liegedauer einen schlaffen Tonus auf.*
- *Sein Kreislauf toleriert den Wechsel von der Horizontalen in die Vertikale sehr schlecht.*
- *Vor dem Unfall verfügte Herr M. über einen intakten Bewegungsapparat. Er war vor dem Ereignis nicht besonders sportlich.*

2. Geschicklichkeit und Fähigkeit für Funktion:

- *Herr M. ist seit vier Wochen auf der Intensivstation. Infolge von Spastik ist die Koordination seiner Bewegung bei allen Lagewechseln erschwert.*
- *Das Hinsetzen an die Bettkante toleriert er von der Atmung und vom Kreislauf her immer noch schlecht.*
- *Herr M. sollte möglichst schnell von der Beatmung ganz wegkommen, um die Rehabilitation beginnen zu können.*

3. Sozialverhalten:

- *Durch die Lähmung, die Beatmung und die Medikamentation hat Herr M. zur Zeit wenig Selbstkontrolle für die Kommunikation und die Alltagsfunktionen.*
- *Es ist möglich mit Herr M. Blickkontakt aufzunehmen. Der verbale Austausch ist durch die Beatmung erschwert und teilweise scheint der Patient zeitlich und örtlich nicht ganz orientiert zu sein.*
- *Herr M. ist verheiratet und war vor dem Unfall berufstätig.*

9.6.2 Formulierung einer Zielsetzung für die nächste Mobilisation

a) *Ich stelle die nächste Mobilisation unter die Absicht: Erlernen einer neuen Funktion.*
b) *Herr M. soll erstmals in den Lehnstuhl mobilisiert werden.*
c) *Ich wähle als Fokus für meine Aufmerksamkeit während der Mobilisation: Aktivierung von allen Muskeln und Kreislauftraining.*
d) *Ich plane aus Absicht und Fokus die Art und Weise des Vorgehens.*

9.6.3 Planung der Mobilisation

1. Maßnahmen zur Gesunderhaltung des Körpers:

- *Ich werde im Bett seine Muskulatur aufwärmen und versuchen, in den Beinen einen ausgeglichenen Muskeltonus herzustellen, damit nicht zuviel Spastik da ist und der venöse Rückfluss während der Mobilisation gewährleistet ist.*
- *Alle anderen Körperteile werde ich kurz vorbereiten, um einen vitalen Muskeltonus aufzubauen.*

2. Maßnahmen zur Koordinations- und Funktionsförderung:

- *Ich werde versuchen während der Mobilisation aus dem Bett bewusst alle Körperteile in die Bewegungsabläufe zu integrieren.*
- *Ich nehme mir vor, Ruhepausen zwischen den einzelnen Positionswechseln einzubauen und dabei zu beachten, den aufgebauten Tonus trotzdem nicht zu verlieren.*
- *Vom Bett in den Stuhl möchte ich ihn zur Spastikhemmung und als Kreislauftraining mit einem Stehtransfer übersetzen. Dies wird mir beim Zurücktransferieren helfen, den Höhenunterschied vom Stuhl zum Bett zu schaffen.*

3. Maßnahmen zur Förderung von Sozialverhalten:

- *Die verbale Kommunikation werde ich auf klare Informationen über die Lagewechsel beschränken. Mit taktil kinästhetischem Informationsaustausch werde ich die verschiedenen Bewegungsabläufe koordinieren und steuern.*

Vergleiche Bildfolge Seite 78.

9.6.4 Durchführung der Mobilisation und die Beschreibung der Erfahrung

Ich führe die Aktivität wie geplant durch und reflektiere im Nachhinein, was ich aus der Mobilisation erfahren und gelernt habe:

1. Zustand des Körpers:

- *Herr M. hat die Mobilisation vom Kreislauf her gut toleriert.*
- *Er hatte nach der Mobilisation weniger Spastik.*
- *Die Atmung war nach der Mobilisation deutlich besser.*

2. Geschicklichkeit und Fähigkeit für Funktion:

- *Das Gewicht von Herrn M. konnte leicht über den Füßen gehalten werden.*
- *Es war schwierig, seinen Kopf und die Arme in die Bewegung integrieren zu helfen.*

3. Sozialverhalten:

- *Herr M. hat mehr Kontakt, als erwartet mit mir und der restlichen Umgebung aufgenommen.*
- *Er ist dem Bewegungsablauf (aufstehen) kognitiv mit Interesse gefolgt.*
- *Er war stolz auf das Gelingen des Stehtransfers.*
- *Er hat versucht, kleine Teile der Bewegung selber zu übernehmen.*

Diese Erfahrungen dienen als Grundlage für die nächste Mobilisation.

9.6.5 Planung des Vorgehens in der nächsten Mobilisation

- *Die Art des Hinsetzens und des Stehtransfers war insgesamt gut durchführbar. Der Patient*

hat die Vorbereitung im Bett und die Entspannung vor der Lagerung sehr genossen.
- *Mit der Integration der Arme und des Kopfes in die Bewegungsabläufe war ich nicht zufrieden. Ich nahm mir vor, diese vor der nächsten Mobilisation besser vorzubereiten und den Patienten zu mehr Eigenaktivität im Liegen während des Tages aufzufordern.*
- *Ich möchte Herr M. weiter aktivieren, um seinen Kreislauf und die Atmung zu stabilisieren. Zudem möchte ich seine Ressourcen in Bezug auf die Erhaltung einer elastischen Muskulatur erweitern und sein Körperbewusstsein verfeinern, als Vorbereitung für die nachfolgende Rehabilitation.*

9.7 Ihr eigener Lernprozess für die Prozessgestaltung

Beschreiben Sie in der Folge ein paar Mobilisationsprozesse nach diesem Muster bei verschiedenen Langzeitpatienten. Sie erarbeiten sich damit Fähigkeiten Bewegungsanamnesen zu erstellen und der Bewegung eines Patienten gezielt (unter einer Absicht) im Detail (unter einem Fokus) zu folgen und dem Patienten neue Vorschläge für mögliche Anpassungen zu unterbreiten.

1. Mit ihrer Interaktion versuchen Sie sich an die Bewegung des Patients anzupassen und seinen Bedürfnissen und Ihrer Absicht unter einem Fokus zu folgen.
2. Um zu wissen, was Ihre Absicht ist, erstellen Sie nach einer kleinen Bewegungserfahrung mit dem Patienten eine Bewegungsanamnese. Entscheiden Sie sich dann für einen Fokus, der für Sie als Pflegende wie auch für den Patienten Sinn macht. Planen Sie dementsprechend Ihr Vorgehen.
3. Beschreiben Sie ihre Erfahrungen während der Mobilisation und vergleichen Sie diese mit der Bewegungsanamnese, Ihrer Absicht und dem Fokus. Planen Sie aus diesem Ergebnis heraus die nächste Mobilisation.

9.7.1 Erstellen der Bewegungsanamnese anhand einer Mobilisation

1. Beschreiben Sie den Zustand des Körpers des Patienten.
2. Beschreiben Sie seine Geschicklichkeit und Fähigkeit für Funktion.
3. Beschreiben Sie sein Sozialverhalten.

9.7.2 Formulieren Sie Ihre Zielsetzung für die nächste Mobilisation

1. Beschreiben Sie ihre Absicht:
2. Formulieren Sie den Fokus, unter welchem Sie die Absicht erreichen möchten:

9.7.3 Planen Sie die nächste Mobilisation

1. Welche Maßnahmen zur Gesunderhaltung des Körpers ergreifen Sie?
2. Welche Maßnahmen zur Koordinations- und Funktionsförderung führen Sie durch?
3. Welche Maßnahmen zur Förderung von Sozialverhalten erscheinen Ihnen sinnvoll?

9.7.4 Führen Sie die Aktivität wie geplant durch und reflektieren Sie im Nachhinein Ihre Erfahrungen und Ihr Lernen aus der Mobilisation

1. Beschreiben Sie, wie Sie den Zustand des Körpers des Patienten in der Mobilisation erlebt haben:
2. Beschreiben Sie das Gelingen oder die Schwierigkeiten in der Bewegungskoordination:
3. Beschreiben Sie die Teilnahme des Patienten am Geschehen, seine Wahrnehmung der Mobilisation und seine Befindlichkeit.

9.7.5 Benutzen Sie diese Erfahrungen als Grundlage für die nächste Mobilisation

1. Beschreiben Sie Ihre Absicht für die nächste Mobilisation:
2. Formulieren Sie den Fokus, unter dem Sie die Absicht erreichen möchten:

Reflexion
1. Stellen Sie nach ein paar Tagen wesentliche Veränderungen fest?

Setzen Sie die beobachteten Veränderungen in Relation zur Entwicklung des Gesundheitszustandes des Patienten.

10. Dekubitus

Dekubiti oder Druckgeschwüre sind Hautdefekte, die durch lange gleichbleibende Druckbelastung entstehen. Dekubitusgefährdete Patienten haben meist Bewegungsmangel. D. h. dass die aktive Bewegung an einzelnen Körperteilen oder am ganzen Körper stark eingeschränkt ist. Damit fehlen auch die wichtigsten Voraussetzungen für eine gesunde Haut, wie z. B.:

- eine ausreichende Muskelaktivität;
- eine gute Empfindung und Durchblutung;
- keine überschüssigen Wassereinlagerungen;
- keine zu langen Druckbelastungen;
- und eine hohe Elastizität.

Auch der Schutz der Haut vor dem Druck der Knochen durch eine gut aufgebaute, vitale Muskulatur fehlt bei Bewegungsmangel. Die Haut wird überlastet, ein Dekubitus entwickelt sich.

10.1 Gesunderhaltung der Haut

Die Gesundheit und Wiederstandsfähigkeit der Haut hängt direkt mit Bewegung zusammen. Durch die Bewegung und Mobilisation nach dem kinästhetischen Prinzip verbessert und stabilisiert sich die Hautsituation. Alle Muskelgruppen werden aktiviert, die Durchblutung wird gefördert und die Sensibilität der Betroffenen wird erhöht. Langwierige Folgeschäden können vermieden werden.

10.1.1 Der Hautstatus

Wie viele und welche Art von Maßnahmen Sie zur Gesunderhaltung der Haut eines Patienten ergreifen müssen, ist abhängig von seinem Hautstatus. Mit dem Hautstatus erstellen Sie eine Anamnese, die Ihnen bei der Beantwortung folgender Fragen bezüglich der Absicht im Mobilisationsprozess weiter hilft.

- Welche Faktoren begünstigen bei diesem Patienten die Entstehung eines Dekubitus oder vermindern den Heilungsprozess des bereits bestehenden Hautdefektes?
- Welche Maßnahmen sind bei diesem Patienten relevant für die Dekubitusprophylaxe oder die Heilung von Hautdefekten?
- Welche Maßnahmen sind bei diesem Patienten relevant für die Förderung seiner Körperwahrnehmung?
- Welche Maßnahmen sind bei diesem Patienten relevant für sein Wohlbefinden?

Beschreiben Sie anhand des nachfolgenden Rasters einen Hautstatus für einen beatmeten Patienten.

Hautstatus .... Datum ....
Mobilität und Bewusstseinszustand des Patienten
Wahrnehmung und Empfindung, Reaktionsfähigkeit
Ernährungszustand der Haut

Durchblutung, Einlagerungen, Sauer-stoffversorgung
Elastizität, Spannungszustand in Ruhe und Aktivität, Belastbarkeit
Beeinflussende Faktoren aus der Umgebung

10.1.2 Vermeiden von zu großen Druckbelastungen

Die Drucksensoren sitzen in tieferen Hautschichten sowie in Muskeln und Knochen. Sie stellen sich langsam auf einen Reiz ein und sind deshalb wichtig als Signalgeber für ständigen Druck auf tiefliegende Gewebe.

In den Gelenkkapseln registrieren Drucksensoren die verschiedenen Winkelstellungen der Knochen, die für wechselnde Druckverhältnisse sorgen. Sie informieren uns über die Lage und Bewegung der Knochen.

Andere Drucksensoren in der Haut und in tieferen Geweben registrieren sehr schnell Verbiegungen und flüchtige Druckveränderungen, wie auch Vibrationen.

Alle Nervenenden sind verflochten, sodass wir nie eine bestimmte Druckempfindung isoliert wahrnehmen können.

Erfahrung:
Legen Sie sich wie zum Einschlafen in eine Ihnen bequem erscheinende Seitenlage auf den Fußboden. Merken Sie sich die verschiedenen Auflageflächen und Druckpunkte Ihres Körpers zur Unterstützungsfläche sowie extreme Spannungszustände zwischen zwei Körperteilen. Bleiben Sie dann zehn bis 15 Minuten möglichst bewegungslos liegen. Während des Liegens beachten Sie:

- ob sich die Wahrnehmung des Aufla-gedruckes verändert;
- ob sich die Temperaturempfindung verändert;
- ob sich die Muskelspannung in der nicht belasteten Körperseite verändert;
- ob Sie Unwohlsein oder Schmerzen empfinden.

Wechseln Sie dann in die Position Rückenlage und bleiben Sie wieder möglichst bewegungslos zehn Minuten lang liegen.
Beobachten Sie folgende Aspekte:

- Welche Empfindungen spüren Sie an den Körperstellen, die vorher stark belastet waren: Temperatur, Schmerz?
- Wie ist die Gewichtsverteilung im gesamten Körper?
- Merken Sie einen Unterschied in der Wahrnehmung der Körperseite, die vorher Gewicht getragen hat zu der vorher nicht belasteten Körperseite bezüglich Gewichts-, Volumen- und Formempfindung?
- Welche neuen Körperstellen sind in Rückenlage durch großen Auflagedruck gefährdet?

Wechseln Sie dann die Position in die Bauchlage und bleiben Sie wieder zehn Minuten bewegungslos liegen.
Beobachten Sie folgende Aspekte:

- Welche Empfindungen spüren Sie an den Körperstellen, die in den beiden vorherigen Positionen stark belastet waren: Temperatur, Schmerz?

- Wie ist die Gewichtsverteilung im gesamten Körper?
- Merken Sie einen Unterschied in der Wahrnehmung der Körperseite, die vorher Gewicht getragen hat zu der vorher nicht belasteten Körperseite bezüglich Gewichts- und Volumenempfindung?
- Welche neuen Körperstellen sind in der Bauchlage gefährdet?

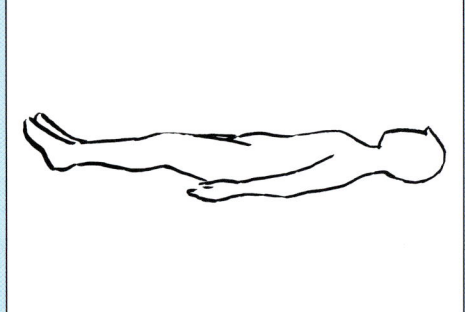

Rückenlage

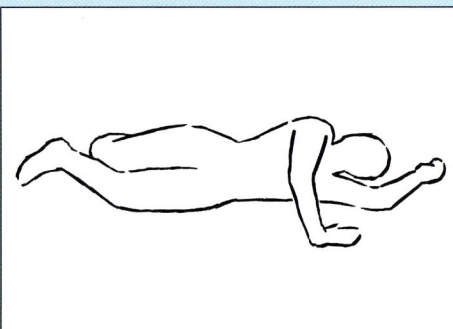

Seitenlage

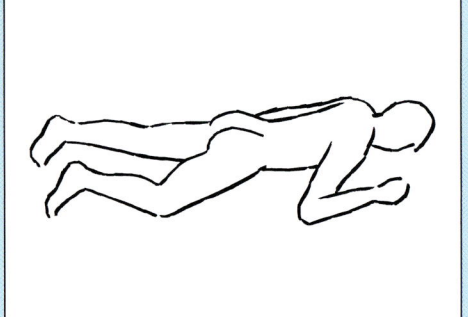

Bauchlage

Bitte markieren Sie in den Zeichnungen, welche Stellen in Ihrem Körper in den einzelnen Positionen gefährdet waren.

Welche Stelle war in den einzelnen Positionen besonders gefährdet?

Rückenlage

Seitenlage

Bauchlage

Wie war die Empfindung an dieser Stelle nach der Entlastung?

Rückenlage

Seitenlage

Bauchlage

Wie lange blieb die Druckempfindlichkeit nach der Entlastung?

Rückenlage

Seitenlage

Bauchlage

Zu lange Zeit andauernde Druckeinwirkungen führen zu:

- Veränderung der Wahrnehmung;
- Veränderung der Muskelspannung;
- Gelenkverspannungen;
- verminderter Durchblutung:
- Herabsetzung der Schmerzempfindung;
- verändertem Körperbild.

Reflexion:

- Welche Effekte haben Sie wahrgenommen?
- Welche Bedeutung hat dies für die Dekubitusprophylaxe?

10.1.3 Maßnahmen zur Druckentlastung

Starke Anspannungen im Körper oder extreme Schlaffheit der Muskulatur führen oft zu einem punktuellen Auflagedruck einzelner Knochen, was die Entstehung eines Dekubitus extrem begünstigt. Sorgen Sie bei der Gestaltung einer Ruheposition bei stark bewegungseingeschränkten Patienten immer dafür, dass das Gewicht des Patienten gleichmäßig verteilt und großflächig aufliegt.

Erfahrung
Bringen Sie Ihren Partner in eine beliebige Ruheposition. Helfen Sie ihm, das Gewicht bestmöglichst in dieser Position zu verteilen und Körperteile bequem zu unterlagern. Gehen Sie dabei folgendermaßen vor:

- Stellen Sie den Hauptauflagedruck in dieser Position fest.
- Verbreitern Sie an den Stellen die Auflagefläche durch kleine Bewegungen in viele Richtungen und eventuell durch das kurzfristige Erhöhen der Auflagefläche durch das Unterlegen ihrer Hand.
- Führen Sie nur kleine Lagekorrekturen der Körperteile durch, sodass diese gut beweglich sind.
- Unterlagern Sie Körperteile nur dann, wenn Sie den Auflagedruck zu wenig verteilen können oder ein Körperteil in seiner Beweglichkeit eingeschränkt ist.

10.1.4 Bewegungsmaßnahmen zur Elastizitätsförderung und besseren Durchblutung der Haut

Erfahrung:
Beobachten Sie die Bewegung der Haut bei verschiedenen Fortbewegungsaktivitäten im Bett und aus dem Bett. Welche Unterschiede bemerken Sie, wenn Sie Ihren Partner

1. von einer Stelle im Bett zu einer anderen heben?
2. Körperteile über die Matratze ziehen?
3. ein Körperteil nach dem anderen in die neue Lage bewegen?
4. mehr Spiralförmige Bewegungsmuster benutzen?
5. mehr parallele Bewegungsmuster benutzen?
6. die Bewegungen durch den ganzen Körper integrieren?

Reflexion:
Welche Unterschiede haben Sie wahrgenommen in Bezug auf Zeit – Raum – Anstrengung:

- Heben,
- Ziehen,
- einzelne Körperteile bewegen,
- parallele Bewegungsmuster,
- spiralförmige Bewegungsmuster,
- Integration der Bewegung?

Welche Bedeutung hat dies für die Dekubitusprophylaxe?

10.1.5 Erfahrung mit Patienten

Schildern Sie die Maßnahmen zur Dekubitusprophylaxe, die Sie während einer Schicht durchgeführt haben:

1. Lagewechsel
2. Verwendete Lagerungsmittel
3. Zusätzliche Maßnahmen

Welche Wirkung hatten diese Maßnahmen auf:

- Hautzustand
- Bequemlichkeit
- Vitalzeichen

10.2 Die drei Schritte in einer Mobilisation unter dem Fokus Dekubitusprophylaxe

1. Aktivierungs- und Aufwachphase:
Individuell den PatientInnen angepasste Aktivitäten nach kinästhetischen Grundsätzen zur Kontaktaufnahme und zum Vorbereiten des Körpers auf größere Bewegungsaktivitäten.
Förderung der Mikrozirkulation z. B. durch die Gelenkmobilisation aller einzelnen Bewegungsebenen. Achten Sie dabei auf besonders ausgeprägte Muskelaktivität. Ergänzen Sie die Gelenkmobilisation an besonders gefährdeten, geröteten oder eingedrückten Stellen mit einer gezielten Massage.

2. Mobilisations- und Fortbewegungsphase:
Individuell den Patienten angepasste Aktivitäten nach kinästhetischen Grundsätzen, um einen oder mehrere Positionswechsel durchzuführen.
Führen Sie den Positionswechsel mit eher viel Richtungswechseln dem Gesundheitszustand des Patienten und der Situation angepasst durch. Dies regt den gesamten Kreislauf an, fördert die Wahrnehmung und verändert die Muskelspannung.

3. Entspannungs- und Lagerungsphase:
Individuell den PatientInnen angepasste Aktivitäten nach kinästhetischen Grundsätzen, um ihren Körperteilen zu helfen, die für die Mobilisation aufgebaute Spannung im Körper und/oder schmerzbedingte Anspannungen wieder los zu lassen und in einer neuen Position so anzukommen, dass Entspannung möglich ist. Kleine Bewegungen in verschiedene Richtungen sowie das kurzfristige minimale Unterlagern von einzelnen Stellen im Körper unterstützen den Ausglich von Muskelspannung. Die auf diese Art und Weise erreichte Entspannung verhilft uns dazu unser Gewicht gleichmäßiger auf einer Unterstützungsfläche zu verteilen. Anschließendes Abstützen der PatientInnen mit einfachen Lagerungsmaterialien an den Orten, wo dies in der jeweiligen Position nötig ist.

11. Bewegung und Atmung

Neben der Körperbewegung steht in der Intensivpflege häufig die Atembewegung im Vordergrund. Es verändert Ihre Handlungsweise, ob Sie in einer Mobilisation das Augenmerk auf die Körperbewegung oder auf die Atembewegung richten. Sie können aber immer damit rechnen, dass, wenn Sie das eine besonders gut unterstützen, es einen eben solchen Effekt im anderen Bereich hat. Die physiologischen und anatomischen Grundlagen der Atmung werden hier nur mit den wichtigsten Inhalten dargestellt, um den Bewegungsaspekt der Atmungsfunktion besser zu verstehen.

11.1 Bewegungsgrundlagen für die Atmung

Im Bereich des kinästhetischen Begriffes einer menschlichen Funktion, Bewegung mit Absicht, zählt die Atmung zu den Vitalfunktionen. Mit der Atmung verfolgen wir die Absicht, unseren Körper mit Sauerstoff zu versorgen. Beim Atmen werden zwischen unseren Körperflüssigkeiten und der Luft aus der Umgebung Sauerstoff und Kohlendioxyd ausgetauscht. Da der Sauerstoff nicht im Körper gespeichert werden kann, muss der Austausch kontinuierlich erfolgen. Der Austausch von Körperflüssigkeiten und Luft findet im Respirationstrakt statt. Die Luft strömt beim Einatmen durch die Nase oder den Mund über den Rachen in die Luftröhre. Dabei wird sie erwärmt und angefeuchtet. Dann strömt sie durch die Bronchien und deren Verästelungen und durch die Alveolargänge in die Alveolen (Lungenbläschen). Die Atemwege teilen sich in ca. 23 Gabelungen in immer feinere Äste, ein ähnlicher Aufbau, wie wir ihn auch im Bewegungsapparat wiederfinden. Beim Ausatmen wird derselbe Weg in umgekehrter Richtung zurückgelegt.

> **Die Atmung kann in folgende Vorgänge (Bewegungsabläufe) aufgeteilt werden:**
>
> - Durch die **äußere Atmung** wird Sauerstoff aus der Umgebungsluft ins Blut und das Kohlendioxyd von der Vene zur Umgebungsluft befördert.
> - Die **innere Atmung** beinhaltet den Gasaustausch zwischen Kapillare und Zelle.
> - Die **Gewebeatmung** beinhaltet den aeroben Stoffwechsel in der Zelle.

Vitalfunktionen können wir durch die Schulung des Körperbewusstseins für die Organe und den umgebenden Bewegungsapparat sowie durch das Bewusstmachen der dazu notwendigen Bewegungsabläufe positiv beeinflussen, sodass:

1. die Handlungsfähigkeit für die Funktion durch die Verfeinerung der Wahrnehmung und der Bewegungssteuerung sowie durch die Optimierung der Koordination der Muskelkontraktionen verbessert wird;
2. die Widerstandskraft gegen Krankheiten und Verletzungen durch eine bessere Durchblutung und Nährstoffversorgung erhöht wird.

Für die Vitalfunktionen hat der menschliche Körper die gleichen Bewegungsgrundlagen wie für die Fortbewegung:

- Das Muster von Stabilität und Instabilität in Bewegungsebenen;
- Die Integration von Haltungs- und Tranportbewegung in den Bewegungsabläufen;
- Die fortlaufende Entlastung und Belastung zwischen zentralen Körperteilen und Extremitäten sowie innerhalb der Körperteile.

Ein System beeinflusst das andere. Deshalb können Sie die Atembewegung über die Körperbewegung oder umgekehrt die Körperbewegung über die Atembewegung positiv beeinflussen.

Bei der Fortbewegung liegt die Aufmerksamkeit bei der Überprüfung des Effekts zwischen Körper und Umgebung. Bei der Atmung zwischen Bewegungsapparat und den Organsystemen.

Die Bewegungsmöglichkeiten auf allen Bewegungsebenen bilden die Grundlage für effektive menschliche Funktion. Krankheit und/oder Verletzung beeinflussen die Bewegungsmöglichkeiten und die zur wirksamen Ausführung notwendige Selbstkontrolle negativ.

z. Bsp.: Eine Pneumonie bewirkt eine Schonatmung und die beteiligten Bewegungsebenen werden nur noch ungenügend mobilisiert. Die Körperbewegung wird dadurch eingeschränkt. Umgekehrt besteht bei einer Rippenserienfraktur ein erhöhtes Pneumonierisiko, weil die Verletzung im Bewegungsapparat zu einer Atemeinschränkung führt.

Für die Lungenfunktion spielt der Bewegungswiderstand des Brustkorbes eine große Rolle sowie der Spannungszustand und die Kontraktionsfähigkeit der Atem- und der Atemhilfsmuskulatur.

11.2 Auswirkungen von Heben und Tragen auf Atmung und Kreislauf

Heben ist nicht nur eine Belastung für die Pflegenden. An der Veränderung von Blutdruck, Puls und Atemfrequenz in ruckartigen Mobilisationen wird klar ersichtlich, welche Belastung diese für den Patienten bedeuten.

Bei der Kontrolle der klinischen Stressparameter am Kantonsspital in Baden wurde festgestellt, dass es bei insgesamt 86 ausgewerteten Messungen (vor, während und nach der kinästhetischen Mobilisation) nur

vereinzelt zu einer Überschreitung der im Standard festgelegten Grenzwerte kam. Demgegenüber konnten immer wieder (nicht orthostasebedingte) Unterschreitungen der Basiswerte beobachtet werden, was auf eine möglicherweise sogar relaxierende Wirkung der sorgfältigen Mobilisation zurückzuführen ist.

11.3 Abstimmung zwischen Atmung und Körperbewegung

Mit der Fortbewegung verfolgen wir die Absicht, unseren Körper an eine neue Stelle im Raum zu befördern. Die Qualität der Fortbewegung beeinflusst direkt die Atemfunktion:

- Das Rollen von Körperteilen wirkt sich wenig belastend für den Körper und die Atmung aus.
- Das Heben von Körperteilen oder das miteinander Bewegen von mehreren Körperteilen erhöht die Belastung und vermindert die Leistungsfähigkeit.
- Eine häufige kleinräumige Gewichtsverlagerung während des Rollens von Körperteilen reduziert den Sauerstoffverbrauch während der Körperbewegung.

Erfahrung:
In einer ersten Erfahrung lernen Sie, der eigenen Atmung bewusst zu folgen und Ihre Atmung und Körperbewegung zu koordinieren. Sie versuchen dabei, die Veränderungen in Muskeln und Gelenken in Ihrem Körper bewusst wahrzunehmen. Die Absicht dabei ist es, zu lernen, den einzelnen durch die Atembewegung verursachten Körperbewegungen zu folgen. So entwickeln Sie erste Fähigkeiten, Patienten in ihrer Atembewegung kompetent zu unterstützen.

Sie haben bereits gelernt, während einer Körperbewegung der Gewichtsverlagerung von einem Knochen zum nächsten zu folgen. Jetzt lernen Sie, der Einatmungsluft durch ihre Atemwege zu folgen. Auch hier werden Sie durch das verbesserte Körperbewusstsein eine deutliche Verfeinerung der Funktion bemerken können.

Legen Sie sich auf eine auf dem Fußboden liegende warme Decke; strecken Sie Ihren Körper ruhig aus und nehmen Sie sich einen Moment Zeit, die Auflagefläche Ihres Körpers am Boden wahrzunehmen. Versuchen Sie dabei, Unterschiede zwischen der Auflagefläche der rechten und linken Körperseite zu entdecken. Am Ende der Erfahrung vergleichen Sie die Auflagefläche mit derjenigen zu Beginn.

Stellen Sie jetzt Ihre beiden Beine auf, damit Ihre Lendenwirbelsäule entspannt liegen kann und schließen Sie Ihre Augen. Folgen Sie dem Weg der Luft durch Ihren Körper. Beim Einatmen spüren Sie, wie die Luft durch Ihre Nase einströmt, sich durch die Luftröhre in den Hauptbronchus bewegt und von dort aus in die beiden Lungen und die einzelnen Lungenlappen verteilt. Während der Ausatmung verfolgen Sie den Weg der Luft zurück, so wie Sie Ihren Körper wieder verlässt.

Stellen Sie sich dabei folgende Fragen:

- Können Sie deutlich unterscheiden und lokalisieren, in welche Richtung sich die Luft jeweils durch ihren Körper bewegt?
- Spüren Sie die räumlichen Veränderungen der einzelnen Rippen in Ihrem Brustkorb?
- Benutzen Sie die Vorstellung einer Kinderwippe für die Bewegung Ihres Brustbeines. Erfahren Sie deutlich die Auf- und Abbewegung?
- Spüren Sie Bewegung in den knorpeligen Verbindungen in Ihrem Brustbein und vom Brustbein zu den Rippen?
- Wie bewegt sich Ihre Brustwirbelsäule beim Atmen?

- Merken Sie welche Muskeln in Ihrem Körper sich für die Ein- bzw. Ausatmung kontrahieren oder wieder entspannen?
- In welche Richtung verändert Ihr Zwerchfell seine Position in Ihrem Körper bei der Einatmung und bei der Ausatmung?
- Erfahren Sie die Kontraktionen und die Dehnungen der Zwischenrippenmuskulatur?
- Spüren Sie einen Zusammenhang von Zwerchfellbewegung und Beinbewegung über die Psoasmuskulatur?
- Wie merken Sie die Fließgeschwindigkeit der Luft? Können Sie diese verändern?

Strecken Sie Ihre Beine wieder aus und vergleichen Sie, ob sich durch die Erfahrung Ihre Auflagefläche am Boden verändert hat. Das bewusste Wahrnehmen von Körperbewegung oder inneren Vorgängen trägt häufig zur Muskelentspannung bei und Sie erfahren die Auflagefläche Ihrer Körperteile als breiter; das Gewicht gleichmäßiger auf der Unterstützungsfläche verteilt; manchmal empfinden Sie einzelne Körperteile als länger, voluminöser oder wärmer, da sie durch den Spannungsausgleich in der Muskulatur besser durchblutet werden.

Empfinden Sie Ihre Atmung im Nachhinein tiefer? Liegen mehr Wirbelkörper am Boden auf? Empfinden Sie Ihren Rücken als gestreckter?

In einem zweiten Schritt erfahren Sie jetzt den Einfluss von unterschiedlichen Körperbewegungen auf die Atembewegung:

- Beginnen Sie sich langsam von der Rückenlage in die aufgestützte Bauchlage zu überrollen. Beachten Sie dabei, dass Sie Ihren ruhigen Atemrythmus beibehalten können. Gestalten Sie also

135

ihre Körperbewegung so, dass sie in keiner Weise den Fluss ihrer Atembewegung stört.

- Finden Sie dieselbe Bewegungsqualität bei der Bewegung von der Rückenlage über die Seitenlage ins Sitzen?
- Bewegen Sie sich jetzt durch Drehen und Strecken von einem Körperteil zum nächsten von der Rückenlage in die aufgestützte Bauchlage und gestalten Sie die Bewegung diesmal mit mehr Dynamik. Lässt sich diese Bewegung leichter mit der Einatmung oder mit der Ausatmung koordinieren?
- Bewegen Sie sich auf die gleiche Art und Weise durch Drehen und Beugen von einem Körperteil zum nächsten: von der Rückenlage über die Seitenlage ins Sitzen. Lässt sich diese Bewegung leichter mit der Einatmung oder mit der Ausatmung koordinieren?

Reflexion der Erfahrung

Wie haben Sie Ihre Fähigkeit erfahren, der Atembewegung und der dadurch verursachten Veränderungen in Ihrem Bewegungsapparat zu folgen?

Welche anderen Aspekte waren in dieser Erfahrung für Sie persönlich besonders wichtig?

Welche Bedeutung messen Sie Ihren Erfahrungen bei – für Ihre Arbeit mit atmungseingeschränkten Patienten auf der Intensivstationen oder für Sie persönlich?

11.4 Organe für die Atmung

Nase, Mundhöhle
Trachea und Bronchien

Die weitlumigsten Röhren bestehen aus starren Knorpelringen und glatter, mit Schleimhaut ausgekleideter Muskulatur, um den Weg anzufeuchten. Über diese Schleimschicht wird laufend Staub etc. aus der Lunge abtransportiert. Die kleinen Äste bestehen aus glatter Muskulatur und enthalten keine Knorpel und Schleimdrüsen. Hier entfernen Fresszellen die Staubpartikel.

Lungen

Die Lunge ist ein leichtes schwammartiges Organ. Sie ist leicht eindrückbar. Die untere Fläche der Lunge liegt auf dem Zwerchfell auf und ist dementsprechend konkav.

300 Millionen Alveolen

Im Lungenbläschen ist die Berührungsfläche von Blut und Luft. Alveolen bestehen aus extrem flachen Zellen, damit der Gasaustausch genügend schnell stattfinden kann. Der Gasaustausch wird durch das dichteste Kapillarnetz des Körpers in der Lunge verbessert.

Pleuraraum

Die Pleura stellt die Begrenzung der Lunge dar. Das Lungenfell (Pleura Viszeralis) überzieht die Lunge und ist direkt mit ihr verwachsen. Das Brustfell (Pleura parietalis) ist mit Brustkorb, Zwerchfell und Perikard verwachsen).

Der Lungenkreislauf

Er transportiert das Blut vom rechten Herzen in die Lungen. Da durch die Lunge die gleiche Blutmenge fließt, wie durch den restlichen Körper, ist der Widerstand im Lungenkreislauf entsprechend niedrig. Der Druck in den Blutgefäßen der Lunge beträgt nur etwa 14 Prozent des Druckes in der Aorta.

11.4.1 Die Muskelarbeit für die Atmung

Das Zwerchfell ist ein flächenhafter Muskel, der quer im Brustraum zwischen den Rippen und der Wirbelsäule in Form einer gewölbten Kuppel ausgespannt ist. Er ist für 75 Prozent der Atemarbeit verantwortlich. Bei einer Kontraktion wird das Zwerchfell flach, wobei sich die Längsachse des Brustkorbes vergrößert. Der Längenunterschied kann rund ein bis zehn Zentimeter betragen. Wenn das Zwerchfell erschlafft, wird es durch die unterhalb liegenden Bauchorgane kuppelförmig nach oben gedrückt.

Die äußeren Zwischenrippenmuskeln ziehen die unteren Rippen nach oben. Da das Skelett des Brustkorbs unten weiter ist als oben, kommt es zu einer zusätzlichen seitlichen Ausdehnung. Bei der Ausatmung erschlaffen die Rippenheber und durch das Eigengewicht der Rippen senkt sich der Brustkorb. Wenn sich die Rippen anheben, bewegt sich das Sternum ab Angulus Sterni nach vorne. Dies vergrößert den Sagitaldurchmesser des Brustkorbes. Die Volumenveränderungen im Brustkorb dienen dazu, den Thorax bei der Einatmung zu vergrößern und damit den Druck zu vermindern. Bei der Ausatmung verkleinert sich das Volumen und der Druck erhöht sich.

Zur Verstärkung der Ausatmung zum Husten und Niesen und vor allem zur Verstärkung gegen Widerstände treten zusätzlich die Bauchmuskeln in Aktion. Die Bauchmuskeln verlaufen zwischen den Rippen und der Wirbelsäule oder den Rippen und dem Beckenboden. Sie arbeiten als äußerst effektive Rippensenker. Durch willkürliche Anspannung der Bauchmuskeln erhöht sich der Druck im Bauchraum (Bauchpresse) und das Zwerchfell wird durch die Bauchorgane aktiv nach oben gedrückt.

Zur Vertiefung der Inspiration verhelfen folgende Muskelgruppen:

- die Rippenheber (Scalenusgruppe), Verlauf von der HWS zur 1. und 2. Rippe;
- der Kopfnicker (musculus sternocleidomastoideus), Verlauf vom Schädelgrund zum Schlüsselbein;
- die hohen Sägemuskeln (musculus serratus superior), Verlauf von der unteren HWS, obere BWS über den Rumpfaufrichter zu den seitlichen Rippenabschnitten;
- der große und kleine Brustmuskel (musculus pectoralis major und minor), Verlauf breitflächig von den Rippen zwischen Schlüsselbein und Rippenbogen zum Oberarm;
- Schulterblattmuskel (musculus trapezius).

Zur Vertiefung der Exspiration verhelfen folgende Muskelgruppen:

- die tiefen Sägemuskeln (musculus serratus interni), Verlauf von den unteren Rippen zur BWS; LWS;
- die vierseitige Lendenmuskulatur (musculus quadratus lumborum), Verlauf vom Beckenkamm zur 12. Rippe;
- der Ileopsoasmuskel;
- die internen Zwischenrippenmuskeln, die sich bei einer forcierten Ausatmung kontrahieren und zusätzlich den Brustkorb nach unten ziehen. Damit beschleunigen sie die Entleerung der Lunge.

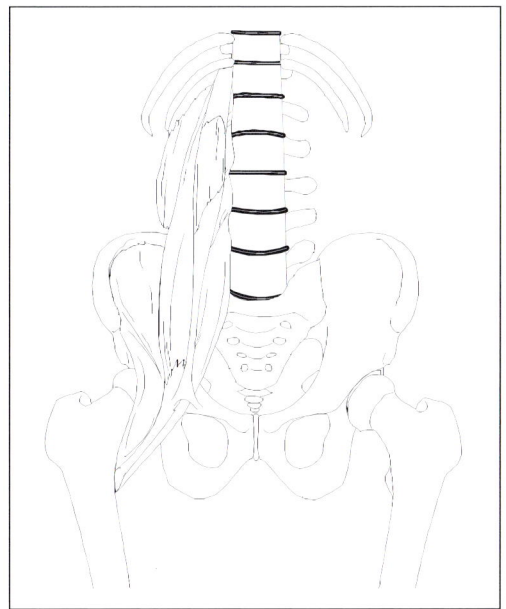

Die Ileopsoasmuskeln

11.4.2 Die Bewegung der Lunge

Die Lunge selber verhält sich in der Bewegung passiv. Sie gleitet an der Brustwand hin und her und entfaltet sich oder fällt wieder in sich zusammen. Durch die Elastizität des Lungengewebes passt sich die Lunge in gesundem Zustand problemlos den Volumenveränderungen an. Für die Elastizität der Lunge ist zu einem Drittel die Gewebeelastizität der Alveolen verantwortlich und zu zwei Dritteln die Oberflächenspannung an der Berührungsfläche zwischen Luft und Wasser, die z. B. nicht mehr vorhanden ist, wenn die Lunge mit Wasser gefüllt ist. Compliance und Resistance beschreiben die Bewegungsmöglichkeiten der Lunge.

- Compliance ist ein Maß für die Dehnbarkeit von Lunge und Brustkorb. Schlechte Compliance entsteht z. B. bei interstitieller Pneumonie, bei starrem Thorax, etc.;
- Als Resistance werden Atemwegswiderstände bezeichnet, die sich aus dem Verlauf der Atemwege, ihrer Länge und dem Durchmesser, sowie der Art des Gasstroms (hoher oder niedriger Flow) ergeben können. Eine massive Erhöhung der Resistance tritt z. B. bei Asthma bronchiale oder Lungenödem auf.

11.5 Die Bewegung der Luft durch die Atemwege

Die Luft selber strömt, veranlasst durch die Druckunterschiede zwischen Lunge und Außenluft, in die Lunge ein oder aus ihr heraus. Bei der Einatmung wird sie »angesaugt«, bei der Ausatmung wird sie durch die Veränderung der Druckverhältnisse herausgedrückt. Der Gasaustausch zwischen Alveole und Lungenkapillare bzw. Lungenkapillare und Zelle beruht auf dem Partialdruckgefälle der jeweiligen Gase. Es ist ein passiver Transport von Molekülen von einem Ort höherer zu einem Ort mit niedriger Teilchenkonzentration. Diffusionsstörungen treten auf durch:

- Verlängerung der Diffusionsstrecke bei Lungenödem und interstitieller Pneumonie.
- Verkürzter Kontaktzeit bei Lungenemphysem im Spätstadium und bei Lungenfibrose.

11.5.1 Veränderung der Atembewegung durch die Beatmung

»… Bei der maschinellen Beatmung wird die Einatmung durch inspiratorischen Überdruck in den Luftwegen gewährleistet. Dabei kommt es zu unphysiologischen Druckverläufen in den Alveolen und der Pleura. Dies hat zur Folge, dass Lungenbezirke mit geringer Compliance schlechter belüftet werden und durch den erhöhten intrathorakalen Druck bestimmte Alveolarbezirke schlechter durchblutet werden. Beides führt zu einer Störung des Ventilations-Perfusions-Verhältnisses.

Weiterhin kann es unter maschineller Beatmung zur Bildung sogenannter Mikroatelektasen kommen. Als Ursache wird eine Blockade des pulmonary surfactant angenommen.

Gleichzeitig kommt es durch Aufhebung des »Thorax-Pump-Mechanismus« zu einem erschwerten venösen Rückstrom zum Herzen. Dies kann zu einer Verminderung des Herzzeitvolumens und des arteriellen Blutdrucks führen.

Außerdem besteht während einer Beatmungstherapie die erhöhte Gefahr einer bronchopulmonalen Infektion.«… (A. Riester)

Im Bewegungsablauf zwischen physiologischer Atmung und maschineller Beatmung besteht folgender wesentlicher Unterschied:

Physiologische Atmung:
Die Bewegung der Muskulatur verursacht das Einströmen der Luft

Maschinelle Beatmung:
Das Einströmen der Luft bringt die Muskulatur in Bewegung

Die veränderten Bewegungsvorgänge und Druckverhältnisse durch die Beatmung können also zu verschiedenen Problemen führen. Wenn ein Patient seine Atmung wieder selbstkontrolliert übernehmen soll, braucht er dementsprechend viel Unterstützung beim Umgewöhnen an den selbstkontrollierten Bewegungsablauf. Erfahrungen wie auf den Seiten 139 bis 141 beschrieben können diesen Lernprozess unterstützen.

11.6 Hypoxie

Hypoxie bedeutet Sauerstoffmangel im Gewebe. Sauerstoff wird von der Lunge aufgenommen und auf Hb-Molekülen auf dem Blutweg ins Gewebe transportiert. Kompensationsmöglichkeiten sind:

1. Ventilationsverbesserung;
2. Erhöhung des Herzminutenvolumens;
3. Freisetzen von zusätzlichem Sauerstoff aus Hämoglobin;
4. Veränderungen, welche die O^2 Diffusion im Gewebe erleichtern.

Ist die zu geringe Sauerstoffversorgung zum Beispiel bei Lungenerkrankungen die Ursache einer Hypoxie, wird in der Lunge zu wenig Sauerstoff aufgenommen.

Die reflektorische Regulierung des Körpers bewirkt:

- Eine Veränderung des Atemminutenvolumens mittels Rückkoppelung auf pO^2 und pCO^2;
- eine Steigerung der EC-Produktion;
- eine Verbesserung der O^2 Abgabe ans Gewebe (verbesserte Vaskularisierung).

Die reflektorische Regulierung kann durch Mobilisation zusätzlich unterstützt werden:

- Die vermehrte Muskelarbeit von außen stimuliert die reflektorische Regulierung;
- eine Elastizitätsverbesserung von Haut, Gewebe und Muskulatur führt zu einer Veminderung des physikalischen Widerstandes des Bewegungsapparates gegen die Lungenfüllung;
- die bessere Durchblutung im Gewebe fördert die O^2 Aufnahme.

Die pulmonale Ventilation passt sich den reflektorischen Tagesschwankungen des O^2-Bedarfes im Gewebe (den metabolischen Anforderungen) an. Bei starker körperlicher Arbeit wird die Atmung nicht nur durch chemische Reize, wie Abfall von pO^2 und pH sondern auch durch Katecholamine aus der Nebenniere stimuliert. Auch sensible Afferenzen aus der arbeitenden Muskulatur dienen als Atemantrieb. Zur Verbesserung der Sauerstoffversorgung ist es beim Intensivpatienten wichtig, über den Tag verteilt immer mal wieder aktive Muskelarbeit zur besseren Versorgung zu machen. Die Art und Weise der Muskelaktivierung muss dabei an die Verletzungen oder Krankheiten sowie an die Belastbarkeit des Patienten angepasst werden.

11.7 Kriterien für Atem unterstützende Maßnahmen

Die kinästhetische Mobilisation soll bewirken, dass beim beatmeten und sedierten Patienten die Belüftung der Lungen und die Sauerstoffversorgung durch entsprechende Bewegungsaktivitäten verbesserte wird.

Während der kinästhetischen Mobilisation wird den Atem- und Körperbewegungen des jeweiligen Patienten gefolgt und die nachfolgend erwähnten Behandlungsmaßnahmen werden situativ den vorhandenen Ressourcen des Patienten angepasst.

Die Atmungsunterstützung beim beatmeten und sedierten Patienten mit keiner oder ganz geringer Selbstkontrolle für Atmung und Körperbewegung kann folgende Aktivitäten beinhalten:

- durch den taktil kinästhetischen Austausch kann der Patient seiner Atmung bewusster folgen;
- durch Widerstand (Druck und Zug) von außen kann die Atmung bewusst in verschiedene Richtungen gelenkt werden, damit einzelne Bezirke besser belüftet werden;
- durch die Unterstützung der Pflegekraft werden die schwachen Anstrengungs- bzw. Anpassungsressourcen des Patienten während der Fortbewegung so ergänzt, dass sie die Atmung nicht zu stark beeinträchtigen;
- durch die Gestaltung einer atmungsfreundlichen Umgebung (frische Luft, ätherische Öle, Massagemittel etc. wird die Wirksamkeit der Mobilisation unterstützt;

- durch die Bewegung in allen Bewegungsebenen wird der mechanische Widerstand von Haut, Muskeln und Gelenken auf die innere Atembewegung verkleinert;
- durch die Integration von Haltungs- und Transportbewegung innerhalb des Brustkorbes und durch den ganzen Körper verbessert sich die Wirksamkeit des muskulären Zusammenspiels;
- durch Positionswechsel wird die Wirkung der Schwerkraft auf die Atmung verändert;
- durch kontinuierliche Entlastung und Belastung während der Fortbewegung wirkt die Schwerkraft immer wieder anders auf die Atembewegung.

11.8 Verschiedene Ideen für Atem unterstützende Maßnahmen

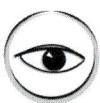

Wahrnehmung und Atmung
Atmungsunterstützung über Tast- und Bewegungssinn:

- Streichungen, die die Richtung der Atembewegung verdeutlichen;
- Hände an verschiedene Orte legen und damit an den entsprechenden Stellen die Atembewegung verdeutlichen, etc.

Bewegungselemente
Anpassung der Atembewegung an Körperbewegung:

- Rhythmus der Atembewegung folgen, um die Körperbewegung zu steuern (z. B. beim Umlagern):,
- Richtung der Körperbewegung an Ein- bzw. Ausatmung anpassen, etc.

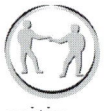

Interaktion
Die Interaktion zwischen Atmung und Körperbewegung gleichzeitig - gemeinsam, dem Gesundheitszustand des Patienten angepasst gestalten:

- Verfolgen der Druckverhältnisse beim Lagewechsel, um Zeit, Raum und Anstrengung der Vitalkapazität anzupassen;

- Beobachten, in welcher Weise der Patient Selbstkontrolle übernehmen kann und diese, unter Berücksichtigung der Ateminsuffizienz, in die Interaktion miteinbeziehen, etc.

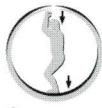

Anstrengung
Aktive Muskelbewegungen zur Verbesserung des Transports von Sauerstoff ins Gewebe:

- verbessern des Atemvolumens durch Zug und Druck an den Extremitäten;
- über Zug und Druck am Brustkorb in einzelnen Lungenbezirken die Ein- oder die Ausatmung kurzfristig unterstützen oder bremsen, etc.

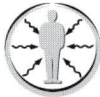

Umgebung
Anpassung der Umgebung für die Atmungsunterstützung je nach Gesundheitszustand des Patienten:

- Eher harte Lagerungsmaterialien verwenden und damit die Körperteile abstützen. Die wichtigsten Bewegungsebenen frei lagern;
- bei Oberkörperhochlage beachten, dass der Bettknick in Hüftgelenkshöhe ist, etc.

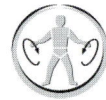

Körperteile
Elastizität des Brustkorbes (und aller anderen Körperteile) verbessern in Bezug auf Muskeln, Gelenke und Haut:

- Massage oder Einreibung für Haut und Muskulatur;
- Lockerung der Nackenmuskulatur;
- Auseinander teilen und Zusammenführen von Körperteilen, etc.

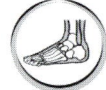

Haltungs und Transportebenen
Optimieren des Sauerstofftransports und des Austauschs im Gewebe durch Lockerung aller feinen Muskelgruppen:

- Mobilisation aller Bewegungsebenen;
- Förderung der Bewegungsübertragung von einer Bewegungsebene zu den nächsten etc.

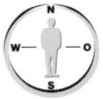 *Körperorientierung*
Atmung durch entsprechende Körperbewegungen in verschiedene Richtungen lenken:

- Armbewegungen zur Veränderung der Lage des Schulterblattes;
- Beugungsunterstützung zur Ausatmung;
- Streckungsunterstützung zur Einatmung;
- Dehnung der Rücken- und der Psoasmuskulatur mittels Hüftgelenksbeugungen etc.

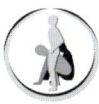 *Menschliche Bewegung:*
Bewegungskoordination und
Bewegungsmuster
Hilfestellung für die Bewegungsintegration:

- die Integration von Haltungs- und Transportbewegung im Brustkorb und in Zusammenspiel mit anderen Körperteilen unterstützen, um eine gleichmäßigere Lungenfüllung zu erwirken;
- Ausprobieren von unterschiedlichen Bewegungsmustern um die Belastungstoleranz für Fortbewegung zu erfahren etc.

Menschliche Funktion:
Grundfunktion
Positionsveränderungen, um unterschiedliche Bereiche im Körper zu belasten oder zu entlasten. Anregung aller Stoffwechselfunktionen wie Kreislauf, Verdauung, Ausscheidung je nach Belastbarkeit:

- Entlastung einer Lunge in Seitenlage;
- Entlastung beider Lungen im Sitzen;
- Entlastung der Rückseite beider Lungen in Bauchlage;
- Fortlaufendes Entlasten und Belasten aller Lungenbezirke durch regelmäßige Fortbewegung mit vielen Richtungswechseln etc.

11.8.1 Kriterien für Atem unterstützende Bewegungsaktivitäten beim beatmeten und sedierten Patienten

Mittels Aktivierung des Bewegungsapparat können wir es dem Patienten ermöglichen:

- seiner Atmung bewusster zu folgen;
- den mechanischen Widerstand durch Haut, Muskeln und Gelenke zu verkleinern;
- die Atmung bewusst in verschiedene Richtungen lenken, um einzelne Bezirke besser zu belüften;
- die für die Atmung notwendige Haltungs- und Transportbewegung besser innerhalb des Brustkorbes und durch den ganzen Körper zu integrieren;
- Positionen zu verändern, um einzelne Lungenbezirke effektiv zu entlasten;
- die schwachen Anstrengungs- bzw. Anpassungsressourcen von außen zu ergänzen;
- eine atmungsfreundliche Umgebung zu gestalten.

11.9 Patientenbeispiel

Die vorher aufgezählten Ideen zu Atem unterstützenden Maßnahmen können Sie beliebig zusammensetzen. Eine Rolle dafür spielen die Voraussetzungen des Patienten. Das nachfolgende Beispiel ist zusammengestellt für frisch extubierte Patienten nach Koronarem Bypass auf der Herzintensivstation des Universitätsklinikums in Ulm. Ein wichtiges Ziel der Erstmobilisation ist die Durchführung von Atem unterstützenden Maßnahmen, da durch die Eröffnung des Brustkorbes die Atembewegung nach der Operation verschlechtert ist. Während der Aktivierungs-, Aufwach-, Fortbewegungs- und Lagerungsphase werden von den in Kinästhetik geschulten Pflegekräften folgende Arbeitsanweisungen beachtet und befolgt:
Die Bewegungsaktivitäten müssen nach dem vorgegebenen Kriterium der Herzchirurgie (Vermeidung zu großer Scherkräfte auf das Sternum, deshalb kleinräumige Bewegungsmuster) durchgeführt werden. Der Patient wird unter ständiger Berücksichtigung seiner Atemfrequenz und seiner Anstrengungsressourcen mobilisiert.

Aktivierungs- und Aufwachphase
Die Position des Patienten wird korrigiert, sodass er bequem liegt und seine Körperteile gut beweglich sind.

1. Einstimmung auf die Atmung des Patienten über Handkontakt am Brustkorb. Die Pflegende folgt den Atembewegungen des Patienten während einiger Atemzüge.
2. Von den Füßen ausgehend werden kurz alle Bewegungsebenen der Beine mobilisiert. Die Pflegende aktiviert durch die Integration von Haltungs- und Transportebenen die gesamte Beinmuskulatur.
3. Die Pflegende lockert kurz den Schultergürtel und bewegt den Arm des Patienten während der Einatmung über den Kopf.
4. Der Patient wird in kleinen Schritten seitlich im Bett bewegt, damit genug Platz zum Drehen vorhanden ist. Die Pflegende achtet dabei auf die kleinräumige Mobilisation von Brustkorb und Becken in alle Richtungen.
5. Die Pflegende stellt die Beine des Patienten auf und hilft der Muskulatur sich anzupassen, damit die Beine ruhig stehen bleiben können.
6. Durch Zug an den Knien wird die Einatmung verstärkt und der Patient seitlich gedreht. (Der Zug an den Knien entlastet das Sternum und reduziert somit die Scherkraftwirkung). Die Pflegende dreht abwechselnd in kleinen Schritten immer wieder etwas am Brustkorb und etwas am Becken. Damit unterstützt sie die Bewegung der beiden Körperteile und sorgt für genügend Entlastung im Operationsgebiet.
7. Die Pflegende hält in der Seitenlage einen Moment inne und massiert kurz den Lenden- und Nackenbereich vor dem Hinsetzen.

Funktionsphase

1. Gestalten Sie die Sitzposition bequem, sodass der Patient wenig Anstrengung braucht um im Sitzen zu bleiben. Dies beinhaltet eine bequeme Position für alle Körperteile ohne Spannung in den Zwischenräumen, sowie eine breite Verteilung des Gewichts auf der Unterstützungsfläche. Der Oberschenkel des Patienten muss im Bett aufliegen und die Füße sollen nach Möglichkeit vom Boden unterstützt sein (evtl. Fußbank).

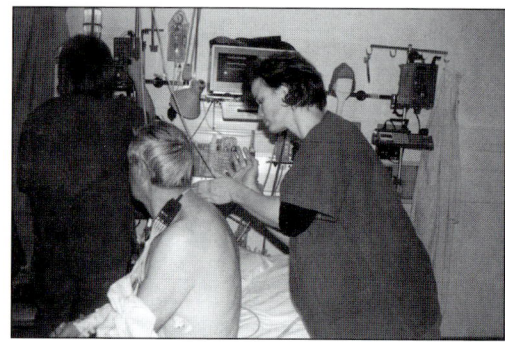

2. Massieren Sie Rücken und Schulterbereich mit einer atmungsanregenden Lotion ein.
3. Dehnen Sie die Lendengegend und den Nackenbereich während der Einatmung.

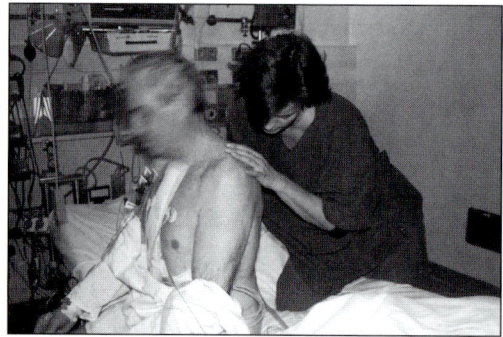

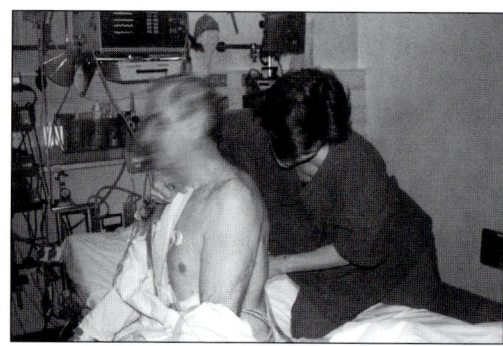

4. Klopfen Sie auf drei verschiedene Arten den Thorax und den Schulterbereich ab. Die Pflegekraft entscheidet, ob die Mobilisation an der Bettkante beendet ist oder weiter auf einen bereitstehenden Stuhl fortgeführt wird.
5. Wenn möglich steht der Patient noch kurz neben dem Bett und geht ein paar Schritte am Ort oder dem Bett entlang nach oben.

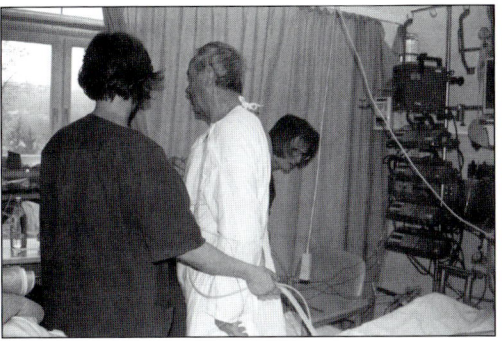

6. Helfen Sie dem Patienten auf dem gleichen Weg wie zum Aufstehen wieder zurück ins Liegen.

Lagerungsphase

1. Folgen Sie im Liegen mit den Händen wie zu Beginn nochmals der Atembewegung des Patienten. Merken Sie einen Unterschied in der Bewegungsqualität?
2. Verstärken Sie durch gezielten Zug und Druck im Wechsel an verschiedenen Körperteilen die Einatmung und die Ausatmung.
3. Lagern Sie die einzelnen Körperteile entsprechend den individuellen, kreislaufbedingten und anatomischen Verhältnissen des Patienten, damit er bequem liegen und sich erholen kann.

11.10 Patientenbeschreibung

Wählen Sie jetzt einen Patienten mit problematischer Atmung aus. Beschreiben Sie in einem ersten Schritt mit dem nachfolgenden Raster die Patientensituation.

Krankheitsbild	
Datum	
Bewusstheitszustand	❑ zeitlich und örtlich orientiert ❑ Bewegungskontrolle ❑ ganz ❑ teilweise ❑ gar nicht
Einschränkungen im Bewegungsapparat	❑ ❑ ❑ ❑ ❑
Mögliche Positionen	❑ Rückenlage ❑ Bauchlage ❑ Seitenlage ❑ Sitzen ❑ mit Hilfe ❑ alleine ❑ Stehen ❑ mit Hilfe ❑ alleine
Belastbarkeit	belastbar nicht belastbar 1 2 3 4 5 6
Matratze	
Beatmung	

Notizen

Führen Sie eine Mobilisation mit einigen Atem unterstützenden Maßnahmen (siehe Kapitel 11.8) durch. Um den Erfolg der Maßnahmen zu überprüfen, messen Sie mittels nachfolgender Tabelle die Werte des Patienten vor der Mobilisation, nach Beendigung der Mobilisation und nach erfolgter Ruhezeit von 30 Minuten.

Messwerte:
Patient
Datum
Maßnahmen

Werte	vorher	nachher	1/2 Stunde später
RR			
Puls			
AMD			
AF			
AZV			
PCO2			
oszillografischer Atemwiderstand			
Beobachtung			

12. Kinästhetik-Projektarbeit

In den letzten Jahren hat sich gezeigt, dass sich Veränderungen in der Pflegequalität heute durch die Kinästhetik-Schulungen schneller erreichen lassen, als zur Zeit der ersten Projekte. Kinästhetik hat sich von 1987 bis heute von einer sich gut anfühlenden Bewegungsmethode, die sehr schwer am Patienten umgesetzt werden kann, zu einem wirksamen Instrument zur langfristigen Verbesserung der Pflegequalität weiter entwickelt.

12.1 Spezifische Schulungen einzelner Fachbereiche

Die nachfolgenden Kurzberichte zu den Kinästhetik-Projekten am Universitätsklinikum in Ulm (1994 bis 1997), am Kantonsspital in Baden (1995 bis 1996) und am Krankenhaus in Düsseldorf Gerresheim (1994 bis 1996) beschreiben die Erfahrungen der letzten Jahre in Bezug auf die Durchführung von Kinästhetik Schulungen und deren Effekt für die tägliche Pflege. Andere Krankenhäuser wie das Universitätsklinikum in Heidelberg, das Gesundheitszentrum evangelisches Stift in Koblenz,

das Paraplegikerzentrum in Nottwil, das Krankenhaus Heidenheim, das Zentralklinikum in Augsburg, das Universitätsklinikum in Bonn, das Krankenhaus Bremen Ost, das Krankenhaus Heilbronn u. a. profitieren inzwischen bereits von den Erfahrungen der ersten drei Projekte. Sie schulen ihr Personal als Team stations- und fachbezogen in Intervallen innerhalb von ein bis zwei Jahren.

12.2 Die Programmentwicklung für Kinästhetik in der Intensivpflege

Es war ein langer, nicht immer einfacher Weg, über die letzten zehn Jahre Kinästhetik so wie ich es gelernt hatte zu meinem heutigen Angebot weiter zu entwickeln. Die Auseinandersetzungen auf den Stationen mit den Pflegenden in Bezug auf Widerstände bezüglich der Veränderung von eingefahrenen Verhaltensmustern in Mobilisation und zum Hinführen zu einem neuen Pflegeverständnis erfordern ein enges Dranbleiben, eine straffe Führung bis zu dem Zeitpunkt, an dem die Pflegenden selbst-

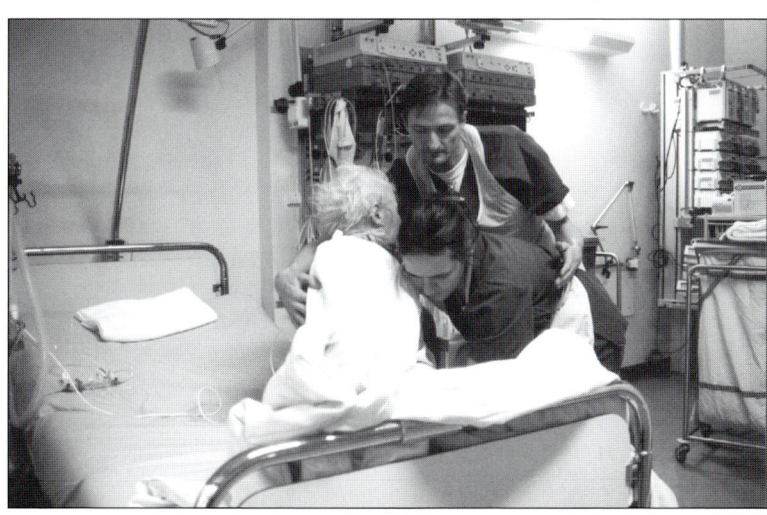

Anleitung von Intensivpflegenden in Heidelberg: Erstmobilisation einer 85-jährigen Patientin nach einer ACVB-OP

ständig und kompetent die Frühmobilisationen bei Intensivpatienten durchführen und ihren eigenen Lernprozess selbstkontrolliert weiter gestalten.

In der Folge möchte ich beschreiben, wie das Programm Kinästhetik in der Intensivpflege ab 1994 vorwiegend am Universitätsklinikum in Ulm entstanden ist:

12.2.1 Mein persönliches Bedürfnis

Viele Intensivpflegende kamen seit längerer Zeit in meine Aufbaukurse mit der Rückmeldung: »Ich konnte relativ wenig aus dem Grundkurs anwenden, da meine Patienten zu schwer krank sind und die Umgebungsbedingungen mit allen Zu- und Ableitungen sowie den vielen Apparaten bei der Umsetzung des Gelernten hinderlich sind.«

Ich beschloss mir ein Bild über die Arbeitsbedingungen auf verschiedenen Intensivstationen zu machen. In ausgewählten Krankenhäusern begleitete ich die Pflegenden bei der Mobilisation von schwerstkranken Patienten. Ich wollte entdecken, welche Art der Unterstützung die Pflegenden von mir brauchen, um mehr Effektivität und weniger Belastung bei der Frühmobilisation zu erfahren. Manchmal war die Frühmobilisation für die Pflegenden noch gar kein Thema, manchmal wurde Frühmobilisation von ärztlicher Seite verlangt, aber die Durchführung bedeutete für die Pflegenden eine Überforderung,die sich in Unlust und Rückenproblemen verdeutlichte.

Während der Beobachtungsphase erlebte ich die Intensivpflegenden beim Mobilisieren besonders hart beim Anfassen, was mich in vielen Situationen denken ließ: »Was ist das für ein Umgang mit schwerstkranken bewusstlosen Menschen?«

12.2.2 Zwei Kunden planten die Schulung aller Intensivpflegenden ihrer Intensivstationen in Kinästhetik

Das Kantonsspital Baden (Schweiz) plante 1994 ein Qualitätsförderungsprojekt mit Kinästhetik auf einer interdisziplinären Intensivstation. Die Pflegenden beauftragten mich mit der Schulung, der Begleitung in der Praxis, der Fachberatung und der Qualitätskontrolle in ihrem Qualitätsförderungsprojekt.

Am Universitätsklinikum Ulm meldeten sich fast alle Pflegenden der verschiedenen Intensivstationen für die ausgeschriebenen normalen Pflege-Grundkurse in Kinästhetik an. Die dortige Kinästhetik-Trainerin Elisabeth Kirchner bat mich um die Anpassung der bestehenden Kinästhetik-Kurse an die Bedürfnisse der Intensivpflegenden. Damit sollte die Praxisrelevanz von Kinästhetik gewährleistet werden. 1994 begann ein Schulungsprojekt für alle Intensivpflegenden mit Kinästhetik-Grund- und Aufbaukursen.

Im Krankenhaus Gerresheim wurden die gesamten Teams der zwei Intensivstationen im Rahmen eines zweijährigen Kinästhetik-Projektes in Grundkursen geschult.

12.2.3 Als Grundlage für eine erste inhaltliche Planung der Schulung verwendete ich Ergebnisse aus teilnehmenden Beobachtungen

Für die Bedürfniserfassung beobachtete ich in den drei Krankenhäusern, in denen bereits Schulungen vorgesehen waren sowie im Kantonsspital in Chur, die Intensivpflegenden bei der Mobilisation von Patienten. Einzelne Pflegende waren in allen Häusern zu dem Zeitpunkt bereits schon in Kinästhetik-Grundlagen geschult, hatten aber Probleme mit der Umsetzung des Gelernten in den Pflegealltag. Die Beobachtungen (siehe Seite 147) verhalfen mir dazu, eine erste grobe Struktur für die mögliche inhaltliche Kursstruktur mit einer verbesserten Praxisrelevanz zu entwickeln.

12.2.4 Ich stellte mir die Frage: Was für Zielsetzungen sind mit Kinästhetik kurzfristig realisierbar?

Die oben beschriebenen Erfahrungen auf den Stationen führten zu einer ersten Kursbeschreibung. Ich nahm mir vor, die einzel-

Beobachtungskriterium	Übereinstimmender Eindruck in den vier verschiedenen Krankenhäusern auf den unterschiedlichen Intensivstationen
1. Berührungsqualität (Mit welcher Qualität berühren die Pflegenden beatmete Patienten)?	• Die Pflegenden nehmen meist körperlich einen minimalen Kontakt auf. Die Art und Weise der Kontaktaufnahme erscheint mir häufig zu vage, zu kräftig, unklar, missverständlich und zu abrupt. Möglicher Fokus für den Kurs = *Kommunikation über Berührung und Bewegung*
2. Lagerungsmittel (Nach welchen Kriterien werden Lagerungsmittel eingesetzt)?	• Die Patienten werden häufig mittels einer großen Menge verschiedenster Lagerungsmaterialien »ruhig gestellt«. Sie werden weich, nackt und allseitig gepolstert gelagert. Möglicher Fokus für den Kurs = *Dämpfung der Kostenexplosion bezüglich Lagerungsmittel verbunden mit Ideen für Lagerungen zur Orientierungsunterstützung für den Patienten*
3. Aktive Bewegung (Welches Verständnis von Mobilisation haben die Pflegenden)?	• Die Patienten werden passiv bewegt, mit der Begründung: »Angst vor Verlust der Kontrolle, vor Kreislaufproblemen etc.« Möglicher Fokus für den Kurs = *Prävention von Sekundärerkrankungen und Komplikationen durch aktive Bewegung*
4. Arbeitsergonomie (Wie häufig heben Pflegende beim Mobilisieren?)	• Die Patienten werden im Bett häufig über die rutschigen Lagerungsmittel gezogen und geschoben. Bei der Mobilisation ins Sitzen an die Bettkante und aus dem Bett in den Stuhl werden sie oft gehoben. Aus Angst vor Verletzungen erfolgt die Mobilisation aus dem Bett möglichst spät, oft von kräftigen Mitarbeitern ausgeführt. Möglicher Fokus für den Kurs = *weniger Personalausfälle infolge Rückenschmerzen und weniger Angst vor frühzeitiger Mobilisation*

nen Konzepte der Kinästhetik unter folgenden Schwerpunkten in den Schulungen vorzustellen:
Wie kann:

• das Wohlbefinden des Patienten während der Pflege durch verbesserte Berührungsqualität gesteigert werden,
• das Personal durch Arbeitsergonomie vor Überlastungsschäden geschützt werden und
• eine Kostensenkung durch den gezielten Einsatz von Lagerungsmitteln erreicht werden.

12.2.5 Meine ersten Erfahrungen im Unterricht waren nicht sehr positiv

In den ersten Kursen, in denen der Berührungsaspekt im Vordergrund stand, erfuhr ich von den Pflegenden viele Widerstände. Die Berührungsängste waren groß. Die Pflegenden zeigten Hemmungen und Probleme, sich in nahem Kontakt mit ihren Kollegen zu bewegen. Sie äußerten Bedenken mit Schwerstkranken, Sterbenden, Dicken, Suchtkranken etc. in eine nahe Beziehung zu treten. Ich vermutete, dass die Art und Weise der in der Planungsphase beobachteten heftigen Berührung für die Pflegenden eine Art der Abgrenzung von der Patientenproblematik bedeutet.

Mein Vorhaben, als erstes die Berührungsqualität der Pflegenden positiv zu verändern und danach mit ihnen ein tieferes Bewegungsverständnis zu erarbeiten, erwies sich im Unterrichtsprozess als nicht realisierbar.

12.2.6 Praxisrelevanz

Auch die Umsetzung der Unterrichtsinhalte in die Praxis zeigte zu Beginn nicht den gewünschten Effekt. Ich beschloss, nach zwei Kursen die Anwendung am Patienten am zweiten und am dritten Unterrichtstag in den Kurs einzubauen, um direkt am Patienten zu zeigen, welche Bewegung und welches Handling ich mir vorstelle und welche Wirkung dies auf das Wohlbefinden des Patienten haben kann.

Dabei bemerkte ich, dass es einfacher ist, den Berührungsaspekt bei der Arbeit am Patienten deutlich zu machen anstatt im Unterricht.

12.2.7 Ich suchte nach zusätzlichen inhaltlichen Lösungsstrategien

Da ich selber nicht aus der Intensivpflege komme, beschloss ich, viele Patienten auf verschiedenen Intensivstationen selber zu mobilisieren, um mir einen breiteren Erfahrungshintergrund zu erarbeiten. Ich lernte dabei, Menschen mit schlaffem Muskeltonus zu bewegen, mit Desorientierung und instabilen Gesundheitszuständen während der Mobilisation umzugehen und meine Ängste bezüglich Apparate, Zu- und Ableitungen abzubauen.

Ich überlegte mir eine neue Strategie für den Unterrichtsaufbau: »Intensivpflegepersonal hat überdurchschnittliche Ressourcen im intellektuellen, technischen und analytischen Bereich. Weshalb versuche ich nicht mit einem mehr technischen Ansatz das Handling der Intensivpflegenden zu verändern?«

Aus dieser Überlegung entstand ein neuer Fokus für die Kinästhetik-Kurse:
Ein Patient kann sich nur aktiv an einer Mobilisation beteiligen, wenn ihm seine Muskeln und Knochen sowie die Lage und Funktion seines Körpers bewusst sind.

Ich begann das Konzept »Anatomie« viel differenzierter als in den üblichen Kinästhetik-Grundkursen zu unterrichten. Die Teilnehmer lernten, den anatomischen Strukturen im Körper eines Patienten in allen Bewegungsabläufen mit Genauigkeit zu folgen.

12.2.8 Die weiteren praktischen Erfahrungen führten nochmals zu einer neuen Gliederung der Unterrichtsschwerpunkte

Die Desorientierung des Patienten in Bewegung und in Kommunikation ist eine häufige Begleiterscheinung von schweren Erkrankungen, großen Eingriffen und/oder langen Liegedauern. Sie hat ihren Ursprung in unstimmiger sensorischer Rückmeldung und kann deshalb mit körperorientiertem Bewegen behandelt oder präventiv vermieden werden. Aus dieser Annahme heraus gliederte ich den Unterricht in:

Orientierungshilfen in lebensbedrohlichen Situationen für Patienten auf den Intensivpflegestationen
Ziel dieser Orientierungshilfen ist es:

1. Komplikationen und Sekundärerkrankungen vorzubeugen.
2. Die Bewegungsressourcen der Patienten zu erhalten.
3. Die Gesundheitsentwicklung der Patienten zu unterstützen.
4. Das Wohlbefinden der Patienten zu fördern.

Die kurze Inhaltsbeschreibung unter dem Gesichtspunkt der Orientierungshilfen lautete zu den einzelnen kinästhetischen Konzepten folgendermaßen:

Sinneswahrnehmung:
Die Pflegenden lernen, ihr taktil kinästhetisches Sinnessystem bewusst zum Bewegen eines anderen Menschen einzusetzen.

Bewegungselemente:
Die Pflegenden lernen, den Widerstand, den die Bewegung eines Patienten auf ihre eigene Bewegung ausübt, durch räumliche und zeitliche Anpassungen möglichst gering zu halten.

Interaktionsformen:
Die Pflegenden erfahren die Wirkung der gleichzeitig gemeinsamen Interaktion bei fehlender Selbstkontrolle im Gegensatz zur einseitigen Interaktion. Sie lernen, die schrittweise Interaktionsform über den Tast- und Bewegungssinn als Mittel zur Förderung der Selbstkontrolle des Patienten einzusetzen.

Funktionale Anatomie:
Die Pflegenden lernen, Knochen, Muskeln und Bewegungsebenen in ihrem Körper zu lokalisieren und während der Bewegung diesen Strukturen zu folgen. Sie erleben, wie leicht Körperteile einander in einem Bewegungsablauf folgen können.

Menschliche Bewegung:
Durch die Integration von Haltungs- und Transportbewegung lernen die Pflegenden die Bewegung eines Patienten leicht, sicher und korrigierbar zu steuern, sodass eine Ausgewogenheit von Gleichgewicht und Effektivität in einem Bewegungsablauf entsteht.

Menschliche Funktion:
Die Pflegenden lernen, den Patienten nicht in Positionen festzuhalten, sondern das Gewicht seiner Körperteile übereinander auszubalancieren. Mit dem Prinzip menschlicher Fortbewegung von fortlaufendem Entlasten-Bewegen-Belasten können Pflegende Funktionen in allen Positionen unterstützen.

Anstrengung:
Die Pflegenden lernen, dem Patienten klare Erfahrungen von Zug und Druck auf Muskeln und Knochen zu vermitteln und durch entsprechenden Körpereinsatz den Patienten in einem Bewegungsablauf sicher abzustützen.

Umgebung:
Die Pflegenden erhalten Anregungen, wie sie Lagerungshilfsmittel einsparen und die Umgebung des Patienten zur Erleichterung von Bewegung und Ruhe gestalten können.

Das Resultat der veränderten Kurse war eine bessere Umsetzung in der Praxis. Die Pflegenden lernten jetzt schneller rückenschonend zu arbeiten, die Patienten mittels Bewegungsvorbereitung besser zu orientieren und somit in ihrem Genesungsprozess zu unterstützen. Sie entwickelten in der Folge ein stärkeres Vertrauen in ihre Mobilisationsfähigkeiten, was am Universitätsklinikum Ulm zur Veränderung der Lagerungsgewohnheiten führte. Die Auswirkung davon war eine sofortige Senkung der Leasingkosten für Lagerungsmaterial um rund 75 Prozent.

Die Pflegenden hatten in den Kursen selber erfahren, dass ein kleines Lagerungshilfsmittel, also ein geringer Höhenunterschied, ausreicht, um als Dekubitusprophylaxe eine neue Druckverteilung im Körper zu erreichen. Grundvoraussetzung für diese Art der Lagerung ist eine nicht allzu weiche Matratze. Die Pflegenden begannen aus dieser Erfahrung heraus bei stark gefährdeten Patienten häufig kleine, mit wenig Arbeitsaufwand verbundene Lageveränderungen durchzuführen. Sie stellten dabei fest, dass die Luftbetten häufig überflüssig wurden. Auf normalen Matratzen war die kinästhetische Lagerung leichter durchführbar.

12.2.9 Die Vision für die Weiterentwicklung des Programms von 1996 bis 1999

Die begonnenen Prozesse gehen weiter. Die Vereinfachung der Schulungen sowie die Vernetzung mit anderen Pflegethemen und mit anderen Pflegebereichen geht am Universitätsklinikum in Ulm konsequent weiter. Zur Zeit werden am Universitätsklinikum in Ulm spezielle Schulungen und Studien durchgeführt, um die Zusammenhänge zwischen Körperbewegung und Vitalfunktion besser zu verstehen. Dadurch möchten wir den Patienten neben einer schmerzarmen Mobilisation die bestmögliche Unterstützung für ihre Gesundheitsentwicklung zukommen lassen.

Die kinästhetische Form einer fachkompetenten Frühmobilisation beim Intensivpatienten hat zum Ziel, den Bewegungsapparat gesund zu erhalten, Organfunktionen zu unterstützen und die Durchführung alltäglicher Aktivitäten zu erleichtern. Sie beinhaltet folgende Aspekte:

1. Die Förderung von Körperwahrnehmung und Selbstkontrolle.
2. Die Gesunderhaltung des Körpers.
3. Die Integration aller Bewegungsebenen in einfachen, harmonischen und leicht kontrollierbaren Bewegungsmustern.
4. Die Durchführung von wenig belastenden Positionswechseln durch kontinuierlichen Wechsel von Orten der Belastung und der Entlastung.
5. Die regelmäßige Erfahrung von Zug und Druck auf Muskeln und Knochen zur Orientierung, für den Aufbau eines vitalen Muskeltonus und zur Erhöhung der Sicherheit in einer Mobilisation
6. Die Gestaltung von funktionserleichternden und kostengünstigen Lagerungen, die dem Patienten neben prophy-

laktischen Effekten auch Geborgenheit, Sicherheit und Wohlbefinden vermitteln.

12.3 Kinästhetik-Projekt am Krankenhaus in Gerresheim

Am Krankenhaus Gerresheim wurde von 1994 bis 1996 das erste größere Kinästhetik-Projekt vom Institut für Kinästhetik (IfK) durchgeführt. Das Projekt hatte zum Ziel, alle Pflegeteams innerhalb von zwei Jahren in den Kinästhetik-Grundlagen und zu einem Drittel auch mit einem Aufbaukurs zu schulen. Als damalige Geschäftsführerin der IfK AG führte ich in diesem Projekt ein Drittel des Unterrichts durch und beobachtete während der praktischen Anleitungen die Auswirkungen der Schulungen in der Praxis.

Das IfK wollte mit diesem Projekt Erfahrungen sammeln, welche Auswirkungen Kinästetik-Schulungen auf die Pflegequalität haben und wie die Schulungen möglichst kostengünstig realisiert werden können. Dazu wurden zum Projektbeginn folgende Fragestellungen formuliert:

1. Welche Auswirkungen hat die Kinästhetik-Schulung auf die Rückengesundheit der Pflegenden?
2. Verbessern die Kinästhetik-Schulungen die manuelle Kompetenz der Pflegenden für Mobilisation?
3. Verändert sich die Teamarbeit durch die Kinästhetik-Schulungen?
4. Beeinflusst die Kinästhetik-Schulung das Verständnis für den Pflegeprozess und für die Mobilisationsdokumentation?
5. Werden Mobilisationen für die Patienten schmerz- und angstfreier?
6. Was für Rahmenbedingungen sind für eine kostengünstige Integration von Kinästhetik in ein Krankenhaus erforderlich?
7. Müssen kinästhetische Inhalte an die Bedürfnisse unterschiedlicher Fachbereiche angepasst werden?

Um Antworten auf die zum Projektbeginn formulierten Fragestellungen zu erhalten wurden folgende Zielsetzungen für die gesamten Schulungen festgelegt:

1. Prävention von Rückenschmerzen.
2. Verbreitern von Bewegungs- und Handlungsfähigkeiten.
3. Lernen über Erfahrung und die Auswirkungen auf die Teamarbeit.
4. Pflegeprozess: Kompetente Bewegungsunterstützung zur Entwicklung von Fähigkeiten zur Selbstkontrolle in allen ATL's.

Das Projekt in Gerresheim war für mich persönlich eine erste Möglichkeit die Wirksamkeit meines Kinästhetik-Unterrichts, so wie ich ihn gelernt hatte, in der Umsetzung durch die Kursteilnehmer im Pflegealltag zu überprüfen. Die ersten Ergebnisse waren erschreckend. Die Teilnehmer, die im Unterricht begeistert dabei waren, erlebte ich damit überfordert, aus der Vielfalt der verschiedenen Informationen in den Kursen einzelne auszuwählen und wirksam in die Mobilisation von Patienten zu übertragen. Ich wertete die Beobachtungen in der Praxis aus und veränderte die Unterrichtsinhalte zu Gunsten einer besseren Praxisrelevanz. Ich setzte so lange neue Schwerpunkte im Unterricht, bis meine Praxisbeobachtungen und

die Befragungen der Teilnehmer bestätigten, dass sie den einzelnen Lernschritten besser folgen konnten. Alle Anpassungen des Unterrichts in dem zweijährigen Prozess erfolgten immer als direkte Rückkoppelung in Bezug auf die Zielformulierungen Punkt 1 bis 4. Zum Projektende im Juni 1996 besuchte ich wie zum Projektbeginn sechs verschiedene Stationen. Dazu begleitete ich je ein bis zwei Pflegende mit teilnehmender Beobachtung während elf Mobilisationssituationen. Im Nachhinein sah ich jeweils die Pflegedokumentation dieser Patienten ein. Zusammen mit den Kursauswertungen und den Befragungen der Pflegenden zu Projektbeginn, Mitte und Ende wertete ich sie anhand der Kriterien 1 bis 4 aus. Die einzelnen Beobachtungen sind im Projektbericht der IfK AG detailliert beschrieben.

80 Prozent der geschulten Mitarbeiter hatten in der offenen Frage eine persönliche Rückmeldung zum Projekt geschrieben. Die Auswertung der persönlichen Rückmeldungen aus den Fragebogen wies in Bezug auf Arbeitsentlastung als Gesundheitsvorsorge (Heben), mehr Fachkompetenz in Mobilisation (Verständnis für Bewegung), Pflegeprozess (Dokumentation) und die Teamarbeit ein ähnliches Ergebnis auf wie die Praxisbeobachtungen.

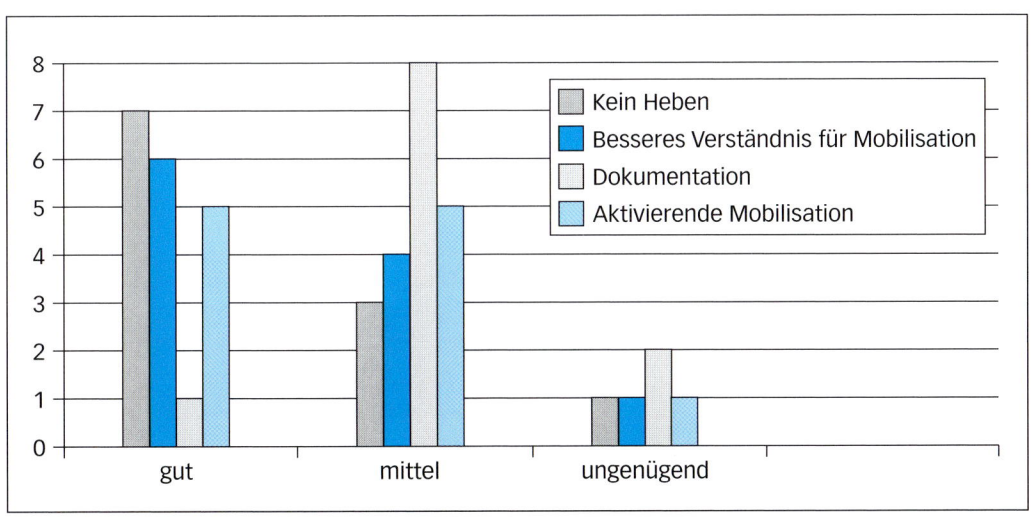

1. Mobilisieren die Pflegenden ihre Patienten rückenschonend und ohne zu Heben?

Dieser Punkt war von Projektmitte bis zum Projektende sehr gut erfüllt. Das Heben von Patienten war gegen Projektende immer seltener geworden. Die Pflegenden versuchten nur noch in Situationen, in denen ihr Handling nicht ausreichte, zu heben.

Alle beobachteten Personen waren sensibel geworden, bewusst wahrzunehmen, in welchem Moment sie Gewicht hoben.

Welche Auswirkungen hat die Kinästhetik-Schulung auf die Rückengesundheit der Pflegenden?

- Die Zielsetzungen bezüglich der Prävention von Rückenschmerzen war zum Projektende erreicht. Bei den Beobachtungen in der praktischen Anleitung hatte ich nur noch ganz selten Pflegende beim Heben angetroffen.
- In den Rückmeldungen nach dem Aufbaukurs schrieb rund ein Drittel der Teilnehmer jeweils unaufgefordert eine Bemerkung auf ihren Auswertungsbogen, dass ihnen Kinästhetik viel über rückenschonendes Arbeiten beigebracht hatte.
- Aus den Fragebogen zu Beginn und Ende des Projektes geht eine deutliche Senkung der Rückenbeschwerden, vor allem im Lendenbereich hervor.
- Die Befragung bezüglich Rückenprobleme ergab zusätzlich zum Projektende, dass die Pflegenden ihre Rückenschmerzen vor allem im Bereich der LWS und der BWS weniger stark wahrnehmen.

2. Wie sind die Fähigkeiten der Pflegenden in der Mobilisation?

Ab Projektmitte beurteilte ich die Mobilisationsfähigkeiten der Pflegenden als ziemlich gut. Die Erstmobilisationen von Patienten mit Operationswunden waren für die Pflegenden viel einfacher geworden. Internistische Patienten wurden früher und mit besserer Berücksichtigung der Selbstkontrolle der Patienten für Bewegung mobilisiert. Für die Bewältigung schwieriger Situationen holten sich die Pflegenden die kompetente Hilfe der Trainerin vor Ort.

Verbessern die Kinästhetik-Schulungen die manuelle Kompetenz der Pflegenden für die Mobilisation?

- Die Gefahr für die Patienten, sich bei Mobilisationen zu verletzen, zu überanstrengen und unnötige Schmerzen zu empfinden, wurde durch das Vermeiden von Heben und Tragen stark herabgesetzt.
- Die Pflegenden gingen zum Projektende bei Mobilisationen allgemein überlegter vor, und forderten die Patienten vermehrt zur Mithilfe auf.
- Während des Projekts beobachtete ich, dass sich die Pflegenden immer öfter an schwierige Mobilisationssituationen wagten. Dies hatte für die Patienten die Auswirkung ihre Mobilität frühzeitiger zurückzugewinnen. Das Risiko für Komplikationen infolge Mobilisationsmangel wurde dadurch herabgesetzt.

3. Wie funktioniert Teamarbeit bezüglich Mobilisation, Übergabe und Dokumentation?

Ab Projektmitte beobachtete ich vereinzelt positive Situationen, aber auch viel Konkurrenz. In Befragungen äußerten einige Pflegende, dass sie bei der Anwendung von Kinästhetik manchmal von Kollegen aus dem Team durch Unlust, durch Zeitmangel und durch das funktionelle Pflegeverständnis gehemmt würden.

Die Teamarbeit zwischen Pflegenden und Patienten hatte sich im Projekt eindeutig verbessert.

- Ab und zu wurden mir, vor allem in den Aufbaukursen, positive Auswirkungen der Schulung auf die Teamarbeit geschildert. Dazu gehörten die gegenseitige Unterstützung in schwierigen Mobilisationssituationen und das gemeinsame Erarbeiten von Lösungsstrategien in Problemsituationen.

- Wenn die Teamarbeit nicht wie gewünscht funktionierte, wurde auch zum Projektende in erster Linie das Zeitproblem genannt und in zweiter Linie die Inkonsequenz der Kollegen in der Anwendung von Kinästhetik.
- Die Pflegenden waren meist nur in den Anleitungssituationen bereit, die Bewegungsressourcen der Patienten zu dokumentieren. Zeitmangel und unwillige Kollegen wurden vordergründig als Hemmnisse genannt.

Direkt nach dem Aufbaukurs konnten die meisten Pflegenden die durchgeführten Mobilisationen und die Bewegungsfähigkeiten der Patienten anhand der kinästhetischen Konzepte gut beschreiben. Die Übertragung dieser Fähigkeiten in den Alltag gelang während der Projektdauer noch nicht.

In den Dokumentationen der Patienten waren zum Projektende mehr Einträge zu den Bewegungsfähigkeiten der Patienten und zur Art und Weise der Mobilisation anzutreffen als zu Projektbeginn. Die individuelle Mobilität der Patienten war häufig noch undifferenziert und allgemein beschrieben.

Beeinflusst die Kinästhetik-Schulung das Verständnis für den Pflegeprozess und für die Mobilisationsdokumentation?

- Frühzeitige Mobilisation ist eine natürliche Folge von besseren Bewegungs- und Handlingfähigkeiten der Pflegenden. Im Rahmen der präoperativen Anleitung auf der gynäkologischen Station konnte eindeutig eine frühere selbstkontrollierte Mobilität der Patientinnen beobachtet werden.
- Bei anderen pflegerisch anspruchsvollen Patienten wie nach Schädel-Hirn-Trauma oder bei Intensivpatienten waren die Pflegenden in Anleitungen sehr interessiert und holten sich auch zwischen den Kursen Hilfe.
- Viele Pflegende schilderten in der praktischen Anleitung nach dem Aufbaukurs, dass es noch zu viele Hindernisse wie

Zeitmangel, verständnislose Kollegen und das funktionelle Pflegesystem gäbe, um Patienten in ihrer Mobilität prozessorientiert zu fördern.

- Im Verlauf des Projektes war insgesamt ein wachsendes Interesse für den Pflegeprozess wahrzunehmen.
- Die Zufriedenheit mit dem Dokumentationssystem war im Verlauf des Projekts besser geworden ist. Da die Pflegenden aber zum Teil während der Projektdauer ein grundsätzlich neues System erhalten hatten, war es schwierig abzusehen, welche Veränderung die kinästhetische Schulung bewirkt hatte.
- Die Einführung des neuen Dokumentationssystems führte in Zusammenhang mit der Anwendung des Kinästhetik-Analyserasters zu Konfusionen. So ergaben sich Situationen, in denen ich nach dem Aufbaukurs mit dem Kinästhetik-Analyseraster arbeiten wollte, und die Teilnehmer sich gleichzeitig in das neue Dokumentationssystem einarbeiten mussten. Die Pflegenden fühlten sich verständlicherweise überfordert beides miteinander in ihren Alltag zu integrieren.

4. Werden die Patienten aktiv in die Mobilisation miteinbezogen?

Ab Projektmitte bis zum Projektende gab es vereinzelte Erfolge. Wir hatten zum Projektende beobachtet, dass die Pflegenden die PatientInnen in den Mobilisationen viel mehr Eigenaktivität und Selbstkontrolle überlassen konnten.

Werden Mobilisationen für die Patienten schmerz- und angstfreier?

- Aus den Erfahrungen der teilnehmenden Beobachtungen beurteile ich diesen Punkt sehr positiv. Die Patienten haben in Mobilisationen nach kinästhetischen Grundlagen ganz selten Unzufriedenheit oder Schmerzen geäußert.
- In Anleitungssituationen erlebten ich häufig, dass die Pflegenden mir schilderten, die Mobilisationen seien normaler-

weise für ihre Patienten sehr belastend und schmerzhaft. Immer fanden Patienten und Pflegende unsere neuen Lösungen mit weniger Schmerzen und Belastung für beide Beteiligten verbunden.

- Die Patienten waren oft bereit, sich mehrmals hintereinander von verschiedenen Pflegenden mobilisieren zu lassen, was dafür spricht, dass sie die Mobilisation als angenehm und mit wenig Schmerzen verbunden empfunden wurde.

5. Sind die Mitarbeiter mit der Kinästhetik-Schulung zufrieden?

Eine ausgesprochen große Anzahl der Mitarbeiter beantwortete diese Frage zum Projektende positiv. Das Projekt war von den Mitarbeitern des Krankenhauses größtenteils sehr positiv aufgenommen worden.

6. Wird Kinästhetik regelmäßig von den Mitarbeitern angewendet?

Der Anteil der Pflegenden, die Kinästhetik regelmäßig in ihrer Arbeit einsetzen, war anhand der Befragung folgende:

1 %   wenden das Gelernte nie an;
40,6 % wenden das Gelernte manchmal an;
47,9 % wenden das Gelernte meistens an;
5,2 % wenden das Gelernte immer an.

- Viele Mitarbeiter wünschten sich zum Projektende weiterführende Schulungen.
- Problematisch für die Umsetzung war immer noch der zusätzliche Arbeitsaufwand vor allem hinsichtlich Dokumentation und Prozessgestaltung mittels des kinästhetischen Analyserasters.
- Verschiedene Pflegende erwähnten noch den zusätzliche Arbeitsaufwand bezüglich der Frühmobilisation und der prozessorientierten Pflege im Gegensatz zur rein funktionalen Pflege als negative Punkte.

Im Projekt Gerresheim blicke ich auf zwei Jahre sehr reicher Erfahrungen zurück. Viele Erwartungen hatten sich erfüllt, andere waren am Ende noch offen. Projekte stellen für mich immer einen Anfangspunkt in der Entwicklung von sehr reichen und vielseitig verwendbaren Bewegungsressourcen bei den Pflegenden zum Wohle der Patienten dar. Die neue Handlungs- und Lernkultur, die in den zwei Jahren geschaffen wurde, könnte z. B. für die weiterführende Bewegungsschulung und auch für die Schulungen anderer Pflegethemen wie Dekubitusprophylaxe, Atmung, Einreibungen, Pflegeprozess etc. genutzt werden.

Ich hoffe, dass die Prozessbeschreibung »Kinästhetik am Krankenhaus Gerresheim« viele Krankenhäuser, Pflegende und TrainerInnen unterstützt und ermutigt, selber in einen eigenen Prozess mit Kinästhetik einzusteigen. Im Vergleich zu den beiden nachfolgend beschriebenen Projekten (Ulm und Baden) kann ich inzwischen sagen, dass sich durch die häufige Wiederholung spontan angenommener Ergebnisse doch so etwas wie ein Nachweis ergibt, dass Kinästhetik sinnvoll ist im Sinne von Arbeitsergonomie, Gesundheitsförderung von Patienten und zur Verbesserung von Verhalten bezüglich Lernen, Beziehung und Teamarbeit.

Ich wünsche mir, dass die neuen Ressourcen, die in der Pflege durch die Kinästhetik-Schulungen erarbeitet werden, nach Projektende sehr achtsam gepflegt werden. Damit der kinästhetische Prozess weitergeht, sind die Pflegenden auf weitere Anregungen in der Praxis und auf ergänzende und weiterführende Schulungen angewiesen.

12.4 Projekt Kinästhetik für Intensivstationen am niversitätsklinikum Ulm

Universitätsklinikum Ulm
Projekt Kinästhetik für Intensivstationen
Ein Erfahrungsbericht von Elisabeth Kirchner, Krankenschwester, Kinästhetiktrainerin, Anneliese Riester, Fachkrankenschwester für Intensivpflege, Kinästhetiktrainerin und Intensivpflegepersonal der Universitätsklinik Ulm

Einführung

Dieser Erfahrungsbericht gibt einen kurzen Einblick der wichtigsten Auswirkungen im Lernprozess, im Entwicklungsprozess und in der Anwendung »Kinästhetik für die Intensivpflege« in unserem Klinikum.

Einen speziellen Kurs in Kinästhetik für die Intensivstationen am Universitätsklinikum Ulm zu entwickeln war eher ein Zufallsprojekt, als ein vorausgeplantes Vorhaben.

Das Pflegepersonal einiger Intensivstationen am Universitätsklinikum Ulm hatte während meiner Trainerausbildung ein paar Stunden Unterricht über einzelne kinästhetische Konzepte erhalten. Daraus entstand ein weiteres Interesse für das Programm »Kinästhetik in der Pflege«. Jedoch war mein persönliches Interesse zu der damaligen Zeit (1993) nicht, Kinästhetik so umfassend in unserem Klinikum einzuführen. Die täglichen praktischen Erfahrungen bewogen mich dazu, ein umfassendes, ein zielgerichtetes und ein praxisrelevantes Konzept für unser Klinikum zu entwerfen und zu beschreiben. Dieses Konzept stellte ich der Pflegedirektorin Anna Eisenschink vor und Ende 1993 nach Beendigung meiner Trainerausbildung entschieden sich Anna Eisenschink und die Pflegedienstleitungen das Programm »Kinästhetik in der Pflege« am Universitätsklinikum Ulm einzuführen. Die ehemalige Geschäftsführerin des Institutes für Kinästhetik, Heidi Bauder, hatte zu dieser Zeit eine beratende Funktion in unserer Konzeption. Als die ersten Kurse in Kinästhetik ausgeschrieben wurden, begann eine Anmeldeflut größeren Ausmaßes. Die Mitarbeiter der Intensivstation der Urologischen Klinik, der Gynäkologischen/Geburtshelferischen Klinik, sowie der Hals/Nasen/Ohren-, der Augenklinik und ein Teil der Inneren Medizin meldeten sich mit 60 Kollegen geschlossen zu den Kursen an. Dies mit der Bitte verbunden, die Kurse zügig durchzuführen.

Heidi Bauder empfahl uns, aufgrund ihrer langjährigen praktischen Erfahrung und ihrer jahrelangen Unterrichtstätigkeit im Programm »Kinästhetik in der Pflege« einen speziellen Kurs für die Intensivstationen zu entwickeln.

Die Gründe für die Entscheidung diesen Entwicklungsprozess durchzuführen, waren:

- Das große Interesse der Pflegenden auf den Intensivstationen, das Konzept »Kinästhetik in der Pflege« speziell für ihre Arbeit zu nutzen und dadurch eine Erleichterung bei der Mobilisation und bei Lagerungen zu erhalten.
- Gestaltungsmöglichkeiten zu finden, um Mobilisation trotz erschwerter Bedingungen durch Apparaturen, venösen und arteriellen Zugängen, Drainagen und spezieller Messvorrichtungen zu ermöglichen.
- Die Mobilisation in Bezug auf eigenen Kraftaufwand effektiv und mit weniger Personal zu gestalten.
- Den psychischen Stress und die Schmerzen der Intensivpatienten auf ein Minimum zu reduzieren.

Die Phase der Beobachtung

Heidi Bauder und ich beobachteten die Kollegen der Intensivstationen bei ihrer täglichen pflegerischen Intervention. Aus diesen Beobachtungen entwickelte Frau Bauder ein spezielles, angepasstes und praxisrelevantes Konzept. Dieses Konzept stellte ich auf jeder Intensivstation in den Teambesprechungen vor. Die Bereitschaft der Mitarbeiter der Intensivstationen an einer Entwicklung trotz Unsicherheit teilzunehmen überraschten mich.

Das Problem der Finanzierung des Projektes konnte von Anna Eisenschink als Pflegedirektorin gelöst werden. Anna Eisenschink und die Pflegedienstleitungen am Universitätsklinikum Ulm waren von der Konzeption und der Zielformulierung überzeugt und somit wurden für dieses Projekt Fördermittel zur Verfügung gestellt. Wir begannen Ende 1994 mit den ersten Kursen.

Ersterfahrungen

Ich erinnere mich noch gut daran, wie die ersten Kurse gestaltet wurden. Viele erwarteten von Heidi Bauder ein Rezept wie man Intensivpatienten bewegen soll. Es war jedoch überhaupt nicht die Intention Rezepte zu vermitteln, sondern die Ziele damals waren:

- Eine Verbesserung der Handlingsfähigkeiten;
- Ein Verständnis für menschliche Bewegung und daraus resultierend die Ressourcen, auch des Intensivpatienten zu fördern;
- Die Möglichkeit zu erhalten, bei Funktionseinschränkungen adäquat zu unterstützen;
- Eine Mobilisationsgestaltung, die einem Intensivpflegepatienten angepasst werden kann;
- Keine Regeln, sondern Prinzipien über Bewegung.

Die weiteren Erfahrungen damals waren, dass ich nach dem dritten durchgeführten Kurs für die Intensivstationen das Projekt aufgeben wollte, aus folgenden Gründen:

- Die Fremdheit des Intensivpflegebereiches (mein Fachgebiet ist die hämatologisch/onkologische Pflege);
- Die Angst vor dem Intensivpflegebereich;
- Eine teilweise fehlende Bewegungskompetenz.

Hinzu kam, dass ich den hohen Anforderungen der Kollegen/innen in der praktischen Begleitung nicht gerecht wurde.
Ebenso belasteten mich die unterschiedlichen Sichtweisen des Pflegepersonales in dieser Zeit zum Programm »Kinästhetik für den Intensivpflegebereich«, diese waren:
Die eine Sichtweise:

- Es sei zu nahe.
- Es sei nicht anwendbar.

Die andere Sichtweise:

- Ein positiver Lernprozess.
- Sehr effektiv.
- Eine Erleichterung der Mobilisationen.

Und der Ehrlichkeit halber ist zu erwähnen, dass ich viel zu dogmatisch war. Die unterschiedliche Problematik wurde von Heidi Bauder inhaltlich in die Kurse integriert, damit eine einheitliche praktische Vorgehensweise durchgeführt werden konnte. Die Auswirkungen für alle waren, dass ab Mitte 1995 ein gegenseitiger Lernprozess mit vielen positiven Auswirkungen begann.
Diese positiven Auswirkungen sind bis heute ersichtlich:

- Die gegenseitige Unterstützung bei der praktischen Anwendung;
- Ein ständiges, kreatives Lernen;
- Ein Verständnis für den eigenen Bewegungsablauf und dem des intensivpflichtigen Patienten;
- Ein kognitives Verstehen für menschliche Bewegung und Funktion;
- Eine Erleichterung der Lagerungen und der Mobilisationen beim Intensivpflegepatienten;
- Die Erhöhung der Effektivität der Pflege im Intensivbereich;
- Die Erweiterung des Verständnisses der Zusammenhänge des gesamten Bewegungssystems;
- Die Erkenntnis, dass das Kreislaufsystem des Intensivpflegepatienten bei allen Bewegungsaktivitäten integriert und angepasst werden kann und muß.

Die Sicht der Praxis

Der Lernprozess, der auf den einzelnen Intensivstationen stattfand, beschreibt Anneliese Riester folgendermaßen:
Am Anfang der Schulungen ergaben sich immer wieder Diskussionen, wie:« Wer hat die Weichlagerungsmatratze herausgenommen?« Beatmungspatienten wurden damals grundsätzlich weich gelagert. Mit zunehmender Schulung des Pflegepersonales geschah in den Diskussionen folgendes: » Wer hat die Matratze wieder hineingelegt? Die stört beim Mobilisieren«.
Die »Kissenberge« wurden immer kleiner, da sich Handtücher, Moltons und kleine

Kissen, wenn notwendig auch ein großes Kissen hervorragend für Lagerungen eignen.

Die Kollegen können ihre eigene Kreativität einsetzen.

Die Mobilisation der Intensivpatienten an die Bettkante oder auf den Stuhl wurden häufiger durchgeführt, da diese Mobilisationen erheblich weniger anstrengend und zeitaufwendiger waren. Wir hatten auch mehr Spaß am Mobilisieren, so nach dem Motto: »*Mal sehen, ob wir diesen schwierigen Patienten auch in den Stuhl setzen können*«.

Die Intensivpatienten wurden deutlich mehr und zielgerichteter bewegt. Dies geschah vermehrt während der Pflege z. B. der Körperpflege, beim nach Oben im Bett Transferieren und beim Lagewechsel. Die Patienten werden nicht mehr gehoben, sondern bewegt. Die prophylaktischen Maßnahmen gegen Pneumonie, Thrombose und Dekubitus wurden durch die Durchführung der vermehrten Mobilisierung effektiver.

Bauchlagerungen bei ARDS-Patienten sind inzwischen so integriert, dass wir nur noch zu zweit lagern können und manche meiner Kollegen/innen dies auch alleine durchführen.

Die Auswirkungen des Programms »Kinästhetik für die Intensivpflege«

Der gesamte Prozess Kinästhetik am Universitätsklinikum Ulm mit den dazugehörenden Daten, auch des allgemeinen pflegerischen Bereichs, wird demnächst veröffentlicht.

Der dargestellte Prozess hat nicht nur betriebswirtschaftliche Auswirkungen gezeigt, sondern auch präventive Anteile in Bezug zur Belastung des Bewegungsapparates beim Pflegepersonal. Nicht zu unterschätzen ist das erweiternde Verständnis für Bewegung und Mobilisation. Dazu ein paar Anmerkungen.

Das Einsparpotential der Kosten für Antidekubitusmatratzensysteme und Therapiebetten hat inzwischen im Intensivbereich und im allgemeinen pflegerischen Bereich über die Jahre verteilt, ein Gesamtvolumen von über 75 Prozent ergeben.

Der rückenschonende Anteil des Programmes im Intensivbereich, ebenso im allgemeinen pflegerischen Bereich wird deutlich durch eine Umfrage zur Evaluierung des Programms im Jahre 1997 und 1998.

Das Qualitätsförderprojekt des Kantonsspital Baden in der Schweiz mit dem Titel »Anwendung kinästhetischer Grundsätze bei der Mobilisation von Intensivpflegepatienten« kann von uns bestätigt werden. Wir haben allerdings weniger strenge Qualitätskriterien als Baden festgelegt. Diese werden wir ab dem Jahre 2000 festlegen.

Ende 1997 wurde das Projekt für die Intensivstationen abgeschlossen. Es werden weiter die von Heidi Bauder entwickelten Kurse in der Fachausbildung Anästhesie und Intensivpflege angeboten, sobald ein weiterer Schulungsbedarf auf den Intensivstationen besteht.

Die Anwendung im täglichen, pflegerischen Alltag ist inzwischen zum »normalen« integrierten Geschehen geworden.

Weiterführende Programme

Um den Prozess zu erhalten, haben wir zusammen mit Heidi Bauder Themenbereiche entwickelt, die einen Zusammenhang zur menschlichen Bewegung haben.

Diese Themenbereich sind die Zusammenhänge von Atmung und Bewegung, von Dekubitus und Bewegung, von Mobilisationsgestaltung und der Kreislauffunktion.

Durch den direkten praktischen Bezug haben diese Fortbildungen eine hohe Akzeptanz.

Zur Thematik Atmung und Bewegung führen wir eine erste pflegewissenschaftliche Studie durch. Es handelt sich dabei um eine prospektive, unizentrische, offene, randomisierte Studie mit zwei Parallelgruppen mit dem Titel: »*Auswirkungen der kinästhetischen Mobilisation im Vergleich zur Standardmobilisation auf die Atemfunktion bei Patienten nach aorto-coronarer Bypass-Operation*« Diese Studie wird unterstützt von der Else Kröner-

Fresenius Stifung und Einrichtungen der Universität Ulm.

Entwickelt wurde diese Studie von Heidi Bauder, Intensivpflegepersonal, Pflegepersonal anderer Fachbereiche, Kinästhetiktrainer/innen und Anna Eisenschink.

Zusammenfassung

Die Mobilisationsgestaltung im Intensivpflegebereich hat sich zu einem praxisrelevanten Anwendungsverfahren entwickelt. Die Mitarbeiter im pflegerischen Bereich können ihre eigenen Fähigkeiten und ihr eigenes Verständnis einbringen. Die Flexibilität und Anpassung in der Anwendung haben den Lernprozeß gegenseitig gefördert: »Wenn es so nicht geht, dann geht es eben anders.«

Nicht nur mein persönliches Ziel wurde erreicht, sondern auch das vieler meiner Kollegen/innen des allgemeinen pflegerischen Bereiches. Intensivpflegepatienten werden entsprechend ihrem Allgemeinzustand und ihrem Krankheitsbild gut mobilisiert auf die Allgemeinstationen verlegt. Sie sind während der Intensivzeit in ihren eigenen Bewegungsmustern unterstützt und gefördert worden. Dies hat Auswirkungen auf den weiteren Genesungsprozeß. Der pflegerische Allgemeinbereich ist inzwischen ebenso in Kinästhetik geschult und die konsequente Anwendung der kinästhetischen Mobilisation kann weitergeführt werden.

Allen Kollegen/innen im Intensivbereich und im allgemeinen pflegerischen Bereich am Universitätsklinikum Ulm möchte ich für den offenen gegenseitigen Lernprozess danken. Ebenso, der Pflegedirektorin Anna Eisenschink, den Pflegedienstleitungen und den Stationsleitungen.

Und Heidi Bauder mit ihrer Fachkompetenz in der Krankenpflege, ihrer sehr hohen Kompetenz in Bewegung und im Entwickeln fachspezifischer Kurse in Kinästhetik. Sie hat uns am Universitätsklinikum Ulm im Bereich Pflege, in der Methodenkompetenz und in der Lernkompetenz zum Thema Bewegung wesentlich geschult, beraten und begleitet.

Diese Zusammenarbeit wird ein weiterer Bestandteil der Zukunft sein. Das Thema der Förderung der Bewegung durch die verschiedenen Mobilisationsmöglichkeiten in der Krankenpflege, in der Altenpflege und in der Kinderkrankenpflege ist ein wichtiger Bestandteil der täglichen, pflegerischen Intervention. Die Förderung der Ressourcen des Patienten über die Unterstützung der menschlichen Funktionen ist mit technischen Hilfsmitteln nur begrenzt möglich. Dem interaktiven Anteil in der Pflege, zum Wohle des kranken Menschen, wird ein Teil der Zukunft gewidmet werden müssen.

12.5 Projekt-Kurzbericht März 1998 vom Kantonsspital Baden

Bericht von Erich Lustig, Pflegeexperte Pflegedienst, Projektleiter
(20. August 1996, **Departement / Station** Pflegedienst / Interdisziplinäre Intensivpflegestation KSB)

»Anwendung kinästhetischer Grundsätze bei der Mobilisation von Intensivpflegepatientinnen und -patienten«

Ausgangslage

Im Betriebsjahr 1994/95 waren auf der Intensivbehandlungsstation (IBS) des Kantonsspital Baden (Schweiz) Personalausfälle infolge Rückenbeschwerden von insgesamt 25 Arbeitstagen zu verzeichnen. Zudem erwiesen sich die gängigen Mobilisationstechniken als für die Patienten oft nachteilig (Schmerzen, Anstrengung, Ängste) und für das Personal mit hohem organisatorischen Aufwand verbunden.

Ziele

Die Leitung Pflege der Intensivstation setzte sich bis Ende 1996 folgende Ziele:

- einen Rückgang der Personalausfälle infolge Rückenbeschwerden um mind. 70 Prozent;

- eine deutliche subjektive Reduktion des personellen Aufwandes bei Mobilisationen;
- die fachliche Optimierung der Mobilisationstechniken nach den Grundsätzen der Kinästhetik. Letztere sollte sich (zusätzlich zu einer Expertenbewertung) darin zeigen, dass auf Patientenseite bestimmte klinische Stressparameter während einer Mobilisation nicht über einen festgelegten Grenzwert anstiegen (20 mmHg beim arteriellen Mitteldruck und 20 Pulsationen bei der Herzfrequenz).

Vorgehen

Im Auftrag einer Steuerungsgruppe wurde Anfang 1996 eine Projektgruppe (PG) unter der Leitung eines Pflegeexperten einberufen. Die Mitglieder der PG setzten sich zusammen aus dem Projektleiter, der stellvertretenden Leiterin des IBS, einer Kinästhetik-Trainerin vom Institut für Kinästhetik (IfK) sowie vier Mitgliedern des IBS-Pflegeteams. Unterstützung bei medizinischen Fragen (Stressparameter-Grenzwerte) erhielt die Gruppe vom Chefarzt Anästhesie. Die Projektkosten wurden für externe Beratung, Schulung und Qualitätskontrollen mit sfr. 4200,– veranschlagt und beliefen sich in der Endabrechnung auf sfr. 3700,– (die internen Personalkosten sowie die regulären Weiterbildungskosten nicht mitgerechnet).

Zu Beginn führte die PG eine Erhebung der Gründe für die obigen Mängel durch (Methode: Befragung) und entwickelte anschließend in mehreren Kontrollschritten einen »Qualitätsstandard für die Mobilisation von IBS-Patienten mit klar überprüf- und messbaren Struktur-, Prozess- und Ergebniskriterien« sowie ein Analyseraster zur Einschätzung des qualitativen Mobilisationsbedarfs (inklusive Dokumentationsteil). Die Schulung des Pflegeteams in Kinästhetik startete Mitte Januar und setzte sich bis Mitte Juni 1996 fort. Fachtechnische Verbesserungen sowie nötige Anpassungen des Qualitässtandards wurden laufend vorgenommen.

Überprüfungen

Eine erste Zwischenerhebung erfolgte Ende März 1996 (Methoden: Befragung; teilnehmende Expertenbeobachtung, Messungen der Stressparameter unmittelbar vor bzw. nach den Mobilisationen, Dokumentenanalyse). Abgeschlossen wurde das Projekt Ende Juni 1996 mit einer Enderhebung sowie einer Endkontrolle der Struktur-, Prozess- und Ergebniskriterien bzw. der Projektziele. Eine weitere Überprüfung (Vergleichserhebung) wurde mit Hilfe des Qualitätsstandards Anfang 1998 durchgeführt (Befragung; teilnehmende Expertenbeobachtung).

Ergebnisse

Bis Projektende im Juni 1996 hatten von den 28 diplomierten Pflegenden 18 den Grund- und 16 den Aufbaukurs in Kinästhetik besucht. Das Ziel, dass mindestens drei Viertel des Personals diese Kurse absolviert habe (ein Strukturkriterium des Qualitätsstandards), wurde somit nicht ganz erreicht. Im ersten Halbjahr 1996 kam es zu keinen Personalausfällen mehr infolge Rückenbeschwerden. Zudem ging das Ausmaß der subjektiven Rückenprobleme klar zurück. Demgegenüber kam es beim Personal zu einer deutlichen Zunahme der Know-how-Zufriedenheit bezüglich der eigenen Mobilisationstechniken. Das Ziel, dass der organisatorische Aufwand für Mobilisationen vom Pflegepersonal bis Projektende als »angemessen« eingeschätzt wird, wurde zwar nicht ganz erreicht; es konnte jedoch eine markante Verbesserung erzielt werden. Von der Kinästhetik-Trainerin IfK wurde die Umsetzung der kinästhetischen Grundsätze als sehr gut eingeschätzt: Die beobachteten Pflegenden waren allgemein sehr motiviert, aufmerksam, handelten überlegt und fachlich korrekt und gingen sehr individuell auf die Patienten ein. Bemängelt wurde die z.T. noch ungenügende Koordination der Pflegenden untereinander sowie Lücken in der kinästhetischen Verlaufsdokumentation.

Bei der Kontrolle der klinischen Stressparameter kam es bei insgesamt 86 ausgewerteten Messungen nur vereinzelt zu einer Überschreitung der festgelegten Grenzwerte. Meist handelte es sich in diesen Fällen um Erstmobilisationen oder Mobilisationen von Patienten in besonders schlechtem Allgemeinzustand. Demgegenüber konnten immer wieder nicht orthostasebedingte Unterschreitungen der Basiswerte beobachtet werden, die sich möglicherweise auf eine sogar relaxierende Wirkung der Mobilisationsverfahren zurückzuführen lassen (Bewegungsvorbereitung, allgemein sorgfältiges Handling, bequemere Endlage).

Für den projektunabhängigen Pflegealltag erwies sich die Einhaltung einzelner Prozesskriterien als zu schwerfällig; der Qualitäts-standard wurde dahingehend angepasst. Die Vergleichserhebung vom Januar 1998 (also eineinhalb Jahre nach Abschluss des Projektes; eine Messung der Stressparamter wurde nicht mehr vorgenommen) ergab, dass das eigene Mobilisations-Know-how deutlich zugenommen hatte, während die für kinästhetische Mobilisationen nötige körperliche Nähe zum Patienten vermehrt als Hinderungsgrund für das Anwenden dieser Technik angegeben wurde. Die durch Mobilisationen verursachten Rückenbeschwerden waren gegenüber Juni 1996 nochmals leicht zurückgegangen, während der dafür nötige organisatorische Aufwand etwa gleich bewertet wurde wie im Sommer 1996.

Qualitätsstandard QS1	
Bezeichnung	**Mobilisation von IPS-PatientInnen**
Klinik / Station	Interdisziplinäre Intensivpflegestation KSB
Ziel	**Auf der Intensivpflegestation KSB werden alle Patientinnen und Patienten korrekt nach den Grundsätzen der Kinästhetik mobilisiert.**
Voraussetzungen (Strukturkriterien)	• Mindestens drei Viertel des diplomierten IPS-Pflegepersonals haben den stationseigenen Kinästhetikkurs besucht. (Neueintretende MitarbeiterInnen absolvieren diesen zwei Mal zweitägigen Kurse innerhalb der ersten zwölf Monate.) • Auf der Station sind vorhanden: Fachbuch »Kinästhetik« (DBfK 1992) • Überwachungsblätter (mit integriertem Kinästhetik-Analyseraster) • Kinästhetik-Info-Ordner • Austausch unter den Pflegenden zwei Mal jährlich über Erfahrungen, Probleme, evtl. Beratungsbedarf. • Möglichkeit der Praxisberatung durch Kinästhetik-Trainerin von max. 4 x 3 Std. jährlich.
Vorgehen *Kriterium Nr. 3 wird nur bei der jährlichen Überprüfung im September angewendet!* (Prozesskriterien)	• Ermitteln und Einschätzen von Bewegungseinschränkungen von PatientInnen mit Hilfe des Kinästhetik-Analyserasters innerhalb von 24 Stunden nach Eintritt sowie laufend während des IPS-Aufenthaltes. • Vorbereiten und Durchführen der nötigen bzw. möglichen Mobilisationen gemäß Einschätzung (inkl. Organisation von Mithilfe). • Ermitteln und Dokumentieren der klinischen Stressparameter gemäß Ergebniskriterium 1 unmittelbar vor bzw. nach der Mobilisation. Für beide Messungen muss der Transducer auf Vorhofhöhe sein! • Bei allen Mobilisationen wird auf das Ausführen von »gehenden Bewegungsaktivitäten« geachtet (Definition: Seite 2). • Stichwortartiges Dokumentieren (verständlich und nachvollziehbar) von Verlauf und Veränderungen der Mobilisationen mindestens ein Mal pro Tag.

Resultate
(Ergebniskriterien)

- Die Zunahme der klinischen Stressparameter bei Mobilisationen bleibt unter 20 mmHg beim arteriellen Mitteldruck und unter 20 Pulsationen bei der Herzfrequenz (nichtdokumentierte Monitorkontrolle).
- Der personelle wie organisatorisch-zeitliche Aufwand für die Mobilisationen wird von
- mindestens drei Viertel des Pflegepersonals durchschnittlich als »angemessen« eingeschätzt.
- Keine Personalausfälle infolge Rückenbeschwerden.

Theoretische Grundlagen

Definitionen

Unter *Kinästhetik* (= Lehre der Bewegungsempfindung und der Wahrnehmung von Bewegungsabläufen) wird eine Mobilisationstechnik verstanden, bei der in engem Kontakt und Austausch mit den PatientInnen über Berührung und Bewegung eine optimale Bewegungsempfindung und -fähigkeit (Selbstkontrolle) und somit optimale Bewegungsabläufe gefördert bzw. bestehende Bewegungsfunktionen erhalten werden. Ziel ist es, die PatientInnen unter beidseitigem Einsatz der eigenen Körperbewegungen bzw. unter Beachtung physiomechanischer Prinzipien mit einer für beide Seiten minimalen Anstrengung rückenschonend zu bewegen. Es werden dabei spezifische Erkenntnisse aus den Bereichen Interaktion, funktionelle Anatomie, Bewegungsphysiologie und -energetik sowie von Umgebungseinflüssen in einem integralen Sinne berücksichtigt.
Mobilisation = Bewegen und Lagern im Bett selbst sowie vom Bett zum Sitzen oder Gehen bzw. umgekehrt.
Unter »gehenden Bewegungsaktivitäten« werden solche verstanden, bei denen zur Rückenschonung im Rahmen einer Mobilisation Gewichte unter Einbeziehung vorhandener Unterstützungsflächen, d. h. ohne zu Heben verlagert werden.

Literatur

- Frank Hatch / Lenny Maietta / Susanne Schmidt, *Kinästhetik – Interaktion durch Berührung und Bewegung in der Krankenpflege* / Verlag Krankenpflege DBfK, Eschborn 1992
- Liliane Juchli Pflege, Praxis und Theorie der Gesundheits- und Krankenpflege, 7. Auflage / Thieme Verlag, Stuttgart 1994 (Kap. 6.5 »Kinästhetik in der Pflege«, S. 150ff)

Verantwortung	**Letzte Standardüberarbeitung**	**Termin:**
Standarderstellung		
Erich Lustig, Pflegeexperte KSB	Erich Lustig, Pflegeexperte KSB	erstellt:
Marie-Th. Meier, Oberschwester IPS	Marie-Th. Meier, Oberschwester IPS	10.1.96
Anita Handschin Müller, Pflegende IPS	Anita Handschin Müller, Pflegende IPS	überarbeitet:
Monica Röschli, Pflegende IPS	Monica Röschli, Pflegende IPS	24.4.96
Hiltrude Bastl, Pflegende IPS	Hiltrude Bastl, Pflegende IPS	5.7.96
Dr. Hansruedi Brunner, Chefarzt		19.12.96
Anästhesie (Festlegung der		14.11.97
Stressparameter-Grenzwerte)		

Geprüft durch die »Koordinationsgruppe Pflegestandards KSB«: 05.07.96 / 20.12.96 / 24.11.97
Genehmigt durch die Leitung Pflegedienst KSB: 31.07.96

Periodische Qualtätsüberprüfung	• dipl. Pflegepersonal IBS • Oberpflege IBS	**Organisation gemäß Konzept »Überprüfung QS1«**
	Evaluationsbericht	Dienst »Pflegeberatung und -entwicklung«

Anwendung kinästhetischer Grundsätze bei der Mobilisation von Patientinnen und -patienten auf der IBS

Ergebnisse der Vergleichserhebung vom Januar 1996.

1. Gegenwärtiger Stand des in Kinästhetik weitergebildeten Personals im Vergleich von Ausgangs-, End- und Vergleichserhebung:

Mit den noch geplanten Weiterbildungen kann das gesteckte Ziel bis Ende 1997 erreicht werden.

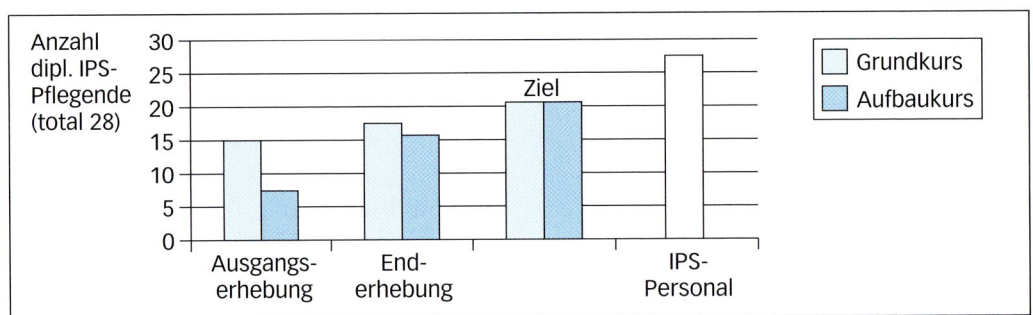

Personal mit Ausbildung in Kinästhetik (Stand Juni 1996).

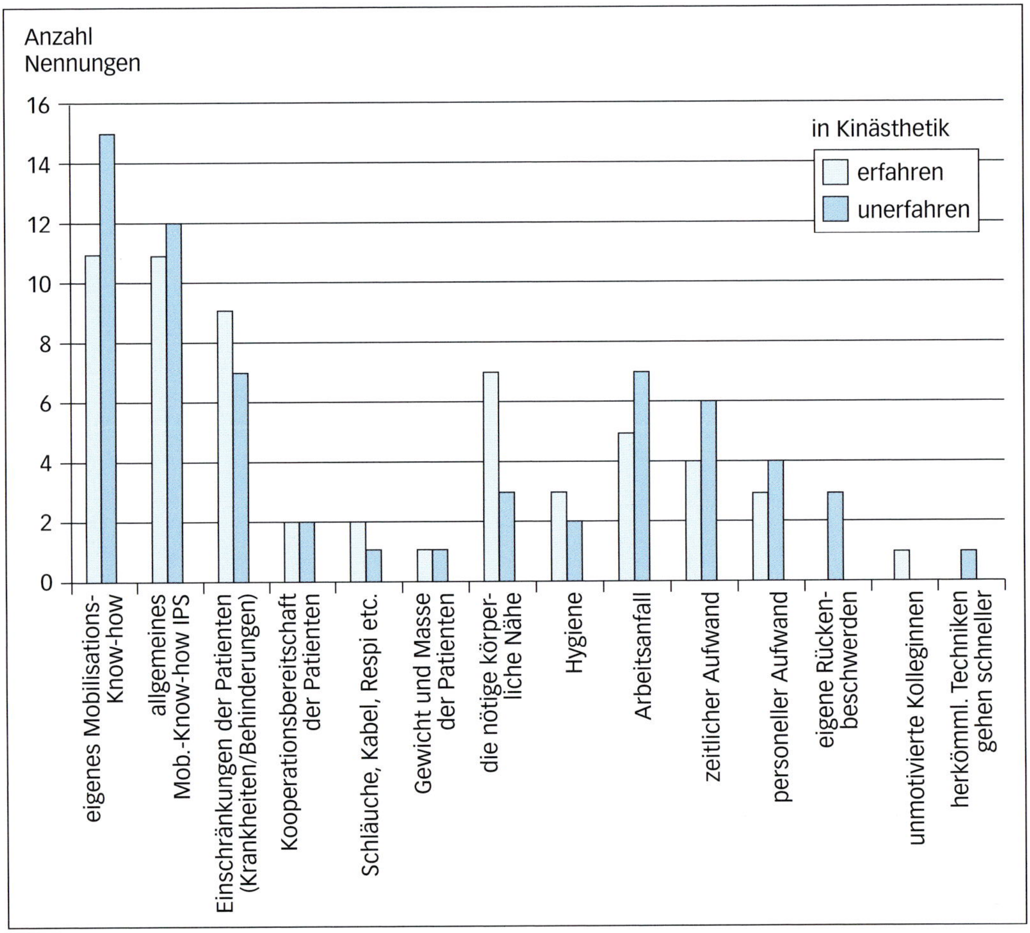

Hinderungsgründe für die Anwendung von Kinästhetik.

2. Wo liegen die Gründe, weshalb Kinästhetik auf der IPS zur Zeit nicht konsequent angewandt werden kann? (Es waren mehrere Antworten möglich.)

Bei dieser Frage waren (bis auf »andere«) alle Kategorien vorgegeben. Auffallend ist, dass die Kategorien »eigenes Mobilisations-Know-how« und »allgemeines Mobilisations-Know-how« heute deutlich weniger gewichtet werden. Dafür ist der Faktor »körperliche Nähe« als Hinderungsgrund gestiegen. Auch werden häufiger »andere« Gründe genannt [Pat. ist verwirrt; will nicht; zu wenig Pat.; braucht häufig viel Zeit; Zeitmangel, wenn es schnell gehen soll; denke zuwenig daran (wenn ich zur Mithilfe aufgefordert werde); zu wenig Übung, um spontan und ohne zu Überlegen Arbeiten zu können; Kollegen/innen; z. B. Rota-Rest-Bett).

3. Hast Du gegenwärtig Rückenbeschwerden, die im Zusammenhang mit dem Mobilisieren von PatientInnen stehen?

Die Grafik zeigt eine leichte Verbesserung gegenüber der Enderhebung im Juni 96. Beschwerden werden erst ab dem Wert 5 angegeben (eine Person, die den Wert 6 angegeben hat, führt dies aber nicht auf die Arbeit zurück; diese Angabe wurde deshalb in der Grafik nicht berücksichtigt).

Bemerkung zum Wert 3: »Rückenbeschwerden zur Zeit der Erhebung infolge eines 150 kg schweren Patienten, der im Rotarest-Bett liegt und regelmäßig durchbewegt werden muss. Infolge Unbeweglichkeit und Schwere des Patienten (Probleme mit Bewegung«.

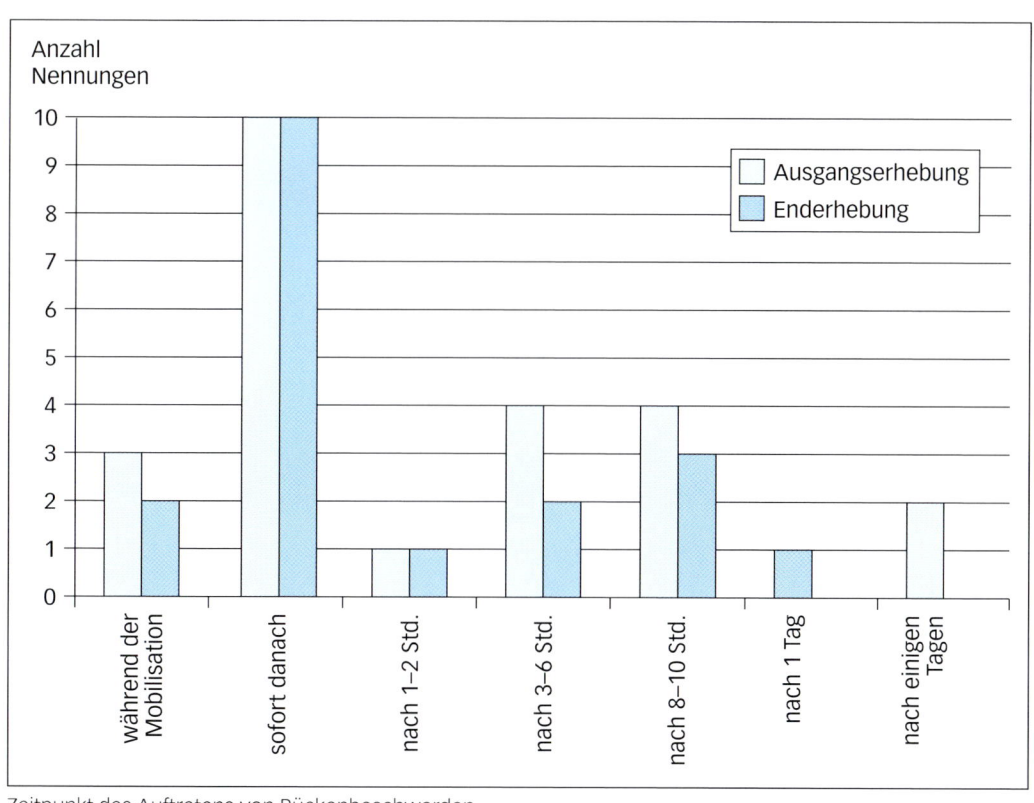

Zeitpunkt des Auftretens von Rückenbeschwerden.

4. Wie bist Du mit Deinem eigenen Wissen und Können beim Mobilisieren von PatientInnen gegenwärtig zufrieden?

Die Grafik ist im mittleren Bereich (5 = »unentschieden«) angestiegen, im größeren Zufriedenheitsbereich (7) etwas abgefallen und im höchsten Zufriedenheitsbereich (8-10) leicht angestiegen.

Wie bei den ersten Erhebungen muss berücksichtigt werden, dass die Deutung der Ergebnisse schwierig ist, da die Frage selber mehrdeutig verstanden bzw. beantwortet werden kann, d. h. es bleibt unklar, worauf

genau sich Zufriedenheit bzw. Unzufriedenheit bezieht. Bemerkung bei Wert 10: » … aber andere Ideen, Techniken wären interessant«.

5. Wie wird gegenwärtig der durchschnittliche organisatorisch-zeitliche Aufwand für das Mobilisieren der PatientInnen auf der IPS eingeschätzt?

Die Grafik zeigt keine nennenswerte Veränderung gegenüber der Enderhebung im Juni 96. Der Aufwand wird nur noch ein Mal als »sehr hoch« eingeschätzt.

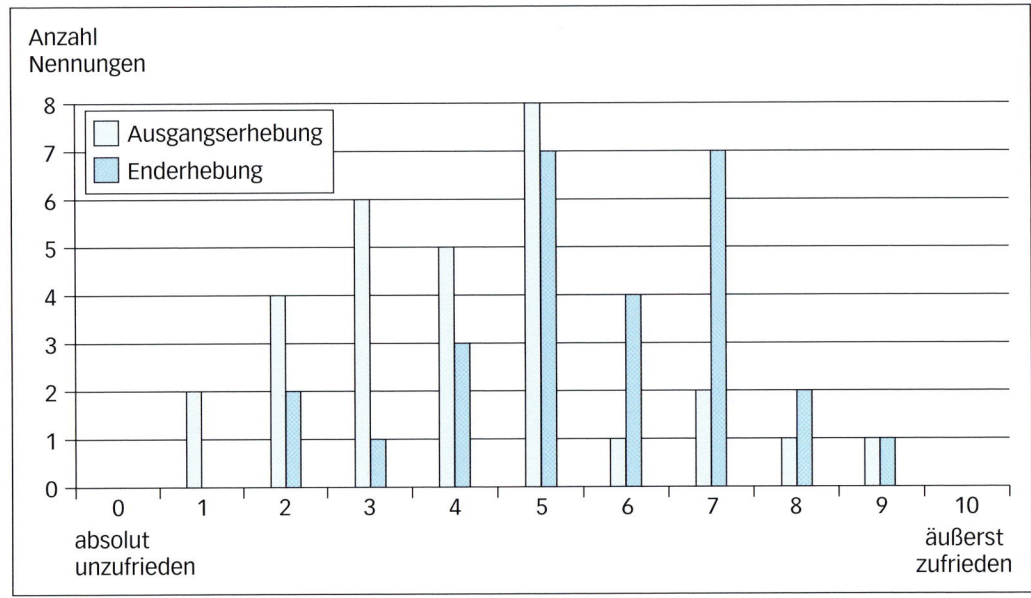

Know-how-Zufriedenheit.

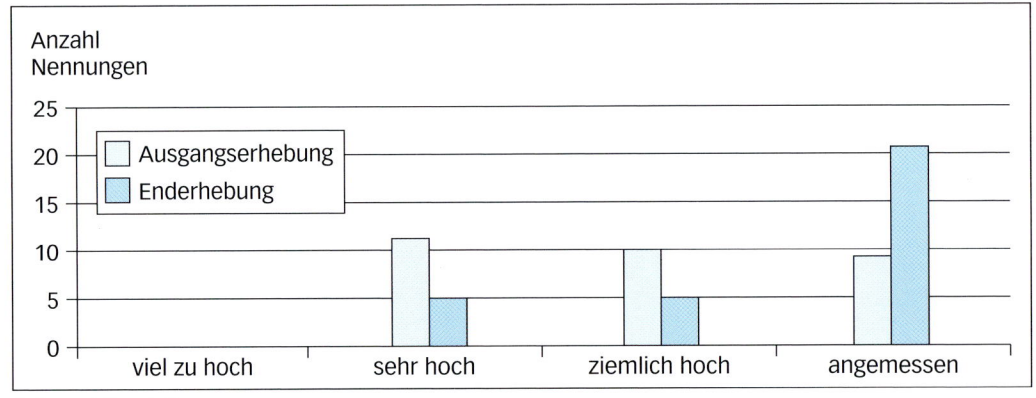

Aufwand-Einschätzung.

6. Bei welchen Tätigkeiten setzt Du vor allem die Kenntnisse der Kinästhetik ein?

Hochrutschen im Bett	30 x
Umlagern	29 x
Transfer aus/ins Bett	19 x
Bewegungsvorbereitung	14 x
(1 x »nicht ganz konsequent«)	
Waschen	9 x
(1 x »v.a. Ansätze der Basalen Stimulation«)	
Massage	2 x
Anleitung zum Hochrutschen	1 x
Anleitung Herzpatient zum selber Hochrutschen	1 x

7. Wo würdest Du Kinästhetik auch noch gerne anwenden, brauchst dazu aber noch mehr Anleitung und/oder Übung?

- Transfer aus/ins Bett macht noch Mühe (6 x; Hinweise: »speziell bei verkrampften Patienten schwierig, ein paar Schritte zu gehen«; »falls Patienten nicht kurze Zeit stehen können«; »Transfer aus dem Bett noch vermehrt üben → Zusammenarbeit«; »beim Laufen vom Bett zum Stuhl bei unbeweglichen Patienten«; »Mobilisation«; »Transfer Bett-Lehnstuhl (mangelnde Gelegenheit«; »Übung fehlt, da Patienten fehlen);
- Bett → Lehnstuhl (fehlt mir an Ideen, bin zu kompliziert);
- brauche in allen Bereichen noch Kontrolle;
- mir fehlt einfach die **Übung**;
- Übung, z. T. mehr Anleitung;
- habe keine Ausbildung in Kinästhetik; ich bräuchte zuerst fundierte Kenntnisse;
- bei intubierten Patienten (wegen Kabel, Tubus, Bauchlage etc.);
- brauche überall noch mehr Anleitung;
- von mir wird meistens vergessen, vor einer Mobilisation Bewegungsübungen zu machen;
- Bewegungsvorbereitung, Massage;
- am häufigsten vergesse ich immer noch die Bewegungsvorbereitung;
- die Bewegungsvorbereitungen kommen bei mir häufig noch zu kurz;

- ich brauche noch vermehrt Übung, z. T. Anleitung zur Bewegungsvorbereitung;
- Massage, Bewegungsvorbereitung, Waschen;
- Bauchlagerung (2 x); ganz dicke, schwere Patienten.

9. Persönliche Anmerkungen/Ergänzungen:

- Praxismorgen sollte unbedingt weitergehen (Kontrolle/Tipps!) → Austausch;
- Für mich ist es selbstverständlich, dass ein Patient mobilisiert wird, egal wie groß der Aufwand ist. Ich finde, im allgemeinen werden die Patienten zuwenig mobilisiert. Mobilisation wird zuwenig »wichtig« genommen.
- Während der theoretischen Weiterbildung gutes Gefühl. Bei der Anwendung läuft's mir dann nicht so flott von der Hand.
- Mit Kinästhetik haben meine Rückenbeschwerden abgenommen.
- Akzeptanz von Kinästhetik entspricht nicht mehr Aufwand oder Stellenwert, die gewisse Führungspersonen sehen.
- Kein organisatorisches Problem. Meiner Meinung nach wird zu selten mobilisiert. Faktor Zeit und Organisation für mein Dafürhalten nie ein Problem. Stellenwert der Mobilisation als solche ist für mich sehr wichtig! Wird in der Pflege zuwenig Beachtung geschenkt (Zusammenhang mit Prophylaxen (Atmung, Thrombose, Kontrakturen etc.
- Nachdem ich vor Kurzem wieder einen Kinästhetik-Kurs besucht habe, fühle ich mich bezüglich Technik wieder sicherer. In der letzten Zeit fehlt es uns, bedingt durch Patienten, leider auch an Übungsmöglichkeiten. Oft ist es auch Bequemlichkeit, andere Techniken sind nach wie vor automatisierter als die Kinästhetik.
- Habe noch Schwierigkeiten bei der Mobilisation bei Patienten mit vielen Leitungen (Koordination des Ablaufes, Mithilfe des Patienten).
- Möchte nochmals instruiert werden über Waschen, Massage, Bewegungsvorberei-

tung. Habe zuwenig Erfahrung und Know-how, deshalb wende ich es nicht an.

- Zur Zeit erachte ich den Einsatz von Kinästhetik auf der IBS als gering; d. h. vermehrt beobachtet man wieder die Hauruck-Methode.
- Bewusst öfter anwenden, damit man mehr Routine bekommt.
- Massage, Waschen, Bewegungsvorbereitung klappt häufig nicht wegen Zeitmangel, würde ich aber gerne konsequent ausführen.
- Die Kinästhetik auf dem ÜWB ist zu groß aufgeführt, zu wenig Platz für Notizen und Dokumentation anderer, wichtiger Informationen.
- Erfahrungsaustausch besprechen und dem Bedürfnis des Teams anpassen.
- Ich arbeite immer noch gern mit Kinästhetik und bin froh über die Kurse und die gelegentlichen Refresher; bitte weiter so organisieren.

12.6 Projektarbeit heute und Vernetzung der Kinästhetik vom Krankenhaus in angrenzende Bereiche

Die Erfahrungen in den bisherigen Projekten haben gezeigt, daß es sinnvoll ist, die Pflegenden in kleinen Lernschritten jedesmal einen Schritt weiter in ihren Fähigkeiten zu bringen. Mit Wiederholung und Vertiefung der einzelnen Themenbereiche verbessert sich mit der Zeit das Lernverhalten der Pflegenden derart, dass sie immer mehr Selbstkontrolle für ihren Lernprozess übernehmen und dementsprechend immer weniger Input von außen brauchen.

Wie schnell eine Schulung wirksam umgesetzt wird, ist neben der inhaltlichen Struktur und der Praxisrelevanz der Inhalte von der pflegerischen und kinästhetischen Kompetenz und vom Erfahrungshintergrund in Pflegepraxis und Kinästhetik-Unterricht der Bewegungslehrer abhängig.

Aus den Ergebnissen der drei vorher beschriebenen Projekte heraus ist ein neues modulares Schulungskonzept mit entsprechenden Lehrmitteln entstanden. Pflegeteams und interdisziplinäre Teams verschiedenster Fachbereiche werden innerhalb von ein bis zwei Jahren in ein bis sechs einzelnen fachspezifischen Modulen in kinästhetischer Mobilisation und im Erfahrungslernen geschult. Die heutigen Kinästhetik-Schulungen in Projektarbeit beinhalten die Formulierung von Qualitätszielen und die Ausarbeitung von Kriterien für deren Nachweis und Kontrolle.

Die Inhalte der Module werden in direkter Zusammenarbeit mit den Pflegenden vor Ort an die verschiedenen Fachbereiche angepasst. Jedes Modul beinhaltet nach theoretischen Einheiten die Begleitung bei der Umsetzung des Gelernten direkt am Arbeitsplatz. Diese Art der Schulung hat den Vorteil, dass die Pflegenden in regelmäßigen Abständen über längere Zeit zum Thema Mobilisation und Erfahrungslernen von Fachpersonen unterstützt werden. Durch Standards und regelmäße Qualitätskontrollen wird die Qualität von Kinästhetik sicher gestellt. Dem zunehmenden Druck auf Krankenhäuser, Überkapazitäten abzubauen, schneller auf veränderte Bedürfnisse zu reagieren und mit weniger Mitteln eine bessere Qualität zu erbringen, kann mit kinästhetischen Mobilisationsschulungen entgegen gewirkt werden.

... »*Pflege heute heißt:*

a) *reflektiertes Planen und Handeln für die Pflege*

b) *gemeinsames Absprechen und planen der Pflege zwischen Patient und Pflegeperson*

c) *Akzeptanz des Patienten als Kunde und Experte für sein Leben und sein Leiden*

d) *differenzierter Leistungsnachweis der pflegerischen Anwendung*

...«

(Erich Lustig)

Zu Beginn eines Projektes werden Qualitätsziele festgelegt, um später die erbrachten Leistungen messen und nachweisen zu können

Schulung

Die Zielsetzung der Schulung ist die Verbesserung der
1. Handlungskompetenz
2. Methodenkompetenz
3. Fähigkeit für Selbstkontrolliertes Lernen

Die Schulung wird abgestimmt auf bestehende Voraussetzungen:
- Pflegeverständnis
- Pflegeleitbild
- Wirtschaftliche Situation
- Gesundheitszustand der Pflegenden
- Interesse und Befinden des Patienten
- Kooperation mit den Angehörigen

Standard

Kontrolle

In der Praxis soll die Schulung die Handlungskompetenz der Pflegenden verändern.
Sie lernen Mobilisation an unterschiedliche Situationen und individuelle Patienten anzupassen, sowie Bewegungsanamnesen und Mobilisationsprozesse zu beschreiben.

Praxis

Planung und Durchführung der zur Sicherung und Förderung der Qualität notwendigen Kontroll- und Anpassungsmechanismen. Permanentes Überprüfen der qualitativen Umsetzung der bestehenden Standards und Kriterien.
Befragung der Kundenmeinung
Befragung der Pflegemeinung

Die kinästhetische Mobilisationsschulung wirkt dem zunehmenden Druck auf Krankenhäuser, Überkapazitäten abzubauen, schneller auf veränderte Bedürfnisse zu reagieren und mit weniger Mitteln eine bessere Qualität zu erbringen, entgegen. Wie schnell eine Schulung wirksam umgesetzt wird, ist neben der inhaltlichen Struktur und der Praxisrelevanz der Inhalte auch von der pflegerischen und kinästhetischen Kompetenz und vom Erfahrungshintergrund in Pflegepraxis und Kinästhetikunterricht der Bewegungslehrer abhängig.

Zur Sicherung und Förderung der Qualität müssen die notwendigen Kontroll- und Anpassungsmechanismen geplant und durchgeführt werden. Die qualitative Umsetzung der bestehenden Standards und Kriterien wird permanent überprüft. Die Kundenmeinung und die Pflegemeinung werden regelmäßig abgefragt. In allen bisherigen Kinästhetik-Projekten hat sich gezeigt, dass

Pflegeteams fachspezifischen Kinästhetikunterricht mit anschließender Praxisbegleitung am leichtesten in den Alltag integrieren können. Durch Standards und regelmäßige Qualitätskontrollen wird die Qualität und Kontinuität der kinästhetischen Mobilisation im Pflegealltag sicher gestellt.

Das Pflegepersonal erwirbt sich in den Kinästhetik-Seminaren Fähigkeiten, rasch und flexibel auf Veränderung zu reagieren. Der dazu erforderliche Lernprozess dauert für die Pflegeteams über ein bis zwei Jahre. Die Schulung erfolgt in einzelnen Modulen.

Schulungsziel
Die Mitarbeiter der Intensivstationen werden als Team mit den verschiedenen Schulungen befähigt:

- die kinästhetischen Grundlagen über menschliche Bewegung und Funktion

in die gesamte Pflege einfließen zu lassen;
- Patienten kompetent mittels Bewegung in ihrer Gesundheitsentwicklung und/oder -erhaltung zu unterstützen;
- Patienten und sich selber während Mobilisationen vor Schmerzen und Verletzungen zu schützen.
- Die erbrachten Leistungen in der Dokumentation festzuhalten.

Die Inhalte der Module werden in direkter Zusammenarbeit mit den Pflegenden vor Ort an die verschiedenen Fachbereiche angepasst. Jedes Modul beinhaltet nach kurzen theoretischen Einheiten die Begleitung bei der Umsetzung des Gelernten direkt am Arbeitsplatz.

Modul 1: Rückenschonendes Arbeiten mit Kinästhetik

Schulung von Körpereinsatz und einfachen Grundlagen für die Rücken schonende Mobilisation in Verbindung mit der Vorstellung der kinästhetischen Inhalte.

Modul 2: Frühmobilisation von Intensivpatienten nach Kinästhetik

Förderung der eigenen Bewegungs- und Handlingfähigkeiten für die grundlegenden Bewegungsmuster und Anpassung der Mobilisation an die Selbstkontrolle des Patienten.

Modul 3: Ressourcen orientierte Frühmobilisation

Erfassen der Bewegungsressourcen und Erarbeiten von Fähigkeiten zur Anpassung der Bewegungsmuster an verschiedene Patienten und unterschiedliche Situationen.

Modul 4: Gestaltung von Mobilisationsprozessen und Dokumentation

Gezielte Förderung der Mobilität zur Verbesserung der Selbstkontrolle für alle ATL's.

Modul 5: Atmung und Bewegung

Mobilisation zur Unterstützung der Atmung im Sinne von Pneumonieprophylaxe, bei der Entwöhnung von der Beatmung etc.

Modul 6: Dekubitus und Bewegung

Durchführung einer kompetenten Dekubitusprophylaxe mittels des kinästhetischen Mobilisationsverständnisses.

Diese Art der Schulung hat den Vorteil, dass die Pflegenden in regelmäßigen Abständen über längere Zeit zum Thema Mobilisation und Erfahrungslernen von Fachpersonen unterstützt werden.

Die neuen Kinästhetik Schulungen von VivArte bewirken in kurzer Zeitspanne die Freisetzung neuer Ressourcen in einem Krankenhaus in Bezug auf:

Pflegequalität:

- Erweiterung der Fachkompetenz, für die sach- und fachkundige, umfassende und geplante Pflege der Patienten, mittels neuer Kenntnisse über Anatomie und Bewegung.
- Erweiterung der Methodenkompetenz für die Anpassung der täglichen Pflege an verschiedene Menschen und neue Situationen. Vernetzung der neuen Inhalte mit bereits bestehenden therapeutischen Konzepten.
- Erweiterung der Sozialkompetenz durch Förderung der nonverbalen Interaktionsfähigkeiten und der Verantwortungsbereitschaft zu selbstkontrolliertem Lernen und Handeln.

Kosteneinsparungen und Personalführung:

- Prävention von Rückenproblemen;
- weniger Personalausfälle;
- frühzeitige Mobilität der Patienten;
- senkung der Leasingkosten für Lagerungsmittel;
- kostenersparnis durch Schulung vor Ort;
- Zufriedenheit der Mitarbeite;
- positive Identifikation mit der Arbeitsstelle.

Nach erfolgter Schulung in der Akutklinik bedarf es einer Vernetzung nach außen, um die Kontinuität in der Pflegequalität zu gewährleisten.

Am Patientenbeispiel von Herrn M. (siehe Seite 124) ist zu erkennen, wie sinnvoll es ist, alle Fachbereiche, inklusive Rehabilitation, Nachsorge, Sozialdienst, Geriatrie etc. in der Anwendung der kinästhetischen Mobilisation zu schulen. Damit ermöglichen wir dem Patienten die Weiterführung der gewohnten Behandlungsart. Herr M. hatte auf der Intensivstation zum ersten Mal erfahren, wie er mit einem Stehtransfer leicht umgesetzt werden kann und musste sich anfänglich in der Rehabilitation mit einem Patientenheber in den Rollstuhl transferieren lassen. Dadurch fühlte er sich in seiner Situation nicht ernst genommen und von der Pflege inkompetent behandelt.

Die Mobilisationszielsetzungen für die einzelnen Fachbereichen sind unterschiedlich, die Art und Weise der kinästhetischen Mobilisation wird aber, egal unter welchem Schwerpunkt und in welchem Genesungsstadium, von Patienten als angenehmer, sicherer und menschlicher empfunden.

Wenn alle Fachbereiche geschult sind, hat der Patient den Vorteil, Kontinuität in den Interventionen zum Erlernen von Funktionen zu erfahren. Er erlebt sich dadurch fähig, leicht beweglich, gesund und belastbar. Der Patient fühlt sich in kinästhetischen Mobilisationen zwar gefordert, aber auch akzeptiert und zu einer frühzeitigen Übernahme von Selbstkontrolle hin geführt. Die Reduktion der Angst vor Mobilisation, das Verhindern der Rehabilitationsfrustration durch einen spannenden Lernprozess, die Anleitung der Pflegenden zu Hause, das Ermöglichen von Urlaub und Freizeitgestaltung erleichtern dem Patienten enorm die Akzeptanz einer bleibenden Behinderung.

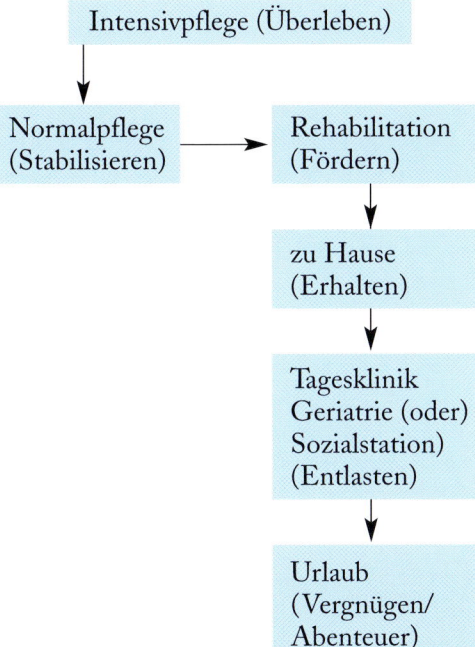

Literaturliste

Alexander, Gerda: Eutonie. Ein Weg der körperlichen Selbsterfahrung, München, Kösel-Verlag, 9. Auflage 1999

Bateson, Gregory: Ökologie des Geistes. Anthropologische, psychologische, biologische und epistemologische Perspektiven, Frankfurt, Suhrkamp Taschenbuch Wissenschaft, 6. Auflage 1996

Bauder, Heidi: Learning by Doing. Ein zweijähriges Projekt in einem Krankenhaus, IfK AG, CH-8610 Uster

Bauder-Mißbach, Heidi: Viv-Arte Seminarunterlagen. Modul 1–4. 1999

Calais-Germain, Blandine: Anatomie der Bewegung. Fourier Verlag, Wiesbaden 1999

Citron, I.: Kinästhetisch handeln in der Pflege. Entdecken-Verstehen-Erleben, Stuttgart, Thieme-Verlag, 1998

Dietz, Volker: Querschnittlähmung, Psychiatrie, Neurologie, Klinische Psychologie, Stuttgart, Kohlhammer-Verlag, 1999

Feldenkrais, Moshe: Abenteuer im Dschungel des Gehirns. Der Fall Doris, Frankfurt, Suhrkamp-Verlag, 1981

Franklin, Eric N.: Befreite Körper. Das Handbuch zur imaginativen Bewegungspädagogik. VAK 1999.

Franklin, Eric N.: Locker sein macht stark. Wie wir durch Vorstellungskraft beweglich werden. Koesel Verlag, München 1998.

ders.: Bewusstheit durch Bewegung. Der aufrechte Gang, Übers. u. Nachw. v. Franz Wurm Frankfurt, Suhrkamp-Verlag, 1995

ders.: Die Entdeckung des Selbstverständlichen, Frankfurt, Suhrkamp-Verlag, 7. Auflage 1996

ders.: Das starke Selbst. Anleitung zur Spontaneität, Frankfurt, Suhrkamp-Verlag, 1992

ders.: Die Feldenkraismethode in Aktion. Eine ganzheitliche Bewegungslehre, Frankfurt, Suhrkamp-Verlag, 5. Auflage 1995

Franklin, Eric: Hundert Ideen für Beweglichkeit. Einführung in die Ideokinese, 1993

Friedmann, E.D., Laban, Alexander, Feldenkrais: Pioniere bewusster Wahrnehmung durch Bewegungserfahrung, Paderborn 1989

Fromm, Erich: Haben oder Sein, Stuttgart, Deutsche Verlags-Anstalt, 1976

Fromm, Erich: Die Kunst des Lebens, Stuttgart, Deutsche Verlags-Anstalt, 1980

Gelb, Michael: Körperdynamik. Eine Einführung in die Alexander-Technik. Ullstein Verlag, 1999.

Halprin, Anna: Bewegungsritual. Tänzerische Meditationsübungen, München, Hugendubel-Verlag, 1997

Hanna, Thomas: Beweglich sein – ein Leben lang. Die heilsame Wirkung körperlicher Bewusstheit. Koesel Verlag, München 1998.

Hanna, Thomas: Das Geheimnis gesunder Bewegung. Wesen und Wirkung Funktionaler Integration. Jungfermann Verlag, Paderborn 1994.

Hatch, Frank, Maietta, Lenny und Schmidt, S.: Kinästhetik. Interaktion durch Berührung und Bewegung in der Krankenpflege, Eschborn, DBfK-Verlag

Hatch, Frank, Maietta, Lenny: Kinästhetik. Gesundheitsentwicklung und Menschliche Funktionen, S. 177 ff, Wiesbaden, Ullstein Medical Verlag, 1999

Hatch, Frank, Maietta, Lenny, Bauer, Heidi: Kinästhetik in der Pflege. Lehrbücher Stufe 1–3, Institut für Kinästhetik AG, CH-8610 Uster

Hengstenberg, Elfriede: Entfaltungen. Bilder und Schilderungen aus meiner Arbeit mit Kindern, Arbor-Verlag, 1991

Jacobs, Dore: Bewegungsbild, Menschen-bildung, Seelze, Kallmeyersche Verlags-buchhandlung, 2. Auflage 1985

Jaffe, Dennis T.: Kräfte der Selbstheilung, Stuttgart, Klett-Cotta-Verlag, 1990

Juhan, Deane: Körperarbeit. Die Soma-Psyche-Verbindung. Ein Lehrbuch, Mün-chen, Droemer Knaur, 1997

Juchli, Liliane: Pflege, S. 154 ff, Stuttgart, Thieme-Verlag, 8. Auflage

Kapit, Wynn; Elson, Lawrence M.: Anato-mie-Malatlas. Arcis Verlag, München o. J.

Kapit, Wynn; Macey, Robert. J.; Meisami; Esmail: Physiologie-Malatlas. Arcis Verlag, München 1992.

Kelemann, Stanley: Dein Körper formt Dein Selbst,

Kesselring, A.: Unser Körper – der große Unbekannte, In: Zeitschrift Pflege Jahr-gang 3/Heft 1 April 1990, Bern, Hans Huber Verlag

Kesselring, A.: Praxiserfahrung als Quelle des Lernenes, In: Zeitschrift Pflege Mai 1994, Bern, Hans Huber Verlag

Kretz, Franz-Josef (Hg.): Intensivmedizin für Pflegeberufe, Stuttgart, Thieme Verlag, 3. neubearb. Auflage 1994

Lamprecht, Gerlinde: Die F. M. Alexan-der-Technik. Europäische Hochschul-schriften, Peter Lang Verlag, Wien o. J.

Löweneck, Hans: Funktionale Anatomie für Krankengymnasten. Pflaum Verlag, München 1994.

Lowen, Alexander: Bioenergetik, Reinbek, rororo Taschenbuch, 1998

Montagu, Ashley: Körperkontakt. Die Be-deutung der Haut für die Entwicklung des Menschen, Stuttgart, Klett-Cotta-Verlag, 9. Auflage 1997

Olsen, Andrea: Körpergeschichten. Das Abenteuer der Körpererfahrung. Verlag für angewandte Kinesiologie, Frankfurt 1994.

Orem, Dorothea E.; Strukturkonzepte der Pflegepraxis, Seite 67–69, Berlin, Ull-stein/Mosby, 1997

Rishi, J.-B.: La Relaxation Coréenne, Convergence-Chemin de Pimayon, F-04100 Manosque

Rolf, Ida: Rolfing. Hugendubel Verlag, München 1997.

Schewe, Heidrun: Die Entdeckung des Menschen, Stuttgart, Thieme Verlag, 1988

Schmidt, Johannes Ludwig: Atemheil-kunst. Humataverlag, Bern o. J.

Smith, K.U.: The Infraschool: A Positive Approach to Parent Education for Early Childhood Development, unveröffentlichte Manuskripte.

Smith, K.U.: Cybernetic Foundations of Behavioral Science, Neural Metabolic Integration for Energy Regulation in Behavior, University of Wisconsin, Behavorial Cybernetics Laboratory

Smith, K.U.: Physiological and Sensory Feedback of the Motor System, University of Wisconsin, Behavorial Cybernetics Laboratory

Sobotta, Johannes: Atlas der Anatomie des Menschen. Urban und Fischer, München 1999.

Uexküll, Thore: Subjektive Anatomie. Theorie und Praxis körperbezogener Psy-chotherapie. Schattauer Verlag, Stuttgart 1997.

Willibald Pschyrembel (Hg.): Pschyrembel Klinisches Wörterbuch, Berlin, Walter-de-Gruyter-Verlag, neubearb. Auflage 1998

Wirhed, Rolf: Sport-Anatomie und Bewe-gungslehre. Schattauer Verlag, Stuttgart 1994.

Kinästhetik-Zeitschriften Nr. 1–4, 1997/1998, Institut für Kinästhetik IfK AG, CH-8610 Uster

Register